同仁眼科专科护理技术操作难点与技巧解析（附操作视频）

名誉主编　魏文斌

主　　审　李　越

主　　编　刘淑贤　周丽娟

副 主 编　马晓薇　宋　薇

编　　者（以姓氏笔画为序）

门　宇　马张芳　马晓薇　王　丽　王　蕾　王文鲜

王冠一　王晶雪　申　鑫　朱　蕾　刘雪娇　刘淑贤

刘敬楠　李岩岩　李海英　杨晓平　肖　瑶　沙　颖

宋　薇　张宛侠　张媛媛　陆立新　金　颖　周丽娟

赵梦楠　唐　丹　黄馨颖　董桂霞

人民卫生出版社

·北　京·

图书在版编目（CIP）数据

同仁眼科专科护理技术操作难点与技巧解析 ：附操作视频 / 刘淑贤，周丽娟主编 . -- 北京 ： 人民卫生出版社，2025. 7. -- ISBN 978-7-117-38215-1

Ⅰ. R473.77-65

中国国家版本馆 CIP 数据核字第 202505HB75 号

人卫智网	www.ipmph.com	医学教育、学术、考试、健康，购书智慧智能综合服务平台
人卫官网	www.pmph.com	人卫官方资讯发布平台

同仁眼科专科护理技术操作难点与技巧解析（附操作视频）

Tongren Yanke Zhuanke Huli Jishu Caozuo Nandian yu Jiqiao Jiexi（Fu Caozuo Shipin）

主　　编：刘淑贤　周丽娟
出版发行：人民卫生出版社（中继线 010-59780011）
地　　址：北京市朝阳区潘家园南里 19 号
邮　　编：100021
E - mail：pmph @ pmph.com
购书热线：010-59787592　010-59787584　010-65264830
印　　刷：北京华联印刷有限公司
经　　销：新华书店
开　　本：787 × 1092　1/16　　印张：18
字　　数：348 千字
版　　次：2025 年 7 月第 1 版
印　　次：2025 年 8 月第 1 次印刷
标准书号：ISBN 978-7-117-38215-1
定　　价：139.00 元
打击盗版举报电话：010-59787491　E-mail：WQ @ pmph.com
质量问题联系电话：010-59787234　E-mail：zhiliang @ pmph.com
数字融合服务电话：4001118166　E-mail：zengzhi @ pmph.com

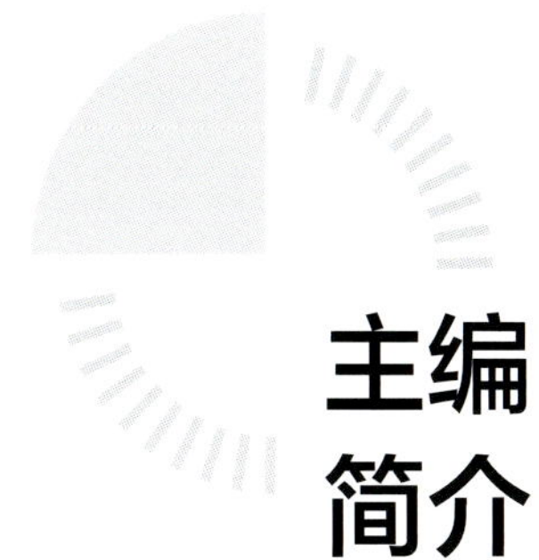

主编简介

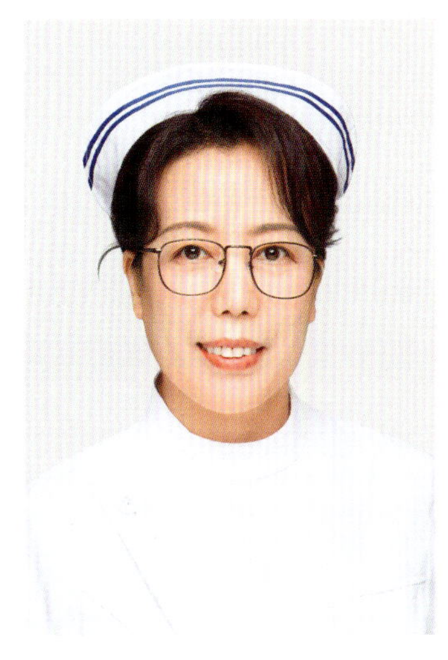

刘淑贤，女，大学本科学历，主任护师，从事眼科护理工作 39 年，具有丰富的临床工作经验和管理经验。首都医科大学附属北京同仁医院（以下简称北京同仁医院）眼科中心原总护士长，第 27 届中华护理学会眼科专业委员会专家组组长，第 10、11 届北京护理学会眼科专业委员会委员兼秘书，中华护理学会北京同仁医院眼科专科护士培训基地、中华护理学会全国护理科普教育基地 - 同仁眼科基地负责人，首都医科大学护理学院临床讲师。自 2009 年起作为项目负责人举办眼科国家级继续教育护理培训班并承担授课任务，在业界获得良好口碑。

现任国家卫生健康委员会医院管理研究所“日间医疗发展模式与管理评价体系研究项目”专家委员，北京市医院管理中心“刘淑贤干眼护理工作室”领军人，中国医学装备协会眼科专业委员会委员，《中国实用护理杂志》《眼科学报》审稿专家，北京同仁医院临床教学督导专家，主编 7 部眼科专著，主持各类科研基金项目 8 项，参与并获批专利若干，发表论文 50 余篇。

多次获得院级优秀护士长、先进个人、优秀管理者、优秀党务工作者、先进中层干部、护理科研等奖项。眼科护理操作技术网络课件荣获 2012 年首都医科大学教育教学成果奖一等奖，本人主持的首都医科大学护理专项“远程护理服务模式对玻璃体切除联合硅油填充术患者自我护理能力的影响及效果研究”荣获 2018 年北京护理学会第三届护理科学技术奖进步奖，荣获 2021 年东城区卫生健康系统“优秀护理管理者”称号，并带领日间护理团队荣获“优秀创新团队”称号，作为项目负责人的“眼科日间手术中心医护一体化管理服务与评价体系研究”荣获 2021 年北京同仁医院护理科技成果大赛一等奖，参与研究的眼部敷料荣获 2022 年第四届中华护理学会创新发明奖二等奖。

主编简介

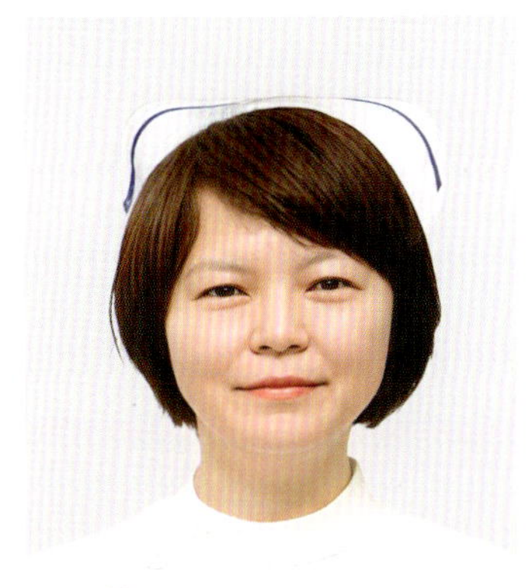

周丽娟，女，大学本科学历，副主任护师，首都医科大学附属北京同仁医院眼科护士长，从事眼科护理工作32年，积累了丰富的眼科临床及护理管理工作经验。作为眼睑面肌痉挛护理门诊负责人，持续不断地完善、深化护理服务内涵，开展科研工作，带领团队在核心期刊发表论文4篇，申请院内课题1项。积极开展眼中医护理治疗项目，配合科室为一些非手术适应证的眼病患者提供更广泛的治疗护理方法。2011年取得高等学校教师资格，承担护理院校授课及眼科专科护士培训等工作。作为首都医科大学护理本科生的临床科研训练指导教师，所指导的学生毕业论文多次获评优秀论文，同时，本人也获评优秀指导教师。自2009年起参与眼科国家级继续教育培训班授课工作，2022年起作为项目负责人举办眼科国家级继续教育培训班，并继续承担授课工作，取得了良好效果。发表论文10余篇，参编《同仁眼科疾病护理健康教育指南》《同仁眼科专科护理操作技术规范与评分标准》《眼科护理知识与测试习题》和《眼科临床护理思维与实践》等书籍。主持、参与院内课题5项，其中，主持的"眼眶骨折术后患者眼球运动训练方法的改进及应用效果"研究课题，发表论文3篇。获得护理专利2项，其中，"一种眼科手术孔巾"正在进行临床转化。曾多次荣获先进个人、优秀护士长、优秀护理单元等个人和团体奖项。

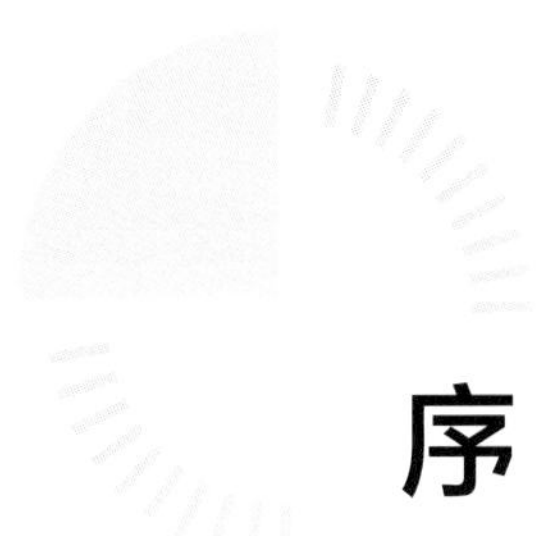

序

首都医科大学附属北京同仁医院始建于 1886 年，最初是由美国美以美会教会创建的一家眼科诊所，后逐渐发展壮大，成为今天具有 139 年历史的三级甲等综合医院。百余年的辉煌历史与血脉传承赋予了同仁深厚的文化底蕴，也造就了“精诚勤和”的办院理念，可以说，同仁的历史就是中国眼科的历史。同仁眼科发展至今，已经形成了独特的眼科特色、眼科管理模式，而同仁眼科护理也在这百余年的传承中汲取丰富的营养，不断提升护理服务的品质。

1993 年，眼科李志辉主任主编的《眼科护理学》既是近代同仁眼科史上的第一部护理专著，也成为引领同仁眼科护理前行的奠基石。赓续精神血脉，传承红色基因，一代一代的眼科护理人用他们的学识与仁爱，书写着绵绵历史。今天，作为后辈的同仁眼科护理团队，为眼科护理的发展与进步添砖加瓦，既是传承，也是发扬。记录眼科护理的发展，撰写眼科护理知识与专业技能相关书籍，完善专科护理操作规范，提升护理人的知识水平，是同仁眼科护理人的责任，更是他们的担当。2009 年出版的《同仁眼科专科护理操作技术规范与评分标准》一书，成为国内各家医院规范专科操作流程、加强护理质量管理和进行临床护理操作教学与考核的范本。而后，《同仁眼科疾病护理健康教育指南》《眼科临床护理思维与实践》《眼科护理知识与测试习题》《中国县级医院眼科护理教程》《眼耳鼻喉口腔科护理学》《眼科专科护理技术操作规范——视频版》《同仁眼科专科护理手册》亦相继问世，可以说，同仁眼科护理团队在发展的道路上没有停止脚步，而是勇毅前行。2023 年，同仁护理团队在主编刘淑贤、周丽娟的带领下编写了本书。本书是在原有撰写书籍中知识和操作技术上的提升，也将安全、沟通、人文关怀以及操作过程中的难点、重点进行详解，附加的操作视频更具可读性、借鉴性，更易掌握与实践。

希望通过同仁眼科护理团队精心凝练而成的这本书能让更多的眼科护理人有所收获，促进专科护理能力提升，为安全、高效、规范和严谨地实施护理操作技术保驾护航。

魏文斌

2025 年 4 月

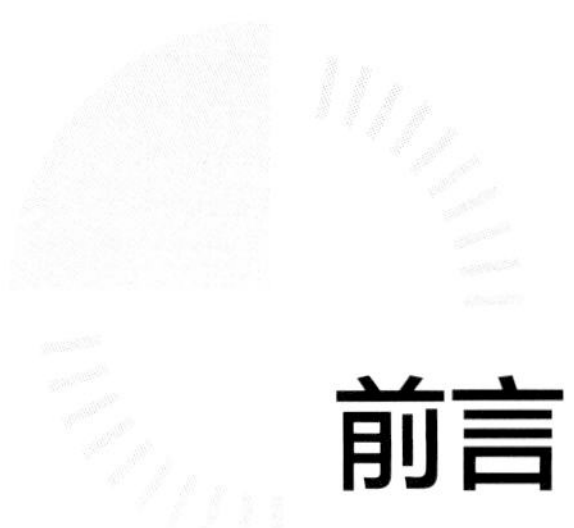

前言

医药卫生事业的迅猛发展带动了护理学科的持续跟进，也让护理人有了更为广阔的探索与发展空间，而眼科诊疗技术的先进性、精细化与多样化，亦使得我们对护理专科操作技术进行不断完善和规范化管理。《同仁眼科专科护理操作技术规范与评分标准》于 2009 年出版，10 余年间，专科护理操作技术的规范化管理得到了空前的发展和进步，也成为国内各家医院规范专科操作流程、加强护理质量管理和进行临床护理操作教学、考核评价的范本。然而，护理学科是一门不断进步、不断成长、充满挑战的学科，它需要护理人不断探索、思考、总结、归纳。特别是近年来，从国家层面对医药卫生事业的高度关注，对健康中国战略目标的具体实施，对民生、疾病、健康的多维度管理，也让我们对眼科护理学科有了更深刻的认识和理解。及时修订、完善和规范专科护理操作技术，既是改善护理服务的重要举措，也是提升护理服务品质的内在核心力。

虽然，距《同仁眼科专科护理操作技术规范与评分标准》一书的出版已有 10 余年，但同仁眼科护理专科技术操作的规范化管理从未止步。在进一步梳理和修订专科护理操作技术的同时，我们又增补了开展的护理新技术、新方法，使得同仁眼科护理专科操作技术得到了及时地规范与完善。

为更好地服务临床，提升护理服务品质与内涵，亦使护理操作技术在临床工作中规范落实和开展，同时为患者提供更加精准、安全的专科护理技术操作，首都医科大学附属北京同仁医院眼科中心的护理团队在主编刘淑贤、周丽娟的带领下，以原有内容为基础，编写了本书——《同仁眼科专科护理技术操作难点与技巧解析（附操作视频）》。本书共分为 6 章，着重从临床护理的角度阐述眼科专科检查与专科治疗操作技术规范中的难点与技巧，眼科手术室操作技术难点与护理风险预警，急诊救护操作技术的难点与护理配合，日间手术风险预警与管理，并在最后一章编写了眼科专科护理知识习题。此外，配套操作视频使本书更具可读性、借鉴性，使读者更易掌握和实践。

本书旨在通过我们的规范操作和实践经验向广大读者朋友传授如何在规范检查和治疗操作的过程中确保安全、有效；如何规避临床工作中的风险；以及出现风险隐患的正确处理方法；如何对突发急症进行积极、主动应对；如何让专科护理操作真正成为每一位护理人熟练掌握的操作技术。同时，让患者正确认识护理工作中的风险并主动配合，从而有效避免、降低或减少护理不良事件的发生，最终为广大患者眼病的诊治提供安全、高效、规范、严谨的护理操作技术。

本书得到了护理部主任李越、眼科主任魏文斌的高度关注，并提出了宝贵意见与建议。在此，衷心感谢两位领导对眼科护理的大力支持！

特别感谢：视频录制人员初晓飞、龙赫、石晓丹老师的辛勤付出！

刘淑贤

2025 年 4 月

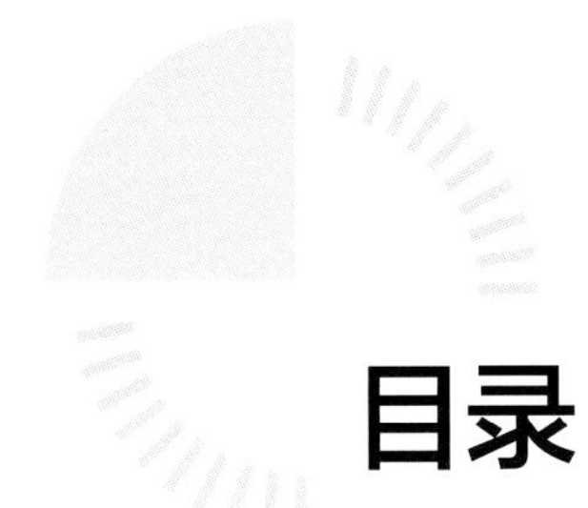

目录

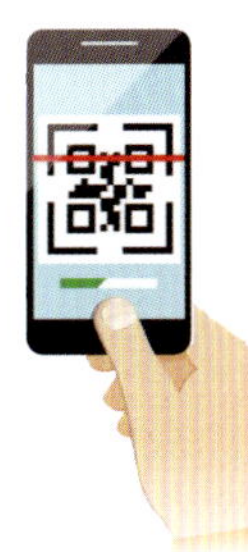

扫二维码免费观看视频

1. 首次观看需要激活，方法如下：①刮开封面带有涂层的二维码，用手机微信“扫一扫”，按界面提示输入手机号及验证码登录，或点击“微信用户一键登录”；②登录后点击“立即领取”，再点击“查看”即可观看网络增值服务。
2. 激活后再次观看的方法有两种：①手机微信扫描左侧二维码；②关注“人卫助手”微信公众号，选择“知识服务”，进入“我的图书”，即可查看已激活的网络增值服务。

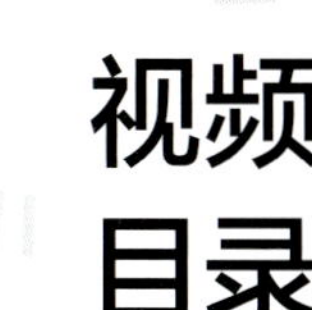

视频目录

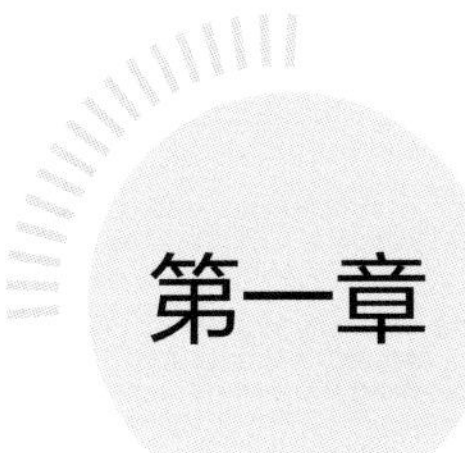

同仁眼科专科检查技术操作难点与技巧解析

第一节　视力检查

【知识概述】

视力是分辨二维物体形状、大小的能力，包括中心视力和周边视力。中心视力反映的是视网膜黄斑中心凹的视觉敏感度。中心视力又分为远视力和近视力。周边视力又称视野。视力表是检查中心视力的重要工具，是依据视角原理设计而成。

通常我们所说的远视力检查是检查患者的中心视力，而中心视力就是指被检测眼底黄斑部两个相邻的视锥细胞能够分辨5m远、1′视角的能力。

临床最常用的远视力表包括：国际标准视力表、对数视力表、兰氏（Landolt）环视力表等。

一、远视力检查

（一）远视力检查（国际标准视力表检查）

【操作目的】

是患者就诊前的初步检查，便于医生进行有针对性的病史询问和进一步的详细检查，可以协助诊断、决定治疗方案和评估治疗效果。远视力检查也是健康体检的监测指标之一。

【适应证】

（1）眼科就诊患者及会诊患者。

（2）健康体检者。

【禁忌证】

（1）全身状况不能配合者。

（2）意识不清或因精神因素、智力障碍不能配合检查者。

【操作技术规范流程】

1. 评估

（1）评估环境是否安静、整洁，光线是否适宜操作，检查距离是否符合要求。

（2）评估受检者的年龄、眼部情况及合作程度。

（3）向受检者讲解视力检查的目的、方法及注意事项，以取得配合。

2. 操作前的准备

（1）操作人员准备：仪表端庄，服装、鞋、帽整洁，必要时戴口罩、帽子。

（2）受检者准备：患者取坐位。

（3）物品准备：国际标准视力表、视力表反光镜、视力指示棒、非一次性眼用遮盖勺（需附加浸泡桶，内装 500mg/L 的 84 消毒液、洁净小毛巾）或一次性眼用遮盖勺、圆凳、检查用椅、手部消毒液。

（4）环境要求与物品摆放标准：①将视力表放置于空间明亮、宽敞的环境中，避免阳光直射，视力表的照明应均匀、无眩光，可采用自然光照明；②将视力表安装于墙上或者固定于专用架上，视力表与视力反光镜的距离为 2.5m，如无反光镜则需要相距 5m，视力表的 1.0 视标应与被检者双眼平行。

3. 操作过程（图 1-1-1）

（1）认真接待受检者，主动热情。

（2）核对患者的身份信息，包括姓名、性别、年龄、眼别等，并核对医嘱要求及病历本资料。

（3）协助患者采取坐位，身体坐直、切忌歪头、仰头、眯眼，眼用遮盖勺应完全遮挡非受检眼，且不可压迫眼球。

（4）检查顺序：常规先检查右眼，后检查左眼。先检查裸眼视力，再检查戴镜矫正视力。但对于术后患者或视力相差较大者，则先检查健眼，后检查患眼。

（5）检查时，看清第 1 行记录为 0.1，以此类推，看清第 10 行记录为 1.0，第 11 行记录为 1.2，第 12 行记录为 1.5。如果患者能辨认第 8 行全部视标，同时能辨认第 9 行半数以下视标，则记录为 0.8^{+}。如果患者能辨认第 8 行全部视标，同时能辨认第 9 行半数以上视标，则记录为 0.9^{-}。

（6）视力不及 0.1 者，嘱患者起立慢慢向视力表靠近，直至能辨认视力表上的最大视标时，记录的视力：0.1 × 被检者与视力表的距离（m）/5，例如患者在 2m 处能看清楚最大视标，则视力为 0.1 × 2/5=0.04，以此类推。

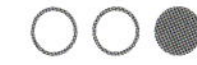

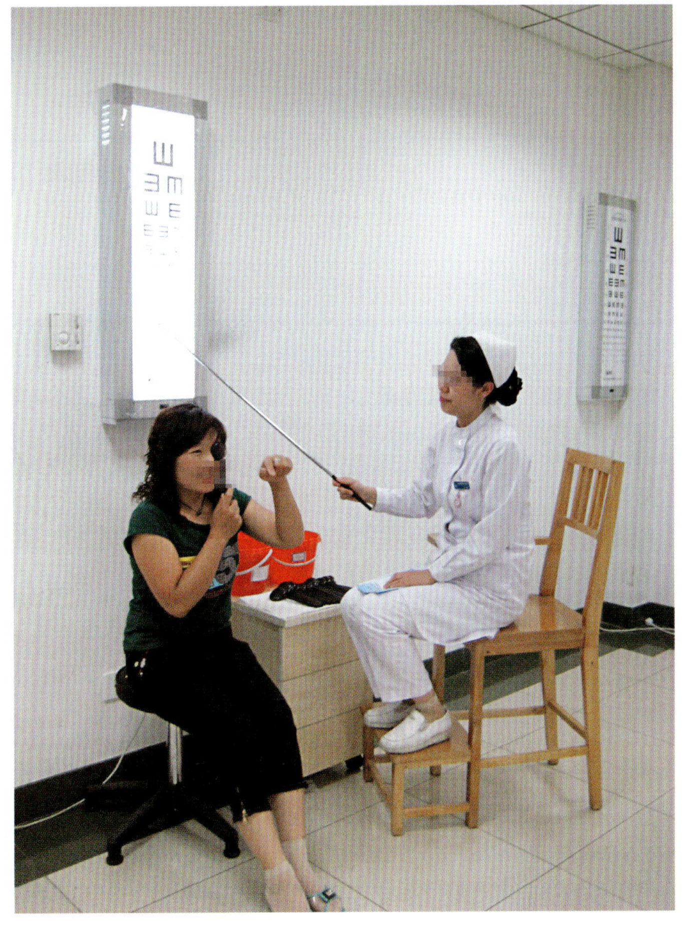

图 1-1-1　远视力检查（国际标准视力表检查）

（7）如患者视力低于 0.01，则需要进行指数（CF）检查：注意受检者要背光检查，检查者伸出手指让其辨认手指数，记录能辨认手指数的最远距离，如“指数 /30cm”或“CF/30cm”。若 5cm 处仍不能辨认指数，则检查手动（HM）：如“手动 /5cm”或“HM/5cm”。

（8）对视力 ≤0.02 的患者，应在暗室检查光感（LP）及光定位。能辨认光感的最远距离应记录为“光感 /30cm”或“LP/30cm”。如只有眼前能够看到光亮，应记录为眼前光感。

4. 操作后的处理

（1）整理用物，洗手，非一次性眼用遮盖勺放入配制好的 84 消毒液内浸泡 30 分钟。

（2）准确记录，签字。

5. 注意事项

（1）检查时，受检者每个字母的辨认时间为 2~3 秒。

（2）非受检眼必须遮盖完全，但应注意不要压迫眼球。

（3）检查前协助患者摆好体位，头位要正，切忌歪头、眯眼或用另一只眼偷看。

6. 考核标准

科室：　　　　姓名：　　　　主考老师：　　　　考核日期：

项目		总分	技术操作要求	评分等级				实际得分	备注
				A	B	C	D		
仪表		5	仪表端庄，服装、鞋、帽整洁干净	5	4	3	2		
评估		10	患者年龄、病情、合作程度及眼部情况	4	3	2	1		
			讲解视力检查的目的及方法	3	2	1	0		
			与患者交流时态度和蔼，语言规范	3	2	1	0		
操作前的准备		15	物品齐全	5	4	3	2		
			选择距离正确（依据视力表型号正确选择）	5	4	3	2		
			检查视力表电源	5	4	3	2		
操作过程	安全与舒适度	10	环境整洁、安静、光线充足	3	2	1	0		
			认真接待患者，核对患者年龄、性别	3	2	1	0		
			协助患者摆好正确体位	4	3	2	1		
	检查远视力	35	患者遮盖眼部正确	5	4	3	2		
			检查顺序正确（戴眼镜患者应先查裸眼视力，再查戴镜视力；先查健眼，再查患眼）	10	9	8	7		
			眼用遮盖勺不压迫非检查眼	5	4	3	2		
			检查过程准确	5	4	3	2		
			报告书写正确	2	1	0	0		
			对待患者态度和蔼，有耐心，沟通好	8	7	6	5		
操作后的处理		10	用物消毒方法正确	6	5	4	3		
			检查完毕，切断电源	4	3	2	1		
评价		15	对待患者态度和蔼，有耐心	5	4	3	2		
			检查过程准确	5	4	3	2		
			报告书写正确	5	4	3	2		
总分		100							

【操作难点与技巧解析】

1. 操作难点

（1）检查时，受检者每个字母的辨认时间为2~3秒。

（2）检查时，受检者头位保持端正、不动。

（3）戴眼镜患者按照要求需先查裸眼视力，患者刚摘掉眼镜，不能马上适应周围环境，延长了检查时间。

（4）裸眼视力≤0.02以下者应检查光感及视功能，受检者头部转动追光，会影响结果的准确性。

2. 技巧解析

（1）检查者可在心中默念3秒，确保受检者注视时间的准确性和结果的准确性。

（2）随时关注受检者头位，切忌歪头、仰头、眯眼等，因为头时刻保持正位才能准确反映黄斑处的视功能。

（3）检查视力的受检者较多时，提前做好宣教，受检者可提前摘掉眼镜闭目休息2~3分钟。

（二）远视力检查（MC-3自动屏幕视力表检查）

【操作目的】

同远视力检查之国际标准视力表检查。

【适应证】

同远视力检查之国际标准视力表检查。

【禁忌证】

同远视力检查之国际标准视力表检查。

【操作技术规范流程】

1. 评估

（1）评估环境是否安静、整洁，自然光、背景光是否适宜操作，视力检查仪电源、遥控器是否处于备用状态。

（2）评估受检者的年龄、眼部情况及合作程度。

（3）向受检者讲解视力检查的目的、方法及注意事项，以取得配合。

2. 操作前的准备

（1）操作人员准备：仪表端庄，服装、鞋、帽整洁，必要时戴好口罩、帽子。

（2）受检者准备：患者取坐位。

（3）物品准备：视力检查仪、配套遥控器、非一次性眼用遮盖勺、浸泡桶（内装500mg/L的84消毒液）、洁净小毛巾、检查用椅、手部消毒液。

（4）环境要求与物品摆放标准：①将视力检查仪放置于宽敞的环境中，避免阳光直射，可采用自然光照明；②患者距离视力检查仪的距离为1.1m，头部正对视力检查仪屏幕。

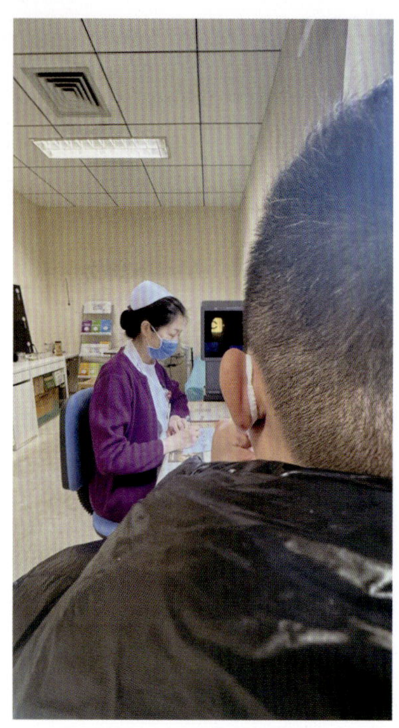

图 1-1-2 远视力检查
（MC-3 自动屏幕视力表检查）

3. 操作过程（图 1-1-2）

（1）认真接待受检者，主动热情。

（2）核对患者的身份信息，包括姓名、性别、年龄、眼别等，并核对医嘱要求及病历本资料。

（3）协助患者采取坐位，身体坐直、距离视力检查仪的距离为 1.1m，头部正对视力检查仪屏幕。检查时切忌歪头、仰头、眯眼，眼用遮盖勺应完全遮挡非受检眼且不可压迫眼球。

（4）检查顺序：常规先检查右眼，后检查左眼。先检查裸眼视力，再检查戴镜矫正视力。但对于术后患者或视力相差较大者，则先检查健眼，后检查患眼。

（5）检查时，先打开电源开关，将视力表复位，灯亮起，将遥控器上的发射器对准视力检查仪的传感器。从遥控板的大视标开始检测，逐步进行。

（6）如患者视力低于 0.01，则需要进行指数（CF）检查：受检者要背光检查，检查者伸出手指让其辨认手指数，记录能辨认手指数的最远距离，如“指数 /30cm”或“CF/30cm”。若 5cm 处仍不能辨认指数，则检查手动（HM）：如“手动 /5cm”或“HM/5cm”。

（7）对视力≤0.02 的患者，应在暗室检查光感（LP）及光定位。能辨认光感的最远距离应记录为“光感 /30cm”或“LP/30cm”。如只有眼前能够看到光亮，应记录为眼前光感。

4. 操作后的处理

（1）整理用物，洗手，非一次性眼用遮盖勺放入配制好的 84 消毒液中浸泡 30 分钟。

（2）准确记录，签字。

（3）不使用仪器时关闭电源，并盖上防尘罩。

5. 注意事项

（1）检查时，受检者每个字母的辨认时间为 2~3 秒。

（2）非受检眼必须遮盖完全，但应注意不要压迫眼球。

（3）检查前协助患者摆好体位，头位要正，切忌歪头、眯眼或用另一只眼偷看。

（4）使用 MC-3 型视力检查仪，则患者距屏幕的距离为 1.1m。

6. 考核标准

科室：　　　　　姓名：　　　　　主考老师：　　　　　考核日期：

<table>
<tr><th colspan="2" rowspan="2">项目</th><th rowspan="2">总分</th><th rowspan="2">技术操作要求</th><th colspan="4">评分等级</th><th rowspan="2">实际得分</th><th rowspan="2">备注</th></tr>
<tr><th>A</th><th>B</th><th>C</th><th>D</th></tr>
<tr><td colspan="2">仪表</td><td>5</td><td>仪表端庄，服装、鞋、帽整洁干净</td><td>5</td><td>4</td><td>3</td><td>2</td><td></td><td></td></tr>
<tr><td colspan="2">评估</td><td>10</td><td>患者年龄、病情、合作程度及眼部情况
讲解视力检查的目的及方法
与患者交流时态度和蔼，语言规范</td><td>4
3
3</td><td>3
2
2</td><td>2
1
1</td><td>1
0
0</td><td></td><td></td></tr>
<tr><td colspan="2">操作前的准备</td><td>15</td><td>物品齐全
选择距离正确（1.1m）
检查视力表电源</td><td>5
5
5</td><td>4
4
4</td><td>3
3
3</td><td>2
2
2</td><td></td><td></td></tr>
<tr><td rowspan="2">操作过程</td><td>安全与舒适度</td><td>10</td><td>环境整洁、安静、光线充足
认真接待患者，核对患者年龄、性别
协助患者摆好正确体位</td><td>3
3
4</td><td>2
2
3</td><td>1
1
2</td><td>0
0
1</td><td></td><td></td></tr>
<tr><td>检查远视力</td><td>35</td><td>患者遮盖眼部正确
检查顺序正确（戴眼镜患者应先查裸眼视力，再查戴镜后视力；先查健眼，再查患眼）
眼用遮盖勺不压迫非检查眼
检查过程准确
报告书写正确
对待患者态度和蔼，有耐心，沟通好</td><td>5
10

5
5
2
8</td><td>4
9

4
4
1
7</td><td>3
8

3
3
0
6</td><td>2
7

2
2
0
5</td><td></td><td></td></tr>
<tr><td colspan="2">操作后的处理</td><td>10</td><td>用物消毒方法正确
检查完毕，切断电源</td><td>6
4</td><td>5
3</td><td>4
2</td><td>3
1</td><td></td><td></td></tr>
<tr><td colspan="2">评价</td><td>15</td><td>对待患者态度和蔼，有耐心
检查过程准确
报告书写正确</td><td>5
5
5</td><td>4
4
4</td><td>3
3
3</td><td>2
2
2</td><td></td><td></td></tr>
<tr><td colspan="2">总分</td><td>100</td><td></td><td></td><td></td><td></td><td></td><td></td><td></td></tr>
</table>

【操作难点与技巧解析】

1. 操作难点

（1）检查时，受检者每个字母的辨认时间为 2~3 秒。

（2）检查时，受检者头位保持端正、不动。

（3）戴眼镜患者按照要求需先检查裸眼视力，患者刚摘掉眼镜，不能马上适应周围环境，延长了检查时间。

（4）裸眼视力≤0.02 以下者应检查光感及视功能，受检者头部转动追光，会影响结果的准确性。

2. 技巧解析

（1）检查者可在心中默念 3 秒，确保受检者注视时间的准确性和结果的准确性。

（2）随时关注受检者头位，切忌歪头、仰头、眯眼等，因为头时刻保持正位才能准确反映黄斑处的视功能。

（3）检查视力的受检者较多时，提前做好宣教，受检者可提前摘掉眼镜闭目休息 2~3 分钟。

（三）远视力检查（ACP-8 自动视力投影仪）

视频 1-1-1
远视力检查

【操作目的】

同远视力检查之国际标准视力表检查。

【适应证】

同远视力检查之国际标准视力表检查。

【禁忌证】

同远视力检查之国际标准视力表检查。

【操作技术规范流程】

1. 评估

（1）评估环境是否安静、整洁，背景光线适宜操作，投影仪电源接通，遥控器电量充足，投影板位置合适（2.9~6.1m）。

（2）评估受检者的年龄、眼部情况、合作程度。

（3）向受检者讲解检查视力的目的、方法及注意事项，以取得配合。

2. 操作前的准备

（1）操作人员准备：仪表端庄，服装、鞋、帽整洁，必要时戴好口罩帽子。

（2）受检者准备：患者取坐位。

（3）物品准备：视力投影仪、配套遥控器、投影板、眼用遮盖勺、浸泡桶（内装 500mg/L 的 84 消毒液）、洁净小毛巾、检查用椅、手部消毒液。

（4）环境要求与物品摆放标准：①将投影仪放置于空间明亮、宽敞的环境中，避免阳光直射，可采用自然光照明；②患者距离视力投影仪的距离为 2.9~6.1m，根据房间环境调节投影仪的位置和距离。

3. 操作过程（图 1-1-3）

（1）认真接待受检者，主动热情。

（2）核对患者的身份信息，包括姓名、性别、年龄、眼别等，并核对医嘱要求及病历本资料。

（3）协助患者采取坐位，身体坐直、切忌歪头、仰头、眯眼，眼用遮盖勺遮挡完全且不可压迫眼球。

（4）检查顺序：常规先检查右眼，后检查左眼。对于术后患者或视力相差较大者，先检查健眼，后检查患眼，如受检者戴眼镜，应先检查裸眼视力，再检查矫正视力。

（5）检查时，打开电源开关，将视力表复位，灯亮起，将遥控器上的发射器对准视力投影仪的传感器，从遥控板的大视标开始检测，逐步进行。

（6）如患者视力低于0.01，则需要进行指数（CF）检查。受检者背光检查，检查者伸出手指让其辨认手指数，记录能辨认手指数的最远距离，如“指数/30cm”或“CF/30cm”。若5cm处仍不能辨认指数，则检查手动（HM）：如“手动/5cm”或“HM/5cm”。

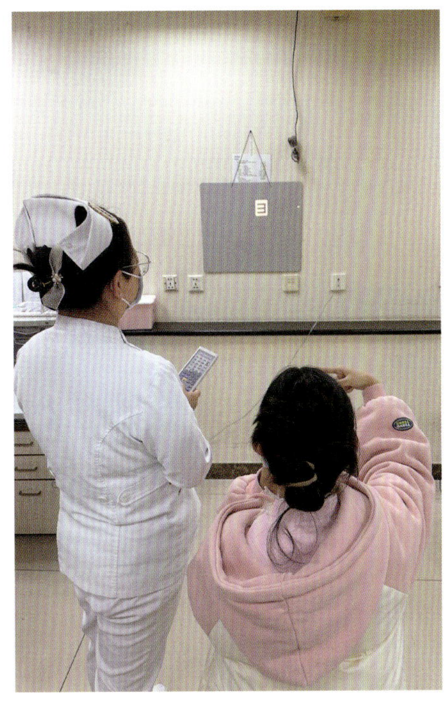

图1-1-3 远视力检查（ACP-8自动视力投影仪）

（7）对视力≤0.02的患者，应在暗室进一步检查光感（LP）及光定位。能辨认光感的最远距离应记录为“光感/30cm”或“LP/30cm”。如只有眼前能够看到光亮，应记录为眼前光感。

4. 操作后的处理

（1）整理用物，洗手，眼用遮盖勺在配制好的84消毒液中浸泡30分钟。

（2）准确记录，签字。

（3）不使用仪器时关闭电源，并盖上防尘罩。

5. 注意事项

（1）检查时，受检者每个字母的辨认时间为2~3秒。

（2）非受检眼必须遮盖完全，但应注意不要压迫眼球。

（3）检查前协助患者摆好体位，头位要正，切忌歪头、眯眼或用另一只眼偷看。

（4）使用ACP-8自动视力投影仪检查时，患者距离视力投影仪的距离为2.9~6.1m，根据房间环境调节投影仪的位置和距离。

6. 考核标准

科室： 姓名： 主考老师： 考核日期：

<table>
<tr><th colspan="2" rowspan="2">项目</th><th rowspan="2">总分</th><th rowspan="2">技术操作要求</th><th colspan="4">评分等级</th><th rowspan="2">实际得分</th><th rowspan="2">备注</th></tr>
<tr><th>A</th><th>B</th><th>C</th><th>D</th></tr>
<tr><td colspan="2">仪表</td><td>5</td><td>仪表端庄，服装、鞋、帽整洁干净</td><td>5</td><td>4</td><td>3</td><td>2</td><td></td><td></td></tr>
<tr><td colspan="2">评估</td><td>10</td><td>患者年龄、病情、合作程度及眼部情况
讲解视力检查的目的及方法
与患者交流时态度和蔼，语言规范</td><td>4
3
3</td><td>3
2
2</td><td>2
1
1</td><td>1
0
0</td><td></td><td></td></tr>
<tr><td colspan="2">操作前的准备</td><td>15</td><td>物品齐全
选择距离正确（2.9~6.1m）
检查视力表电源、投屏是否处于备用状态</td><td>5
5
5</td><td>4
4
4</td><td>3
3
3</td><td>2
2
2</td><td></td><td></td></tr>
<tr><td rowspan="2">操作过程</td><td>安全与舒适度</td><td>10</td><td>环境整洁、安静、光线适宜
认真接待患者，核对患者年龄、性别
协助患者摆好正确体位</td><td>3
3
4</td><td>2
2
3</td><td>1
1
2</td><td>0
0
1</td><td></td><td></td></tr>
<tr><td>检查远视力</td><td>35</td><td>患者遮盖眼部正确
检查顺序正确（戴镜患者应先查裸眼视力，再查戴镜视力；先查健眼，再查患眼）
眼用遮盖勺不压迫非检查眼
检查过程准确
报告书写正确
对待患者态度和蔼，有耐心，沟通好</td><td>5
10
5
5
2
8</td><td>4
9
4
4
1
7</td><td>3
8
3
3
0
6</td><td>2
7
2
2
0
5</td><td></td><td></td></tr>
<tr><td colspan="2">操作后的处理</td><td>10</td><td>用物消毒方法正确
检查完毕，切断电源</td><td>6
4</td><td>5
3</td><td>4
2</td><td>3
1</td><td></td><td></td></tr>
<tr><td colspan="2">评价</td><td>15</td><td>对待患者态度和蔼，有耐心
检查过程准确
报告书写正确</td><td>5
5
5</td><td>4
4
4</td><td>3
3
3</td><td>2
2
2</td><td></td><td></td></tr>
<tr><td colspan="2">总分</td><td>100</td><td></td><td></td><td></td><td></td><td></td><td></td><td></td></tr>
</table>

【操作难点与技巧解析】

1. 操作难点

（1）检查时，受检者每个字母的辨认时间为2~3秒。

（2）检查时，受检者头位保持端正、不动。

（3）戴眼镜患者按照要求需先检查裸眼视力，患者刚摘掉眼镜，不能马上适应周围环境，延长了检查时间。

（4）裸眼视力≤0.02以下者应检查光感及视功能，受检者头部转动追光，会影响结果的准确性。

2. 技巧解析

（1）检查者可在心中默念 3 秒，确保受检者注视时间的准确性和结果的准确性。

（2）随时关注受检者头位，切忌歪头、仰头、眯眼等，因为头时刻保持正位才能准确反映黄斑处的视功能。

（3）检查视力的受检者较多时，提前做好宣教，受检者可提前摘掉眼镜闭目休息 2~3 分钟。

二、近视力检查

【知识概述】

在我国比较通用的近视力表是耶格（Jaeger）近视力表和 E 字标准视力表（许广第）。前者表上有大小不同的 8 行字，每行字的侧面有号数。后者表上式样同远视力表（国际标准视力表）。在距离近视力表 30cm 处，能看清 "1.0" 行视标者为正常视力。

【操作目的】

近视力表是用来检查调节状态下的视力及测量近点距离的图表，可了解调节力的程度，协助诊断屈光不正或者其他眼病。

【适应证】

（1）屈光不正者。

（2）老视患者。

（3）需要检查近视力的其他情况。

【禁忌证】

（1）全身状况不能配合者。

（2）精神因素及智力障碍不能配合者。

【操作技术规范流程】

1. 评估

（1）评估受检者的年龄、眼部情况、合作程度。

（2）向受检者讲解视力检查的目的、方法及注意事项，以取得配合。

（3）评估视力表的清晰度。

2. 操作前的准备

（1）操作人员准备：仪表端庄、服装鞋帽整洁，洗手，必要时戴口罩帽子。

（2）受检者准备：患者取坐位。

（3）物品准备：E 字标准近视力表（徐广第）、耶格（Jaeger）近视力表或对数近视力表，手电、手部消毒液。

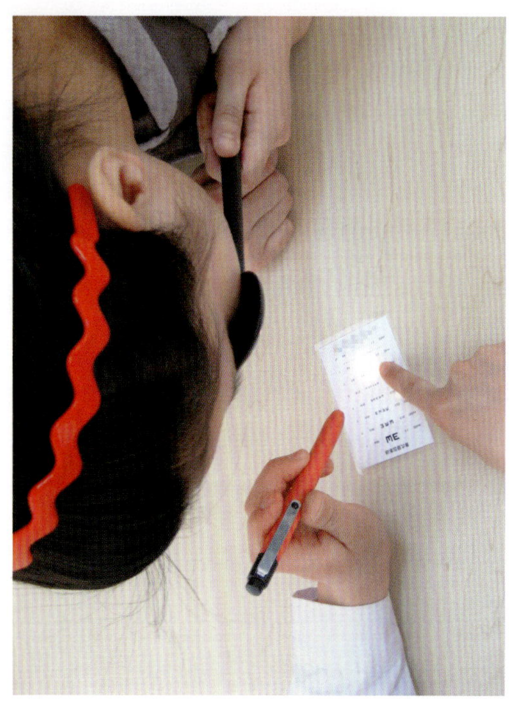

图 1-1-4 近视力检查

（4）环境要求：安静、光线充足、照明良好。

3. 操作过程（图 1-1-4）

（1）认真接待患者，主动热情，准确核对患者信息。

（2）检查时嘱患者将一只眼遮盖完全，且不可压迫。常规先检查右眼，再检查左眼。

（3）检查时眼与视力表的距离为 30cm，避免检查表反光。若在 30cm 处辨认不清字符，可将视力表移近或者移远，直至辨认清楚为止。记录方法：近视力 / 距离，如 "1.0/30cm"。对于屈光不正者，须改变检查距离才能测得最好近视力，距离越近，近视力越好，可能为近视。距离越远，近视力越好，可能为远视或老视。

（4）以能够看清的最小一行视标为测量结果，用小数法记录。如用耶格（Jaeger）近视力表，则以 J1~J7 记录，并注明检查距离。

4. 操作后的处理

（1）整理用物，洗手。

（2）准确记录，签字。

5. 注意事项

（1）检查时，受检者每个字母的辨认时间为 2~3 秒。

（2）非受检眼必须遮盖完全，但应注意不要压迫眼球。

（3）检查前协助患者摆好体位，头位要正，切忌歪头、眯眼或用另一只眼偷看。

6. 考核标准

科室：　　　　姓名：　　　　主考老师：　　　　考核日期：

项目	总分	技术操作要求	评分等级				实际得分	备注
			A	B	C	D		
仪表	5	仪表端庄，服装、鞋、帽整洁干净	3	2	1	0		
		洗手	2	1	0	0		
评估	10	患者年龄、病情、合作程度及眼部情况	4	3	2	1		
		讲解近视力检查的目的及方法	3	2	1	0		
		与患者交流时态度和蔼，语言规范	3	2	1	0		

续表

项目		总分	技术操作要求	评分等级 A	B	C	D	实际得分	备注
操作前的准备		15	物品齐全 选择距离正确（30cm） 检查手电处于备用状态	5 5 5	4 4 4	3 3 3	2 2 2		
操作过程	安全与舒适度	10	环境整洁、安静、光线充足 认真接待患者，核对患者年龄、性别 协助患者摆好正确体位	3 3 4	2 2 3	1 1 2	0 0 1		
	检查近视力	35	患者遮盖眼部正确 检查顺序正确（戴眼镜患者应先查裸眼视力，再查戴镜视力；先查健眼，后查患眼） 眼用遮盖勺不压迫非检查眼 检查过程准确 报告书写正确 对待患者态度和蔼，有耐心，沟通好	5 10 5 5 2 8	4 9 4 4 1 7	3 8 3 3 0 6	2 7 2 2 0 5		
操作后的处理		10	用物消毒方法正确 检查完毕，洗手	6 4	5 3	4 2	3 1		
评价		15	对待患者态度和蔼，有耐心 检查过程准确 报告书写正确	5 5 5	4 4 4	3 3 3	2 2 2		
总分		100							

【操作难点与技巧解析】

1. 操作难点

（1）检查时，受检者每个字母的辨认时间为2~3秒。

（2）检查时受检者头位保持端正。

2. 技巧解析

（1）检查者可在心中默念3秒，确保受检者注视时间的准确性和结果的准确性。

（2）随时关注受检者头位，切忌歪头、仰头、眯眼等，因为头正位才能准确反映黄斑处的视功能。

三、视功能检查

视频1-1-2
视功能检查

【知识概述】

视功能检查是视网膜功能检查的简称，是眼科常见的检查项目之一，也称光定位检查，包括光定位、光感测定以及辨色。此项检查需在暗室中进行，可以反映视网膜视杆细胞和视锥细胞的功能。

【操作目的】

检查患者视网膜各个部位对光的感受能力。

【适应证】

裸眼视力 <0.02 的患者。

【禁忌证】

（1）全身状况不能配合者。

（2）精神因素及智力障碍不能配合者。

【操作技术规范流程】

1. 评估

（1）评估环境是否安静、整洁、适宜操作。

（2）评估受检者的年龄、眼部情况、合作程度。

（3）向受检者讲解检查视功能的目的、方法及注意事项，以取得配合。

2. 操作前的准备

（1）操作人员准备：仪表端庄，服装、鞋、帽整洁干净，洗手，必要时戴口罩。

（2）受检者准备：患者取坐位。

（3）物品准备：视功能检查屏、眼用遮盖勺、检查结果记录单、座椅、手部消毒液。

（4）环境与物品要求：①将视功能检查表放置于宽敞环境中，且保持无光线射入（可选择在暗室中）；②将检查屏安置在墙上，其高度为检查屏的中点与患者坐位时的眼部平行。视功能检查屏与患者眼部的距离为 1m。

3. 操作过程（图 1-1-5）

（1）认真接待患者，主动热情。

（2）协助患者取坐位，并调整好与检查屏之间的距离（1m），检查时嘱患者将健眼遮盖完全，头部保持固定不动并嘱患者向前注视。

（3）关掉照明，操作者站在检查屏一侧，用右手先按下不同亮度的光源按钮，分别代表 6m、5m、4m、3m、2m、1m 远的亮度，操作者记录患者能分辨的最低亮度，即代表某一距离的光感。小于 1m 时以实际距离记录，如患者在 30cm 能辨认光感，记录为“光感 /30cm”；如眼前能辨认光感，记录为“光感 / 眼前”。

（4）再次分别按下各个按钮，测试左上、右上、左、右、左下、右下及中央 7 个方向光源的辨别能力，能辨别记录为“+”，不能辨别记录为“–”。

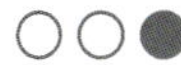

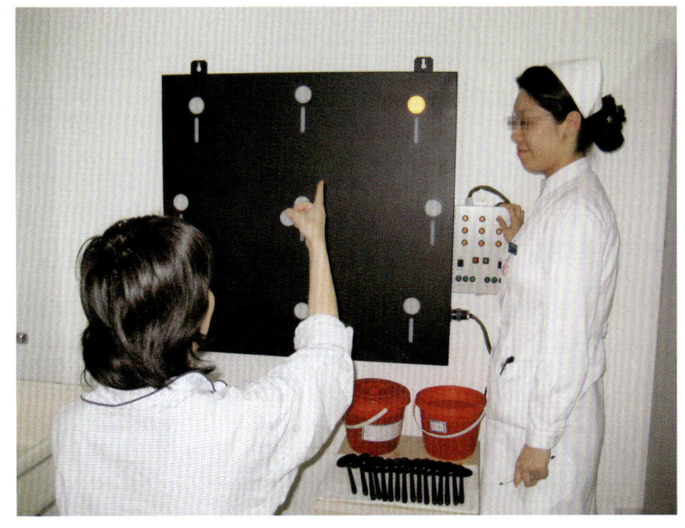

图 1-1-5 视功能检查

（5）再分别按下红、绿按钮，检查颜色的分辨力，能辨别记录为“+”，不能辨别记录为“–”。

（6）准确记录。

4. 操作后的处理

（1）整理用物，洗手。

（2）记录结果，要求字迹清楚、横竖分明。

5. 注意事项

（1）要求在暗室环境中进行检查。

（2）嘱患者切忌头部随着光亮移动或用眼寻找光亮。

6. 考核标准

科室： 姓名： 主考老师： 考核日期：

项目	总分	技术操作要求	评分等级				实际得分	备注
			A	B	C	D		
仪表	5	仪表端庄，服装、鞋、帽整洁干净 洗手	3 2	2 1	1 0	0 0		
评估	10	患者年龄、病情、合作程度及眼部情况 讲解视功能检查的目的及方法 与患者交流时态度和蔼、语言规范	4 3 3	3 2 2	2 1 1	1 0 0		
操作前的准备	15	物品齐全 选择距离正确 检查手电处于备用状态	5 5 5	4 4 4	3 3 3	2 2 2		

续表

<table>
<tr><th rowspan="2" colspan="2">项目</th><th rowspan="2">总分</th><th rowspan="2">技术操作要求</th><th colspan="4">评分等级</th><th rowspan="2">实际得分</th><th rowspan="2">备注</th></tr>
<tr><th>A</th><th>B</th><th>C</th><th>D</th></tr>
<tr><td rowspan="2">操作过程</td><td>安全与舒适度</td><td>10</td><td>环境整洁、安静，符合暗室要求
认真接待患者，核对患者年龄、性别
协助患者摆好正确体位，保证患者安全</td><td>3
3
4</td><td>2
2
3</td><td>1
1
2</td><td>0
0
1</td><td></td><td></td></tr>
<tr><td>检查视功能</td><td>35</td><td>患者遮盖眼部正确
检查顺序正确
眼用遮盖勺不压迫非检查眼
检查过程准确
报告书写正确
对待患者态度和蔼，有耐心，沟通好</td><td>5
10
5
5
2
8</td><td>4
9
4
4
1
7</td><td>3
8
3
3
0
6</td><td>2
7
2
2
0
5</td><td></td><td></td></tr>
<tr><td colspan="2">操作后的处理</td><td>10</td><td>用物消毒方法正确
检查完毕，切断电源</td><td>6
4</td><td>5
3</td><td>4
2</td><td>3
1</td><td></td><td></td></tr>
<tr><td colspan="2">评价</td><td>15</td><td>对待患者态度和蔼，有耐心，保证患者安全
检查过程准确
报告书写正确</td><td>5
5
5</td><td>4
4
4</td><td>3
3
3</td><td>2
2
2</td><td></td><td></td></tr>
<tr><td colspan="2">总分</td><td>100</td><td></td><td></td><td></td><td></td><td></td><td></td><td></td></tr>
</table>

【操作难点与技巧解析】

1. 操作难点

（1）视功能检查对环境要求高，需要在暗室中进行。

（2）患者头部固定，双眼直视前方很重要。

（3）操作者要记住患者所能辨别的点位及距离，报告书写才能准确无误。

2. 技巧解析

（1）此项检查在暗室中进行，检查时注意不能有其他外来光源干扰，对于视力较差的患者注意跌倒、碰伤的可能。

（2）检查过程中患者头部固定，双眼向前注视，用被检查眼的余光观察各个方位的光亮。

（3）操作者应熟练掌握视功能检查项目的步骤及注意事项，引导低视力患者顺利配合检查，检查前宣教尤为重要，以取得配合。

第二节　色觉检查

【知识概述】

人眼辨别颜色的能力称为色觉，即视网膜对不同波长光的感受特性，在一般自然光线下分辨各种不同颜色的能力。色觉是视功能的重要组成部分。色觉异常指的是一种无法正确辨识部分或全部颜色的疾病，按辨色能力的强弱，分为色盲和色弱。色盲分为全色盲和部分色盲（红绿色盲、蓝黄色盲等）。色弱分为全色弱和部分色弱（红绿色弱、蓝黄色弱等）。全球大约有 2 亿人存在色觉异常，其中男性占比为 5%~8%，女性占比为 0.5%~1%。

【操作目的】

色觉是视器的重要功能之一，色觉检查是指医学上对于颜色识别认知的检查，通过多种类型的检查图式，如几何图形、数字图形、线条图形、物体图形等，筛查遗传性或获得性色觉功能障碍。

【适应证】

（1）健康体检及特殊职业体检。

（2）某些视网膜或视神经疾病患者。

（3）眼科就诊患者及其他科室会诊患者。

（4）色盲或有色盲家族史者。

【禁忌证】

（1）全身状况不能配合者。

（2）精神因素及智力障碍不能配合者。

【操作技术规范流程】

1. 评估

（1）评估环境是否安静、整洁、适宜操作。

（2）评估受检者的年龄、眼部情况、合作程度。

（3）向受检者讲解色觉检查的目的、方法及注意事项，以取得配合。

2. 操作前的准备

（1）操作人员准备：仪表端庄，服装、鞋、帽整洁，戴好口罩、帽子。

（2）受检者准备：患者取坐位。

（3）物品准备：色觉检查本（常用假同色色盲本）。

（4）环境要求：应在明亮弥散光下，日光不可直接照到图上，以免妨碍受检者的检查结果。

3. 操作过程（图 1-2-1）

（1）认真接待受检者，主动热情。

（2）核对患者的身份信息，包括姓名、性别、年龄、眼别等，并核对医嘱要求及病历本资料。

（3）协助患者采取坐位，自然光照明，双眼同时检查，视线与画面垂直，检查距离多以 50cm 为宜，5 秒内读出图中的图形或数字。受检眼不得使用有色眼镜，也不能佩戴有色的角膜接触镜。

（4）先用“示教图”，进行教读。在受检者知道该怎么读的情况下，任意选一组图让受检者进行试读，随机、快速（每张 5 秒之内）判读不少于 5 张，如能顺利准确读出，可判定为正常；如遇迟读、错读或者怀疑背诵者，再进一步检查。

（5）根据色盲本内的规定说明，判断检查结果正常或异常。

（6）如涉及后天获得性色觉缺陷问题，检查时需要遮盖单眼，分别检查。例如记录为，色觉：OD 3/5（简单数字组）

OS 2/5（图形组）

色觉记录：正常、红绿色弱、红绿色盲。

4. 操作后的处理　准确记录，签字。

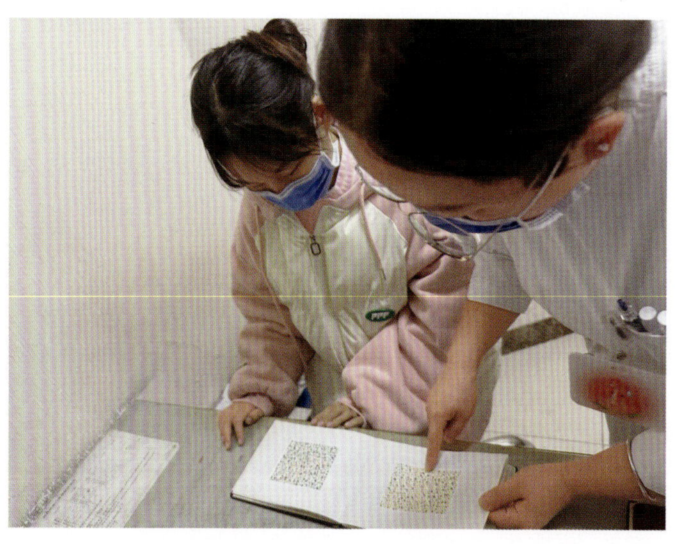

图 1-2-1　色觉检查

5. 注意事项

（1）色觉检查本应完整、规范，为正规出版社出版的医用色觉检查本，图、色清晰、无缺失。

（2）检查时，受检者双眼视线与画面垂直，距离多以 50cm 为宜。

（3）受检者应在 5 秒内读出图中的图形或数字。

（4）受检者检查前须摘掉有色眼镜或有色角膜接触镜。

（5）若涉及后天获得性色觉缺陷问题，检查时需要遮盖单眼，分别检查。

6. 考核标准

科室：　　　　姓名：　　　　主考老师：　　　　考核日期：

项目		总分	技术操作要求	评分等级				实际得分	备注
				A	B	C	D		
仪表		5	仪表端庄，服装、鞋、帽整洁干净 洗手	3 2	2 1	1 0	0 0		
评估		10	患者年龄、病情、合作程度及眼部情况 讲解色觉检查的目的及方法 与患者交流时态度和蔼、语言规范	4 3 3	3 2 2	2 1 1	1 0 0		
操作前的准备		15	物品齐全 选择距离正确 检查手电处于备用状态	5 5 5	4 4 4	3 3 3	2 2 2		
操作过程	安全与舒适度	10	环境整洁、安静，符合检查要求 认真接待患者，核对患者年龄、性别 协助患者摆好正确体位，保证患者安全	3 3 4	2 2 3	1 1 2	0 0 1		
	检查色觉	35	患者双眼与色盲本的距离符合要求 检查顺序正确 患者读出的时间符合要求 检查过程准确 报告书写正确 对待患者态度和蔼，有耐心，沟通好	5 10 5 5 2 8	4 9 4 4 1 7	3 8 3 3 0 6	2 7 2 2 0 5		
操作后的处理		10	对后天获得性色觉缺陷问题的检查方法正确 检查完毕，报告书写正确	6 4	5 3	4 2	3 1		
评价		15	对待患者态度和蔼，有耐心，保证患者安全 检查过程准确 报告书写正确	5 5 5	4 4 4	3 3 3	2 2 2		
总分		100							

【操作难点与技巧解析】

1. 操作难点

(1)受检者5秒内应正确读出图形或数字。

(2)色盲本上的第一页图片一般是示教作用,不能作为检查结果。

2. 技巧解析

(1)检查过程中如出现色觉异常,要判定是误读,还是不能鉴别。如果是误读,需要重新检查。

(2)被检查者如果是近视眼,可配戴矫正眼镜。

(3)一些眼部疾病也会表现出色觉异常,如青光眼早期,视神经病变会表现出色觉异常,一些药物的副作用也会表现出色觉异常。所以,色觉检查时应对患者的病史进行询问及了解。

第三节 眼压测量

一、Goldmann压平眼压计测量

【知识概述】

Goldmann眼压计属于压平式眼压计,由瑞士Hans Goldmann于1955年发明。其原理是利用可变的重量压平一定面积的角膜,根据所需的重量与被检测角膜面积改变之间的关系判定眼压。由于所压平的面积极小,眼球容积改变仅为0.56mm^3,眼压数值也不受角膜曲率大小的影响(病态角膜除外)。故Goldmann压平眼压计所测量的眼压为原始的眼压数值,因而,Goldmann压平眼压计已成为国际公认眼压测量的“金标准”。

【操作目的】

通过测量眼球内容物作用于眼球壁的压力,为临床一些眼病的诊断、治疗提供依据。

【适应证】

需要了解观察眼压者。

【禁忌证】

(1)全身情况不允许坐于裂隙灯、显微镜之前接受检查者。

(2)结膜或角膜急性传染性或活动性炎症者。

(3)严重的角膜上皮损伤、角膜穿孔者。

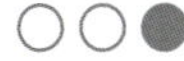

（4）眼球开放性损伤者。

【操作技术规范流程】

1. 评估

（1）评估患者的年龄、眼部情况、合作程度。

（2）告知患者检查眼压的目的及方法，以取得配合。

2. 操作前的准备

（1）操作人员准备：仪表端庄，服装、鞋、帽干净整洁，洗手，必要时戴口罩。

（2）受检者准备：患者取坐位。

（3）物品准备：Goldmann 压平眼压计、已消毒的测压头、表面麻醉剂、0.25%~0.5% 的荧光素钠溶液或荧光素染色条、无菌棉签、抗生素滴眼液、手部消毒液。

3. 操作过程（图 1-3-1）

（1）认真接待患者，主动热情。

（2）将已消毒后的测压头置于眼压计杠杆末端的金属环内。

（3）患者眼部滴入表面麻醉剂 1~2 次，每次间隔 5 分钟以上。

（4）在患者眼结膜囊内滴入 0.25%~0.5% 的荧光素钠或将荧光素染色条置于患者眼下穹隆部结膜囊内，使角膜表面泪液染色。

（5）嘱患者坐于裂隙灯显微镜前，调整座椅、检查台及裂隙灯显微镜的高度，确保患者头部固定于下颌托上，裂隙灯与显微镜的夹角为 35°~60°，选择钴蓝光，用 10× 目镜观察，测压头置于显微镜前方。嘱患者放松，注视正前方，并尽量张大睑裂，必要时检查者用手指轻轻牵拉患者上睑，协助患者开大睑裂。

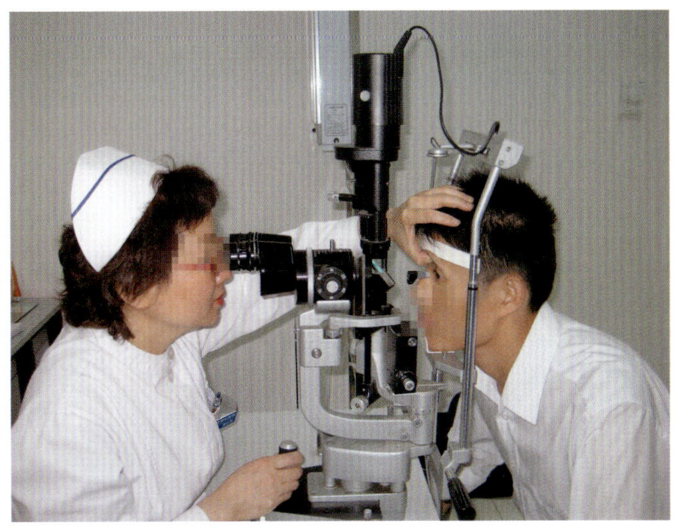

图 1-3-1　Goldmann 压平眼压计测量

（6）常规先检查右眼，后检查左眼。

（7）将眼压计的测压螺旋转至 1g 刻度位置。调节裂隙灯显微镜操纵杆，缓慢将裂隙灯显微镜向前移动，使测压头刚刚接触患者的角膜，角膜面出现蓝光。

（8）用裂隙灯观察，可见 2 个黄绿色半圆环。再调节裂隙灯操纵杆，使 2 个半圆环位于视野中央，形状对称均匀。缓慢旋转测压螺旋，直到 2 个半圆环的内界刚好相切，此时螺旋上的刻度乘以 10，即眼压的毫米汞柱数。取 2~3 次测量的平均值，每次测量值相差不应超过 0.5mmHg。

（9）测量完毕，在受检者眼内滴入抗生素滴眼液。

4. 操作后的处理

（1）整理用物，洗手，告知患者注意事项。

（2）清洗和消毒测压头。

（3）正确记录内容，签字。

5. 注意事项

（1）测压头在使用前后认真清洗和消毒：首先用手指蘸少许软皂液擦拭，再用自来水流动水冲洗干净，最后用 75% 酒精棉球擦拭消毒。

（2）分开上下眼睑时不可用力，以免对眼球产生压力，影响检查结果。

（3）测压时，不能将睫毛夹在测压头和角膜之间。

（4）使用荧光素染色时，不要滴入过多的荧光素，因角膜表面染色的泪液过多，所观察的荧光素半环就会变宽，使测出的眼压值比实际略高。

（5）如测压时所观察的荧光素半环太细，应将测压头撤回，请受检者眨眼后再测量。

（6）测压头与角膜接触时间不可过长，以免引起眼压下降或角膜上皮擦伤。

（7）如果眼压超过 80mmHg，需在眼压计上安装中立平衡杆，可测量高至 140mmHg 的眼压。

（8）测量完毕注意检查患者眼部情况，如出现角膜上皮擦伤，应立即处理并随诊观察。

6. 考核标准

科室：　　　姓名：　　　主考老师：　　　考核日期：

项目	总分	技术操作要求	评分等级				实际得分	备注
			A	B	C	D		
仪表	5	仪表端庄、服装整洁干净 洗手	3 2	2 1	1 0	0 0		

续表

项目		总分	技术操作要求	评分等级				实际得分	备注
				A	B	C	D		
评估		10	患者年龄、病情、眼部情况、合作程度	3	2	1	0		
			讲解眼压测量的目的及方法	4	3	2	1		
			与患者交流时态度和蔼，语言规范	3	2	1	0		
操作前的准备		15	物品齐全	5	4	3	2		
			检查眼压计是否正常使用	5	4	3	2		
			指导患者配合	5	4	3	2		
操作过程	安全与舒适度	10	环境安静、整洁、舒适	3	2	1	0		
			患者安全	3	2	1	0		
			协助患者摆好体位	4	3	2	1		
	Goldmann压平眼压计测量眼压	35	核对患者姓名、检查项目、眼别	5	4	3	2		
			检查方法正确，动作轻柔	10	9	8	7		
			指导患者配合，眼睛保持向前方注视，眼球不转动	5	4	3	2		
			报告书写准确	5	4	3	2		
			对待患者态度和蔼，有耐心，沟通好	5	4	3	2		
			操作完毕告知患者注意事项	5	4	3	2		
操作后的处理		10	眼压计的清洁消毒方法正确	5	4	3	2		
			用物处理方法正确	3	2	1	0		
			洗手	2	1		0		
评价		15	对待患者态度和蔼，有耐心	5	4	3	2		
			检查方法准确，报告书写正确	5	4	3	2		
			眼压计的清洁消毒方法正确	5	4	3	2		
总分		100							

【操作难点与技巧解析】

1. 操作难点　引起测量误差的因素很多，如滴入荧光素过多导致泪液过多，操作者操作不熟练以及中央角膜厚度、角膜变形、注视方向等，都会影响结果的准确性。

2. 技巧解析

（1）尽量减少甚至杜绝引起测量误差的各种因素，对操作者而言，应熟练掌握此项操作流程，掌握眼压相关知识，全面提升自身操作能力和水平。

（2）充分了解操作过程中各个环节的注意事项，确保操作安全、规范、准确。

（3）针对专科护理操作，护理人员应加强规范管理，定期轮转、学习、考核，全面提升护理技术操作水平。

二、Schiötz 眼压计测量

视频 1-3-1
Schiötz 眼压计测量检查

【知识概述】

Schiötz 眼压计是压陷式眼压计。其基本原理是用一定重量的砝码压迫角膜中央,根据角膜被压陷的深度间接反映眼压。

【操作目的】

测量眼球内容物作用于眼球壁的压力,为临床一些眼科疾病特别是青光眼诊断提供依据。

【适应证】

需要了解观察眼压者。

【禁忌证】

(1)全身情况不能配合接受检查者。

(2)结膜或角膜急性传染性或活动性炎症者。

(3)严重的角膜上皮损伤、角膜穿孔者。

(4)眼球开放性损伤者。

【操作技术规范流程】

1. 评估

(1)评估患者的年龄、眼部情况、合作程度。

(2)告知患者测量眼压的目的及方法,以取得配合。

2. 操作前的准备

(1)操作人员准备:仪表端庄,服装、鞋、帽干净整洁,洗手,必要时戴口罩。

(2)受检者准备:患者取仰卧低枕位,双眼向正前方注视,使角膜位于水平正中位。

(3)物品准备:Schiötz 眼压计、75% 酒精棉球、无菌干棉球、表面麻醉剂、抗生素滴眼液、手部消毒液。

3. 操作过程(图 1-3-2)

(1)认真接待患者,主动热情。

(2)患者取仰卧低枕位,受检眼滴表面麻醉剂 2 次。

(3)将眼压计的足板置于实验台上,测试眼压计指针与圆柱间有无摩擦阻力,指针是否在零点位置。用 75% 酒精棉球擦拭眼压计足板及指针底部并用消毒的干棉球拭干。

(4)常规先检查右眼,后检查左眼。

(5)检查者右手持眼压计持柄,左手轻轻分开受检者上下睑,分别固定于上下睑缘,嘱

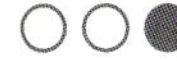

患者双眼直视天花板。对视力不良者可嘱其注视患者本人手指，以固定眼位，确保角膜位于水平正中位。将眼压计足板垂直放置于角膜中央，迅速读出眼压计指针刻度。一般先用 5.5g 砝码，若读数小于 3.5，则更换 7.5g 或 10g 砝码重量，然后以 15g 的砝码测量。

（6）测量完毕，在受检者眼内滴入抗生素滴眼液，并将眼压计清洁消毒后放入盒内固定位置。

（7）将所用的砝码和测得的读数按照分数式列出，查对眼压换算表记录眼压数值：砝码重量 /指针指数 = 换算后的眼压值，单位为 mmHg。

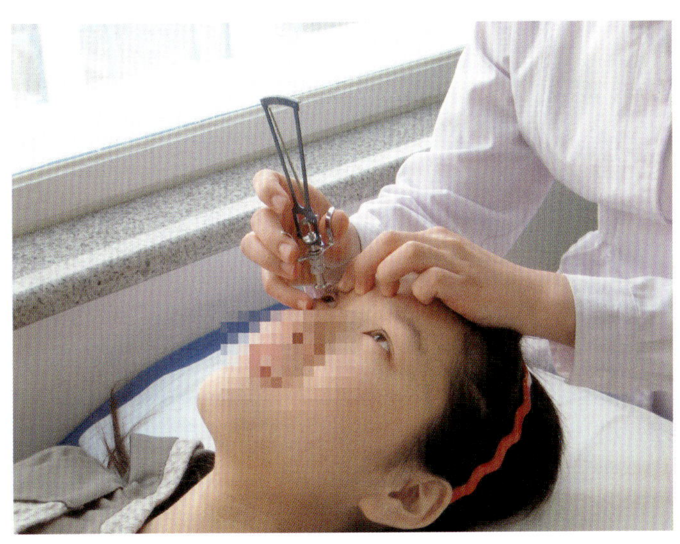

图 1-3-2　Schiötz 眼压计测量

4. 操作后的处理

（1）整理用物，洗手，告知患者注意事项。

（2）正确记录内容，签字。

5. 注意事项

（1）测量眼压时应先右眼后左眼。

（2）固定眼睑时，切忌给眼球施加压力。

（3）一般连续测量不超过 3 次，每次测量时眼压计不得在角膜上停留时间过长。

（4）操作时眼压计足板放置于角膜上时应轻且与角膜平行，停留时间不宜过长，否则易引起眼压下降或角膜上皮擦伤。

（5）对于不配合者，做好解释工作，切忌强行测量。

（6）操作完毕，彻底消毒，以防交叉感染。

（7）传染性眼病禁止使用接触性眼压计。

6. 考核标准

科室：　　　　姓名：　　　　主考老师：　　　　考核日期：

项目		总分	技术操作要求	评分等级				实际得分	备注
				A	B	C	D		
仪表		5	仪表端庄、服装整洁干净	3	2	1	0		
			洗手	2	1	0	0		
评估		10	患者年龄、病情、眼部情况、合作程度	3	2	1	0		
			讲解眼压测量的目的及方法	4	3	2	1		
			与患者交流时态度和蔼、语言规范	3	2	1	0		
操作前的准备		15	物品齐全	5	4	3	2		
			检查眼压计是否正常使用	5	4	3	2		
			指导患者配合	5	4	3	2		
操作过程	安全和舒适度	10	环境安静、整洁、舒适	3	2	1	0		
			患者安全	3	2	1	0		
			协助患者摆好体位	4	3	2	1		
	Schiötz 眼压计测量眼压	35	核对患者姓名、检查项目、眼别	5	4	3	2		
			检查方法正确，动作轻柔	10	9	8	7		
			指导患者配合，眼睛保持向前方注视，眼球不转动	5	4	3	2		
			报告书写准确	5	4	3	2		
			对待患者态度和蔼，有耐心，沟通好	5	4	3			
			操作完毕告知患者注意事项	5	4	3	2		
操作后的处理		10	眼压计的清洁消毒方法正确	5	4	3	2		
			用物处理方法正确	3	2	1	0		
			洗手	2	1	0	0		
评价		15	对待患者态度和蔼，有耐心	5	4	3	2		
			检查方法准确、报告书写正确	5	4	3	2		
			眼压计的清洁消毒方法正确	5	4	3	2		
总分		100							

【操作难点与技巧解析】

1. 操作难点　固定眼睑的方法、放置眼压计施压的力度、保护角膜避免擦伤及患者配合度。

2. 技巧解析

（1）操作者左手轻轻分开受检者上下睑，要分别固定于上下睑缘处，以确保不压迫眼球，常规先测量右眼后测量左眼。

（2）放置眼压计时注意动作轻柔，勿人为增加施压力度，以免影响眼压数值的准确性。

（3）一般连续测量不超过 3 次，每次测量时眼压计不得在角膜上停留时间过长。

（4）眼压计足板放置于角膜上时应轻且与角膜平行，时间不宜过长，否则引起眼压下降或角膜上皮划伤。

（5）眼压计消毒应彻底，以防交叉感染。

【并发症与紧急处理】

Schiötz 眼压计测量过程中最主要也是最易导致的并发症是角膜上皮擦伤。

1. 原因

（1）操作者操作技术不熟练，眼压计足板放置于角膜上时用力过大，眼压计足板边缘划伤角膜。

（2）反复测量或眼压计足板在角膜上停留时间过长。

（3）患者自身角膜情况不好，配合度较差。

（4）点麻药次数过多（超过 3 次），患者因不适反复揉眼。

2. 临床表现　眼部刺激症状主要有眼刺痛、流泪、异物感，可伴有视物模糊、视力下降或视力波动。

3. 紧急处理与护理重点

（1）立即就诊，医生确诊后，及时按照医嘱要求进行处理。

（2）做好健康教育指导，消除患者思想顾虑，使其积极配合治疗。

（3）通常给予抗生素及促进角膜上皮生长的眼膏涂眼，疼痛明显者可给予少量麻醉药物点眼。

（4）次日复查，查看角膜上皮恢复情况。

三、非接触眼压计测量

【知识概述】

非接触眼压计是目前国内临床上最常用的眼压检查设备。它使用一种可控的气体脉冲，将角膜中央 3.6mm 直径的面积压平，借助微电脑感受角膜表面反射的光线和压平此面积所需要的时间，换算成眼压值。其优点在于方便、快速，由于没有器械接触眼球，也就没有感染的风险。但是正因为其非接触的特性，很多因素都会影响测量的准确性。

视频 1-3-2
非接触眼压计测量检查

【操作目的】

测量眼球内容物作用于眼球壁的压力，为临床一些眼科疾病特别是青光眼诊断提供依据。

【适应证】

（1）需要了解观察眼压者。

（2）进行眼内血管搏动测定。

（3）进行房水动力学测定。

【禁忌证】

（1）全身情况不能配合和接受检查者。

（2）结膜或角膜急性传染性或活动性炎症者。

（3）严重的角膜上皮损伤、角膜穿孔者。

（4）眼球开放性损伤者。

【操作技术规范流程】

1. 评估

（1）评估患者的年龄、眼部情况、合作程度。

（2）告知患者测量眼压的目的及方法，以取得配合。

2. 操作前的准备

（1）操作人员准备：仪表端庄，服装、鞋、帽干净整洁，洗手，必要时戴口罩。

（2）受检者准备：患者取坐位。

（3）物品准备：非接触眼压计、调节升降台、手部消毒液、75% 酒精棉球。

3. 操作过程（图 1-3-3）

（1）认真接待患者，主动热情。

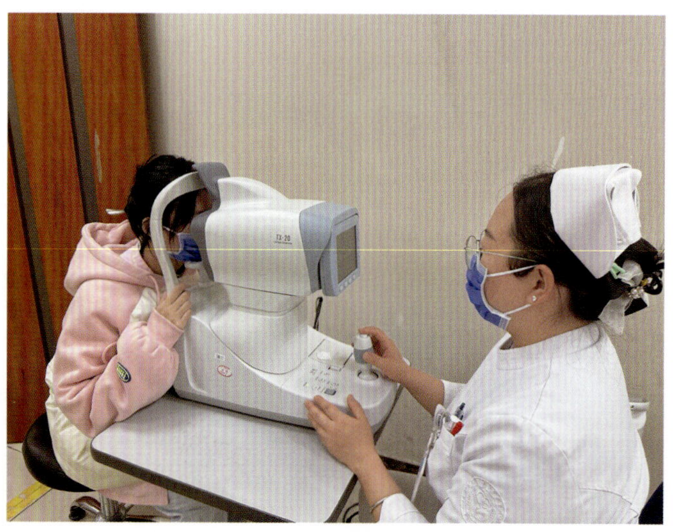

图 1-3-3 非接触眼压计测量

（2）受检者坐于非接触眼压计之前，嘱患者将头部固定于眼压计的头架上，注视仪器中的注视点，尽量睁大眼睛。

（3）调节调焦手柄，将眼压计测压头对准受检者眼角膜正中部位，此时眼压计监视器上自动显示待测眼别。

（4）在眼压计控制板上选择 auto 系统进行自动测压。嘱患者注视测压头内的绿色或红色指示灯，系统自动发出一股气体压平角膜，监视器上自动显示眼压值。如果显示数值为“*”，则为参考数值或不显示数值。

（5）一般连续测量 3 次，取平均值。

（6）测量完成后，在控制板上选择“print”，打印结果。

4. 操作后的处理

（1）整理用物，洗手。

（2）正确记录内容，签字。

5. 注意事项

（1）操作前擦净眼压计各个部位。

（2）检查电路是否处于正常状态。

（3）告知患者测量时的方法，以取得配合。

6. 考核标准

科室：　　　　　　姓名：　　　　　　主考老师：　　　　　　考核日期：

<table>
<tr><th rowspan="2" colspan="2">项目</th><th rowspan="2">总分</th><th rowspan="2">技术操作要求</th><th colspan="4">评分等级</th><th rowspan="2">实际得分</th><th rowspan="2">备注</th></tr>
<tr><th>A</th><th>B</th><th>C</th><th>D</th></tr>
<tr><td colspan="2">仪表</td><td>5</td><td>仪表端庄、服装整洁干净
洗手</td><td>3
2</td><td>2
1</td><td>1
0</td><td>0
0</td><td></td><td></td></tr>
<tr><td colspan="2">评估</td><td>10</td><td>患者年龄、病情、眼部情况、合作程度
讲解眼压测量的目的及方法
与患者交流时态度和蔼，语言规范</td><td>3
4
3</td><td>2
3
2</td><td>1
2
1</td><td>0
1
0</td><td></td><td></td></tr>
<tr><td colspan="2">操作前的准备</td><td>15</td><td>物品齐全
检查眼压计是否正常使用
指导患者配合</td><td>5
5
5</td><td>4
4
4</td><td>3
3
3</td><td>2
2
2</td><td></td><td></td></tr>
<tr><td>非接触眼压计的操作过程</td><td>安全和舒适度</td><td>10</td><td>环境安静、整洁、舒适
患者安全
协助患者摆好体位</td><td>3
3
4</td><td>2
2
3</td><td>1
1
2</td><td>0
0
1</td><td></td><td></td></tr>
</table>

续表

项目		总分	技术操作要求	评分等级				实际得分	备注
				A	B	C	D		
非接触眼压计的操作过程	测量眼压	35	核对患者姓名、检查项目、眼别	5	4	3	2		
			检查方法正确,动作轻柔	10	9	8	7		
			指导患者配合,眼睛保持向前方注视,眼球不转动	5	4	3	2		
			报告书写准确	5	4	3	2		
			对待患者态度和蔼,有耐心,沟通好	5	4	3			
			操作完毕告知患者注意事项	5	4	3	2		
操作后的处理		10	眼压计的清洁方法正确	5	4	3	2		
			操作完毕切断电源	3	2	1	0		
			洗手	2	1	0	0		
评价		15	对待患者态度和蔼,有耐心	5	4	3	2		
			检查方法准确,报告书写正确	5	4	3	2		
			眼压计的清洁方法正确	5	4	3	2		
总分		100							

【操作难点与技巧解析】

1. 操作难点　影响测量准确性的因素包括:检查时体位不标准;头部位置不正确、有晃动;患者配合欠佳,不停眨眼睛;角膜外伤、眼病、高血压等全身性疾病。

2. 技巧解析

(1)测量眼压时嘱患者额头贴紧额托,下颌贴紧下颌托。

(2)嘱患者保持头部固定,双眼同时睁开,向前注视设备中的指示灯。

(3)协助患者固定眼睑时,切忌给眼球施加压力。

(4)一般连续测量 3 次,取平均值。

(5)眼压计使用后酒精擦拭,确保一用一消毒。

四、手持压平式眼压计(回弹式眼压计)测量

【知识概述】

iCare 回弹式眼压计是一种新型的压平眼压计,包括轻便可手持的眼压计主体和一次性针式探头两部分。其工作原理是通过眼压计主体将探头弹射到角膜上,通过测量探头弹回时速度降低的程度计算出眼压值。其优点是无须表面麻醉,对患者体位无特殊要求,患者无不适感。设备轻巧,携带方便,一次性探针可避免交叉感染,接触面积小可避免角膜损伤。

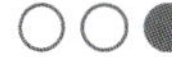

在老人、儿童等特殊人群中具有明显优势。

【操作目的】

测量眼球内容物作用于眼球壁的压力，为临床一些眼科疾病特别是青光眼诊断提供依据。

【适应证】

眼压筛查和临床工作中眼压的常规测量。

【禁忌证】

（1）全身情况不能配合接受检查者。

（2）结膜或角膜急性传染性或活动性炎症者。

（3）严重的角膜上皮损伤、角膜穿孔者。

（4）眼球开放性损伤者。

【操作技术规范流程】

1. 评估

（1）评估患者的年龄、眼部情况、合作程度。

（2）告知患者测量眼压的目的及方法，以取得配合。

2. 操作前的准备

（1）操作人员准备：仪表端庄，服装、鞋、帽干净整洁，洗手，必要时戴口罩。

（2）受检者准备：取坐位或仰卧位。

（3）物品准备：回弹式眼压计、抗生素滴眼液、手部消毒液。

3. 操作过程（图 1-3-4）

（1）认真接待患者，主动热情。

（2）受检者取坐位或仰卧位，向前注视，尽量睁大眼睛。

（3）取出眼压计，安装一次性探针，按测量按钮激活探针。

（4）手持眼压计，将前额托抵在患者前额上，调节支撑杆长度使探头距离角膜 4~8mm，且垂直于角膜中央，读数复零后长按测量键。如果连续 6 次测量成功，眼压计自动鸣笛，测量结束，系统自动显示眼压值，记录结果并告知患者。

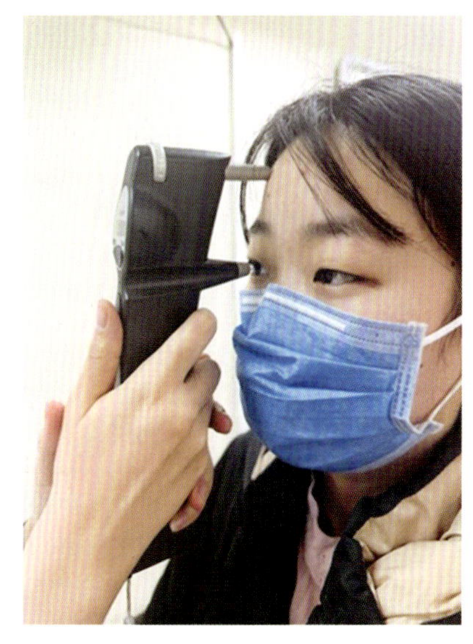

图 1-3-4　手持压平式眼压计测量

（5）测量完成后，用酒精棉球擦拭前额托支架，将一次性探针扔至锐器盒中。

4. 操作后的处理

（1）整理用物，洗手。

（2）正确记录内容，签字。

5. 注意事项

（1）手持压平式眼压计测量眼压的范围为 1~52mmHg。

（2）其余同 Goldmann 眼压计。

6. 考核标准

科室：　　　　姓名：　　　　主考老师：　　　　考核日期：

<table>
<tr><th colspan="2" rowspan="2">项目</th><th rowspan="2">总分</th><th rowspan="2">技术操作要求</th><th colspan="4">评分等级</th><th rowspan="2">实际得分</th><th rowspan="2">备注</th></tr>
<tr><th>A</th><th>B</th><th>C</th><th>D</th></tr>
<tr><td colspan="2" rowspan="2">仪表</td><td rowspan="2">5</td><td>仪表端庄、服装整洁干净</td><td>3</td><td>2</td><td>1</td><td>0</td><td rowspan="2"></td><td rowspan="2"></td></tr>
<tr><td>洗手</td><td>2</td><td>1</td><td>0</td><td>0</td></tr>
<tr><td colspan="2" rowspan="3">评估</td><td rowspan="3">10</td><td>患者年龄、病情、眼部情况、合作程度</td><td>3</td><td>2</td><td>1</td><td>0</td><td rowspan="3"></td><td rowspan="3"></td></tr>
<tr><td>讲解眼压测量的目的及方法</td><td>4</td><td>3</td><td>2</td><td>1</td></tr>
<tr><td>与患者交流时态度和蔼，语言规范</td><td>3</td><td>2</td><td>1</td><td>0</td></tr>
<tr><td colspan="2" rowspan="3">操作前的准备</td><td rowspan="3">15</td><td>物品齐全</td><td>5</td><td>4</td><td>3</td><td>2</td><td rowspan="3"></td><td rowspan="3"></td></tr>
<tr><td>检查眼压计是否正常使用</td><td>5</td><td>4</td><td>3</td><td>2</td></tr>
<tr><td>指导患者配合</td><td>5</td><td>4</td><td>3</td><td>2</td></tr>
<tr><td rowspan="9">手持压平式眼压计的操作过程</td><td rowspan="3">安全和舒适度</td><td rowspan="3">10</td><td>环境安静、整洁、舒适</td><td>3</td><td>2</td><td>1</td><td>0</td><td rowspan="3"></td><td rowspan="3"></td></tr>
<tr><td>患者安全</td><td>3</td><td>2</td><td>1</td><td>0</td></tr>
<tr><td>协助患者摆好体位</td><td>4</td><td>3</td><td>2</td><td>1</td></tr>
<tr><td rowspan="6">测量眼压</td><td rowspan="6">35</td><td>核对姓名、检查项目、眼别</td><td>5</td><td>4</td><td>3</td><td>2</td><td rowspan="6"></td><td rowspan="6"></td></tr>
<tr><td>检查方法正确，动作轻柔</td><td>10</td><td>9</td><td>8</td><td>7</td></tr>
<tr><td>指导患者配合，眼睛保持向前方注视，眼球不转动</td><td>5</td><td>4</td><td>3</td><td>2</td></tr>
<tr><td>报告书写准确</td><td>5</td><td>4</td><td>3</td><td>2</td></tr>
<tr><td>对待患者态度和蔼，有耐心，沟通好</td><td>5</td><td>4</td><td>3</td><td></td></tr>
<tr><td>操作完毕告知患者注意事项</td><td>5</td><td>4</td><td>3</td><td>2</td></tr>
<tr><td colspan="2" rowspan="3">操作后的处理</td><td rowspan="3">10</td><td>眼压计的清洁消毒方法正确</td><td>5</td><td>4</td><td>3</td><td>2</td><td rowspan="3"></td><td rowspan="3"></td></tr>
<tr><td>用物处理方法正确</td><td>3</td><td>2</td><td>1</td><td>0</td></tr>
<tr><td>洗手</td><td>2</td><td>1</td><td>0</td><td>0</td></tr>
<tr><td colspan="2" rowspan="3">评价</td><td rowspan="3">15</td><td>对待患者态度和蔼，有耐心</td><td>5</td><td>4</td><td>3</td><td>2</td><td rowspan="3"></td><td rowspan="3"></td></tr>
<tr><td>检查方法准确，报告书写正确</td><td>5</td><td>4</td><td>3</td><td>2</td></tr>
<tr><td>眼压计的清洁消毒方法正确</td><td>5</td><td>4</td><td>3</td><td>2</td></tr>
<tr><td colspan="2">总分</td><td>100</td><td></td><td></td><td></td><td></td><td></td><td></td><td></td></tr>
</table>

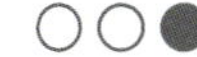

【操作难点与技巧解析】

1. 操作难点　检查时掌握好探头与角膜的距离，这关系到眼压的准确性。

2. 技巧解析

（1）测量时通过调节支撑杆上的旋钮使探头与角膜之间的距离保持合理位置。

（2）注意观察探头在角膜中央且保持垂直关系。

（3）操作者应熟练操作仪器，动作轻柔、敏捷，尽量避免重复测量，减少患者紧张情绪。

第四节　Schirmer 试验

【知识概述】

泪液分泌试验是目前最常用的定量检测水液性泪液分泌的方法，根据检查方法不同和是否表面麻醉分为 Schirmer Ⅰ试验和 Schirmer Ⅱ试验。临床上较为常用的 Schirmer Ⅰ试验是使用 Schirmer 滤纸（5mm × 35mm），将其头端内折置入下睑中外 1/3 交界处的结膜囊内，测量 5 分钟内泪液浸湿滤纸的长度。Schirmer Ⅰ试验是无麻醉测试，反映主泪腺的分泌功能（生理分泌）。Schirmer Ⅱ试验是表面麻醉后测试，反映的是副泪腺分泌功能（基础分泌）。但二者均存在重复性不强的局限性。

视频 1-4-1
Schirmer 试验检查

【操作目的】

检查泪液分泌量是否正常。

【适应证】

流泪、溢泪者，干眼患者。

【禁忌证】

无特殊禁忌。

【操作技术规范流程】

1. 评估　评估患者的年龄、意识状态、合作程度、自理能力、心理反应，告知患者此项检查的目的、方法及注意事项，以取得配合。

2. 操作前的准备

（1）操作人员准备：仪表端庄、服装整洁、洗手，佩戴口罩。

（2）受检者准备：患者取坐位。

（3）物品准备：泪液检测滤纸条、表面麻醉剂、计时器、无菌棉签、手部消毒液。

（4）环境要求与物品摆放标准：安静、避风、暗光环境。

3. 操作过程（图 1-4-1）

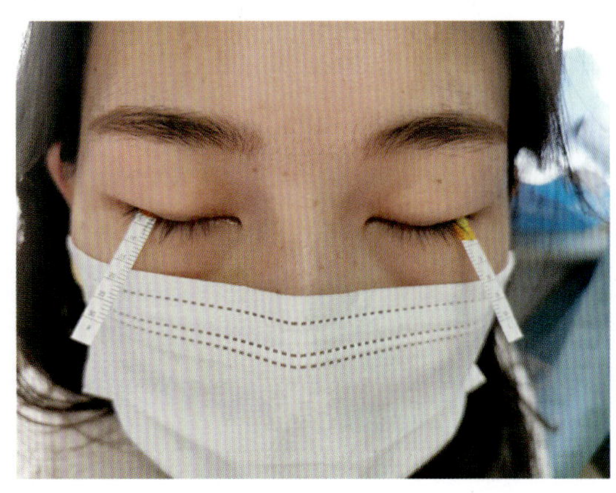

图 1-4-1 Schirmer 试验

（1）认真接待患者，主动热情。

（2）核对患者的姓名、性别、年龄、检查项目。

（3）协助患者取坐位。

（4）眼部如果有分泌物，先清洁眼周。

（5）将滤纸条有圆弧的一端零刻度线处折叠成直角，将折叠端夹持于患者下眼睑中外1/3 处结膜囊内，另一端悬挂于睑外。嘱患者轻闭双眼。

（6）调好计时器（5 分钟）。

（7）5 分钟后轻拉患者下睑取下滤纸条，观察滤纸条浸湿的长度并记录（前 5mm 不记录）。滤纸浸湿的长度≥15mm 为正常。

（8）若了解基础 Schirmer 试验需在检查前于患者结膜囊内滴表面麻醉剂，5 分钟后再进行 Schirmer 试验，所得结果≥10mm 为正常。

（9）Schirmer Ⅱ试验是在表面麻醉后将试纸置入下结膜囊的中外 1/3 交界处，然后用棉棒刺激鼻黏膜（棉棒长 8mm，顶端宽 3.5mm，沿鼻腔颞侧壁平行向上轻轻插入鼻腔），5 分钟后取出滤纸，记录滤纸条浸湿的长度。

4. 操作后的处理

（1）整理用物，洗手。

（2）正确记录内容，签字。

5. 注意事项

（1）进行此项检查前不滴用任何药物。

（2）流泪的患者检查前先擦干眼泪。

（3）检查时注意患者应坐于避风处，以免影响检查结果。

6. 考核标准

科室： 姓名： 主考老师： 考核日期：

项目		总分	技术操作要求	评分等级				备注
				A	B	C	D	
仪表		5	仪表端庄、服装整洁、干净 洗手，无长指甲	3 2	2 1	1 0	0 0	
评估		10	患者年龄、病情、眼部情况、合作程度 讲解试验的目的及方法 与患者交流时态度和蔼、语言规范	3 4 3	2 3 2	1 2 1	0 1 0	
操作前的准备		15	物品齐全且检查质量标签规格 检查计时器是否正常使用 指导患者配合	5 5 5	4 4 4	3 3 3	2 2 2	
Schirmer 氏泪液试验	安全和舒适度	10	环境安静、整洁、舒适、避风 协助患者摆好体位 擦净眼部分泌物及泪液	3 3 4	2 2 3	1 1 2	0 0 1	
	操作过程	35	核对患者姓名、检查项目、眼别 检查方法正确，动作轻柔 指导患者配合，轻轻闭合眼睑 报告书写准确 对待患者态度和蔼，有耐心，沟通好 设定时间准确 操作完毕告知患者注意事项	5 5 5 5 5 5 5	4 4 4 4 4 4 4	3 3 3 3 3 3 3	2 2 2 2 2 2 2	
操作后的处理		10	记录结果准确 用物处理方法正确 洗手	5 3 2	4 2 1	3 1 0	2 0 0	
评价		15	对待患者态度和蔼，有耐心 检查方法准确，报告书写正确 用物处理方法正确	5 5 5	4 4 4	3 3 3	2 2 2	
总分		100						

【操作难点与技巧解析】

1. 操作难点 放置和取出滤纸条。

2. 技巧解析 放置滤纸条前先擦干患者眼部周围分泌物，轻拉下睑，避免损伤角膜，且注意放置位置准确（下睑结膜囊中外 1/3 处）。取出滤纸条时轻拉下睑，充分暴露后取出，切勿在患者闭眼状态下取，取出时确保滤纸条完整，避免滤纸条头端折断在患者结膜囊内。

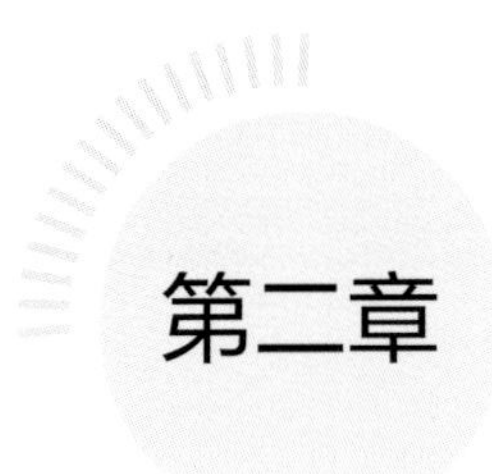

第二章

同仁眼科专科治疗技术操作难点与技巧解析

第一节　滴滴眼液技术

【知识概述】

眼睛是复杂而又精密的器官，由于存在血 - 眼屏障（血 - 房水屏障、血 - 视网膜屏障）等特殊组织解剖结构，大多数眼病的有效药物治疗都是通过局部给药。滴滴眼液是一项简单有效的治疗眼部疾患的方法。操作者除了需要掌握正确的滴用方法，还要全面掌握药物的吸收途径、各种滴眼液的作用和副作用，从而更好地指导患者用药，减少药物的全身吸收，降低药物的副作用。

【操作目的】

局部给药，提高到达治疗部位的药物浓度以取得较好的治疗效果，减少滴眼液吸收引发的全身反应。

【适应证】

（1）治疗眼部疾病。

（2）眼病患者手术前及手术后的抗感染。

（3）眼部检查前需滴用表面麻醉药或散瞳、缩瞳药物的患者。

【禁忌证】

（1）有明确的相关药物过敏史。

（2）有明确疾病适用范围。

【操作技术规范流程】

1. 评估

（1）评估环境是否清洁。

（2）评估患者全身情况和眼部情况，了解患者有无药物过敏反应及合作程度。

（3）向患者解释操作目的、方法和注意事项，以取得配合。

2. 操作前的准备

（1）操作人员准备：仪表端庄，操作前洗手、戴口罩。

（2）患者准备：患者取坐位或仰卧位（如为不能配合的幼儿则需由护士或家长配合约束患儿采取仰卧位）。

（3）物品准备：病历本或医嘱单、滴眼液（检查标签、质量、规格、有效期）、无菌棉签（或棉块）、手部消毒液、治疗盘或治疗车。

3. 操作过程（图 2-1-1）

（1）核对医嘱：患者姓名（住院患者需增加核对床号及住院号）、药名、剂量、浓度、眼别、时间、给药途径。

（2）嘱患者采取舒适的坐位或仰卧位，头稍向后仰，眼向上方注视。

（3）操作者手持棉签（或棉块）擦净眼部分泌物，左手将下睑向下方牵引，右手持滴眼液瓶，眼睑与药瓶口距离约 2cm。

（4）将药液滴入下穹隆部，一般一次 1~2 滴。

（5）轻提上睑使药液充分弥散。

（6）滴药后嘱患者轻轻闭眼 3~5 分钟。

（7）如滴用散瞳药或缩瞳药应压迫泪囊部 3~5 分钟，尤其是儿童应特别注意。

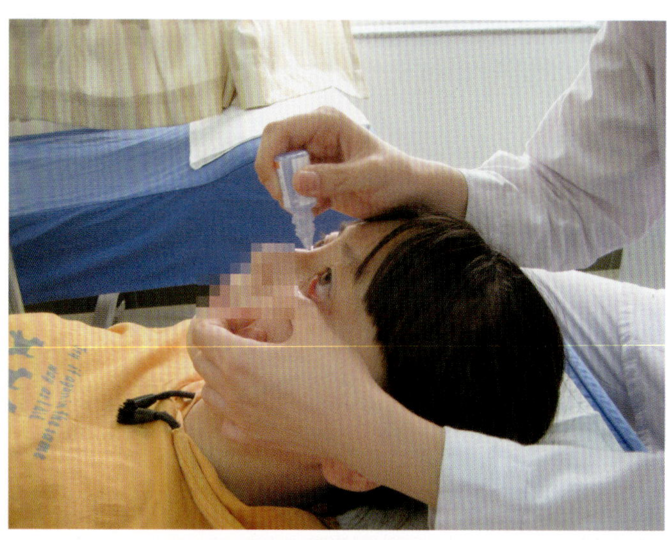

图 2-1-1 滴滴眼液技术

 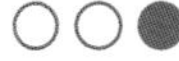

4. 操作后的处理

（1）整理用物，洗手。

（2）正确记录内容，签字。

5. 注意事项

（1）严格执行“三查十对”制度，杜绝差错，防止隐患发生。三查：操作前、操作中、操作后查对。十对：对床号、姓名、药名、剂量、浓度、时间、用法、性别、年龄及有效期。

（2）滴药时瓶口与眼睑的距离应为2cm以上，避免触及眼睑和睫毛，以防滴眼液被污染。

（3）滴药时，切忌将药液直接滴至角膜上。

（4）对于溢出的药液应立即拭去，以免引起患者不适或流入耳内、口腔内。

（5）特殊药物如散瞳剂、β受体拮抗剂，滴用后应压迫泪囊部3分钟，可减少经泪道进入鼻黏膜吸收引起的毒性反应。

（6）如果同时滴用多种药物，注意配伍禁忌，且两种药物应间隔5分钟以上。

（7）滴用滴眼液的顺序依次为：①水溶性；②悬浊性；③油性。先滴入刺激性弱的药物，再滴入刺激性强的药物。

（8）对于角膜溃疡、角膜裂伤者，滴药时切忌给眼球施加压力。

（9）若双眼同时用药，应先滴健眼，后滴患眼。

（10）若为传染性眼病患者，应实行药物隔离。

6. 考核标准

科室：　　　　　姓名：　　　　　主考老师：　　　　　考核日期：

项目		总分	技术操作要求	评分等级				实际得分	备注
				A	B	C	D		
仪表		5	仪表端庄，服装、鞋、帽整洁、干净	3	2	1	0		
			洗手，无长指甲	2	1	0	0		
评估		10	患者病情、合作程度及眼部情况	3	2	1	0		
			讲解滴滴眼液的目的及方法	3	2	1	0		
			与患者交流时态度和蔼、语言规范	2	1	0	0		
			了解滴眼液的性质、作用	2	1	0	0		
操作前的准备		10	物品齐全、放置合理	5	4	3	2		
			检查物品质量、标签、规格、有效期	5	4	3	2		
操作过程	安全与舒适度	10	环境整洁、安静、光线适宜	3	2	1	0		
			认真接待患者	3	2	1	0		
			取坐位或仰卧位	4	3	2	1		

续表

项目		总分	技术操作要求	评分等级				实际得分	备注
				A	B	C	D		
操作过程	滴滴眼液过程	35	核对医嘱、眼别、药物名称	5	4	3	2		
			取用药物无污染	5	4	3	2		
			开启瓶口无污染	5	4	3	2		
			再次核对(特别是散瞳药、缩瞳药及眼别)	5	4	3	2		
			擦除眼部分泌物	3	2	1	0		
			分开患者眼睑方法正确	2	1	0	0		
			瓶颈与眼部距离适宜、无污染	5	4	3	2		
			滴药方法正确,患者无不适	5	4	3	2		
操作后的处理		10	用物处理方法正确	4	3	2	1		
			合理安置患者	3	2	1	0		
			洗手	3	2	1	0		
评价		20	对待患者态度和蔼、有耐心,操作过程中与患者有效沟通	5	4	3	2		
			操作过程无污染	5	4	3	2		
			操作过程考虑患者安全	5	4	3	2		
			操作熟练有序	5	4	3	2		
总分		100							

【操作难点与技巧解析】

1. 操作难点

(1)规范、安全、顺利地完成操作是关键。

(2)需要同时滴用多种滴眼液时,掌握滴药顺序很重要。

(3)滴眼液使用过程中要防止污染。

(4)特殊眼病如角膜溃疡、角膜裂伤等,滴药时勿给眼球施加压力。

(5)散瞳药和缩瞳药滴入眼时,防止中毒症状发生。

(6)对于传染性眼病患者,注意消毒隔离,防止交叉感染。

(7)药物使用确保在有效期内。

2. 技巧解析

(1)滴滴眼液时注意"三查十对",注意询问有无过敏史,若双眼滴药先滴健眼后滴患眼。角膜感觉灵敏,滴药时不宜滴在角膜表面。

(2)需同时使用多种药物时,使用顺序为水溶性→悬浊性→油性,且 2 种药之间需间隔 5 分钟以上。刺激性弱的药物先滴,刺激性强的药物后滴。药效维持时间长的药物后滴。

（3）注意滴眼液瓶口与眼睑的距离为2cm以上，避免触及睫毛或眼睑，以防污染。

（4）特殊眼病如角膜溃疡、角膜裂伤等，滴药时注意动作轻柔，切忌给眼球施加压力，导致伤口裂开或穿孔。

（5）散瞳药和缩瞳药滴入眼后用棉球紧压泪囊部，以免药物经泪道流入泪囊和鼻腔后经黏膜吸收而引起全身中毒反应。

（6）如有传染性眼病患者应实行药物隔离，用过的敷料应焚烧或按照医用垃圾处理。

（7）认真阅读药物使用说明，滴眼液开启后1个月内有效。如发现药品变色、浑浊或有异物，不能使用。

（8）滴眼液使用后应拧紧瓶盖，宜放置于阴凉避光处，避免阳光直射。

（9）为儿童滴滴眼液时注意动作轻柔，避免用力过大引起患儿不适，最好选择患儿熟睡之后再滴。

第二节 涂眼膏技术

【操作目的】

通过局部给药提高治疗部位的药物浓度，增加药物与眼表结构的接触时间，最终达到治疗效果。此外，还可起到保湿、润滑等作用。

【适应证】

眼科患者需要涂眼膏进行眼部治疗时。

【禁忌证】

（1）有明确的相关药物过敏史。

（2）有明确疾病适用范围。

【操作技术规范流程】

1. 评估

（1）评估环境是否清洁。

（2）评估患者全身情况和眼部情况，了解患者有无药物过敏反应及合作程度。

（3）向患者解释操作目的、方法和注意事项，以取得配合。

2. 操作前的准备

（1）操作人员准备：仪表端庄，操作前洗手、戴口罩。

（2）患者准备：患者取坐位或仰卧位（如为不能配合的幼儿则需由护士或家长配合约束患儿采取仰卧位）。

（3）物品准备：病历本或医嘱单、眼膏（检查标签、质量、规格、有效期）、无菌棉签（或棉块）、眼部敷料、手部消毒液、治疗盘或治疗车。

3. 操作过程（图 2-2-1）

（1）核对医嘱：患者姓名（住院患者需增加核对床号及住院号）、药名、剂量、浓度、眼别、时间、给药途径。

（2）嘱患者采取舒适的坐位或仰卧位，头稍向后仰，眼向上方注视。

（3）操作者手持棉签（或棉块）擦净眼部分泌物，将下睑向下方牵引，嘱患者眼球上转。

（4）涂管状药膏时将药膏挤入下穹隆结膜囊部，药膏量一次约 1cm 长。

（5）涂药后嘱患者轻轻闭眼 3~5 分钟，可嘱患者轻轻转动眼球，使药膏均匀扩散于眼内。

（6）用无菌棉签拭去溢出的多余药膏，必要时患眼遮盖敷料。

（7）如用散瞳药膏应压迫泪囊部 3~5 分钟，尤其是儿童应特别注意。

（8）回收棉球至医用垃圾桶。

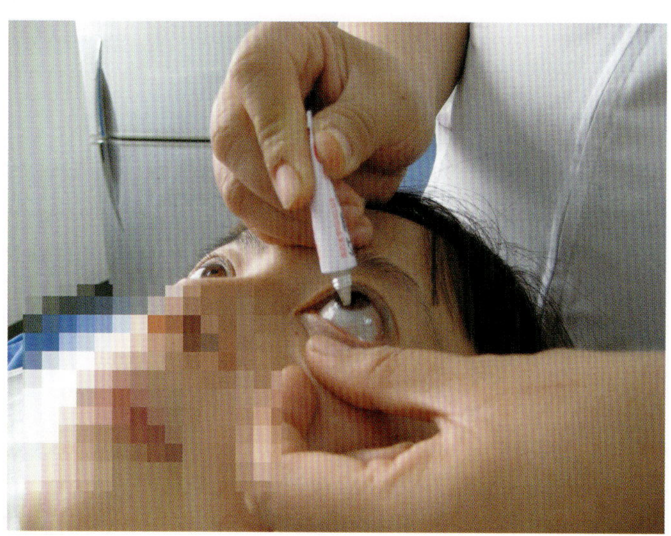

图 2-2-1 涂眼膏技术

4. 操作后的处理

（1）整理用物，洗手。

（2）正确记录内容，签字。

5. 注意事项

（1）认真做好“三查十对”，杜绝隐患发生。

（2）涂药膏时瓶口与眼睑的距离应为 2cm 以上，避免触及眼睑和睫毛，以防污染。

（3）涂散瞳药膏和缩瞳药膏后要压迫泪囊部至少 3 分钟。

6. 考核标准

科室：　　　　　　姓名：　　　　　　主考老师：　　　　　　考核日期：

<table>
<tr><th colspan="2" rowspan="2">项目</th><th rowspan="2">总分</th><th rowspan="2">技术操作要求</th><th colspan="4">评分等级</th><th rowspan="2">实际得分</th><th rowspan="2">备注</th></tr>
<tr><th>A</th><th>B</th><th>C</th><th>D</th></tr>
<tr><td colspan="2">仪表</td><td>5</td><td>仪表端庄，服装、鞋、帽整洁、干净
洗手，无长指甲</td><td>3
2</td><td>2
1</td><td>1
0</td><td>0
0</td><td></td><td></td></tr>
<tr><td colspan="2">评估</td><td>10</td><td>患者病情、合作程度及眼部情况
讲解涂眼膏的目的及方法
与患者交流时态度和蔼、语言规范
了解眼膏的性质、作用</td><td>3
3
2
2</td><td>2
2
1
1</td><td>1
1
0
0</td><td>0
0
0
0</td><td></td><td></td></tr>
<tr><td colspan="2">操作前的准备</td><td>10</td><td>物品齐全、放置合理
检查物品质量、标签、规格、有效期</td><td>5
5</td><td>4
4</td><td>3
3</td><td>2
2</td><td></td><td></td></tr>
<tr><td rowspan="2">操作过程</td><td>安全与舒适度</td><td>10</td><td>环境整洁、安静、光线适宜
患者取坐位或仰卧位</td><td>5
5</td><td>4
4</td><td>3
3</td><td>2
2</td><td></td><td></td></tr>
<tr><td>涂眼膏过程</td><td>35</td><td>核对医嘱、眼别、药物名称
取用药物无污染
开启瓶口无污染
再次核对（特别是散瞳药、缩瞳药及眼别）
擦除眼部分泌物
分开眼睑方法正确
瓶颈与眼部距离适宜、无污染
滴药方法正确，患者无不适</td><td>5
5
5
5
3
2
5
5</td><td>4
4
4
4
2
1
4
4</td><td>3
3
3
3
1
0
3
3</td><td>2
2
2
2
0
0
2
2</td><td></td><td></td></tr>
<tr><td colspan="2">操作后的处理</td><td>10</td><td>用物处理方法正确
洗手</td><td>5
5</td><td>4
4</td><td>3
3</td><td>2
2</td><td></td><td></td></tr>
<tr><td colspan="2">评价</td><td>20</td><td>对待患者态度和蔼、有耐心，操作过程中与患者有效沟通
操作过程无污染
操作熟练有序
用物处理方法正确</td><td>5
5
5
5</td><td>4
4
4
4</td><td>3
3
3
3</td><td>2
2
2
2</td><td></td><td></td></tr>
<tr><td colspan="2">总分</td><td>100</td><td></td><td></td><td></td><td></td><td></td><td></td><td></td></tr>
</table>

【操作难点与技巧解析】

1. 操作难点

（1）规范、安全、顺利地完成操作是关键。

（2）眼膏使用过程中要防止污染。

（3）滴眼液与眼膏同时使用时，掌握顺序很重要。

（4）角膜溃疡、角膜裂伤等眼疾，涂药膏时勿给眼球施加压力。

（5）散瞳药和缩瞳药物滴入眼时，防止中毒症状发生。

（6）对于传染性眼病患者，注意消毒隔离，防止交叉感染。

（7）药物使用确保在有效期内。

2. 技巧解析

（1）使用眼膏时注意"三查十对"，注意询问有无过敏史。若双眼涂药膏，先涂健眼后涂患眼。

（2）注意药膏瓶口与眼睑的距离为 2cm 以上，避免触及睫毛或眼睑，以防污染。

（3）特殊眼病如角膜溃疡、角膜裂伤等，涂药膏时注意动作轻柔，切忌给眼球施加压力，导致伤口裂开或穿孔。

（4）对于散瞳药和缩瞳药，涂后用棉球紧压泪囊部，以免药物经泪道流入泪囊和鼻腔后经黏膜吸收而引起全身中毒反应。

（5）如有传染性眼病患者应实行药物隔离，用过的敷料应焚烧或按照医用垃圾处理。

（6）认真阅读药物使用说明，眼膏开启后 1 个月内有效。如发现药品变色，瓶身损坏则不能使用。

（7）滴眼液使用后应拧紧瓶盖，宜放置于阴凉避光处，避免阳光直射。

（8）为儿童涂药膏时注意动作轻柔，避免用力过大引起患儿不适，最好选择患儿熟睡之后进行。

第三节 泪道冲洗技术

【知识概述】

视频 2-3-1
泪道冲洗技术

泪道包括上下泪点、上下泪小管、泪总管、泪囊和鼻泪管。泪点、泪小管、泪总管管径窄细，位置表浅，易受炎症、外伤等因素影响发生阻塞。鼻泪管下端为解剖学狭窄段，易受鼻腔病变影响而发生阻塞。泪道冲洗技术是通过将液体注入泪道疏通其不同部位阻塞的操作技术，既可以作为诊断技术，又可以作为治疗方法。

泪点：为泪液引流的起点，位于上下睑缘内侧端圆形隆起，直径 0.2~0.3mm。

泪小管：连接泪点和泪囊的管道，总长度 10mm，从泪点开始后的 2mm，泪小管与睑缘垂直，然后呈一直角转向泪囊，长约 8mm，到达泪囊前，上下泪小管多先汇合成泪总管再进入泪囊。

泪囊：位于泪囊窝内，上端为盲端，下部移行为鼻泪管，长 10~12mm，宽 4~7mm。

鼻泪管：位于骨性鼻泪管中，上接泪囊，向下开口于下鼻道，全长 18mm。鼻泪管下端的开口有一半月形瓣膜，称为 Hasner 瓣，如出生后仍未关闭，容易发生新生儿泪囊炎。

【操作目的】

（1）内眼手术前常规清洁泪道，了解泪道有无炎症，预防术后感染。

（2）检查泪道是否通畅，确定堵塞部位，为泪道疾病诊断和治疗提供临床依据。

（3）治疗慢性泪囊炎。

（4）泪道手术后的冲洗，清除泪道分泌物，了解手术效果。

【适应证】

（1）内眼手术前常规检查。

（2）泪道手术前、后的常规冲洗。

（3）治疗慢性泪囊炎。

【禁忌证】

（1）不能配合冲洗的患者。

（2）急性泪囊炎。

【操作技术规范流程】

1. 评估

（1）评估环境是否清洁。

（2）评估患者眼部情况、全身情况、合作程度、病史及用药史。

（3）告知患者冲洗泪道的目的、方法及注意事项，以取得配合。

2. 操作前的准备

（1）操作人员准备：仪表端庄，服装、鞋、帽整洁、干净，操作前洗净双手，戴口罩。

（2）患者准备：成人取坐位或仰卧位。患儿取平卧位并有专人辅助配合，必要时应用约束带。

（3）物品准备：泪道冲洗专用椅、已消毒的泪点扩张器、专用泪道冲洗针、无菌棉签、表面麻醉剂、抗生素滴眼液、生理盐水、手部消毒液。

（4）环境要求与物品摆放标准：环境安静、整洁、光线充足，符合无菌操作要求。物品摆放合理，利于操作。

3. 操作过程（图 2-3-1）

（1）认真接待患者，态度和蔼，主动热情。

（2）核对医嘱，患者姓名、年龄、性别和眼别。

（3）协助患者摆好体位：取坐位或仰卧位，患儿取平卧位并有专人辅助配合。

（4）操作者先用棉签挤压泪囊区，排出泪囊内积液、脓液。

（5）滴表面麻醉剂于泪点处 2 次。

（6）遵医嘱抽吸冲洗液。

（7）患者取舒适体位，头部固定，向上注视。操作者右手持冲洗针，左手持棉签拉开下睑，暴露下泪点将针头垂直插入下泪点 1~2mm，然后转为水平方向向鼻侧进入泪小管内 3~5mm 并将冲洗液注入泪道，同时询问患者有无液体流入鼻腔或咽部，观察泪点处有无液体或分泌物反流以及分泌物的量、性质，观察推注时有无阻力，从而判断泪道是否通畅。

（8）冲洗完毕退出针头，滴抗生素滴眼液，用棉签拭干流出的液体及分泌物。

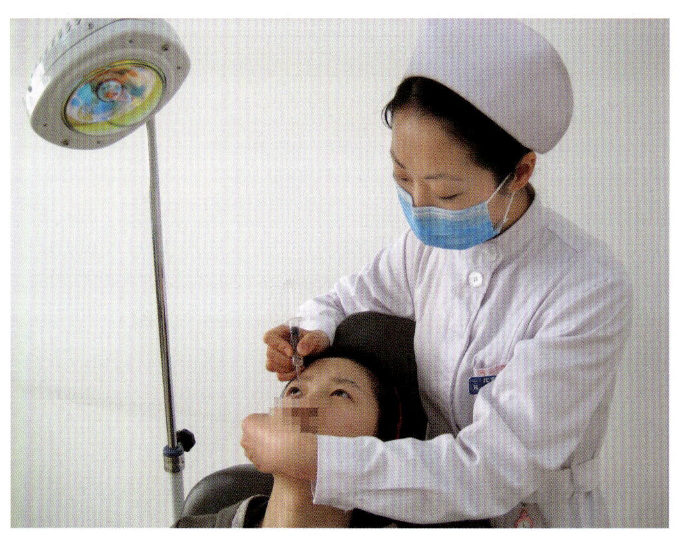

图 2-3-1　泪道冲洗技术

4. 操作后的处理

（1）整理用物，洗手。

（2）正确记录内容，签字。

5. 注意事项

（1）强调固定头部不动，特别是进行婴幼儿泪道冲洗时要有他人协助。

（2）泪点狭小者，先用泪点扩张器扩大后再进行冲洗。

（3）操作时动作要轻柔、准确，切忌损伤角膜、结膜、泪点和泪小管。进针遇有阻力时不可强行推进，以防损伤泪小管管壁。

6. 考核标准

科室：　　　　姓名：　　　　主考老师：　　　　考核日期：

项目		总分	技术操作要求	评分等级				实际得分	备注
				A	B	C	D		
仪表		5	仪表端庄，服装、鞋、帽整洁、干净	3	2	1	0		
			洗手、无长指甲	2	1	0	0		
评估		10	患者病情、合作程度及眼部情况	3	2	1	0		
			讲解泪道冲洗的目的及方法	4	3	2	1		
			与患者交流时态度和蔼、语言规范	3	2	1	0		
操作前的准备		10	物品齐全、放置合理	5	4	3	2		
			检查物品质量、标签、规格、有效期	5	4	3	2		
操作过程	安全与舒适度	10	环境整洁、安静、光线适宜	5	4	3	2		
			患者取坐位或仰卧位	5	4	3	2		
	泪道冲洗过程	35	核对医嘱、眼别	5	4	3	2		
			取用注射器、抽取药物无污染	5	4	3	2		
			擦除眼部分泌物，必要时将泪囊部脓液挤出	5	4	3	2		
			使用泪点扩张器方法正确	5	4	3	2		
			进针方法正确、动作轻柔	5	4	3	2		
			冲洗完毕，滴滴眼液方法正确	5	4	3	2		
			观察结果仔细、准确	5	4	3	2		
操作后的处理		10	用物处理方法正确	5	4	3	2		
			洗手	2	1	0	0		
			记录结果准确	3	2	1	0		
评价		20	对待患者态度和蔼、有耐心，操作过程中与患者有效沟通	5	4	3	2		
			操作过程无污染	5	4	3	2		
			操作熟练有序	5	4	3	2		
			用物处理方法正确	3	2	1	0		
			记录准确	2	1	0	0		
总分		100							

【操作难点与技巧解析】

1. 操作难点

（1）为患儿冲洗时，操作不当容易导致误吸。

（2）泪点狭小者，直接冲洗难度较大。

（3）操作不当易损伤角膜、结膜、泪点和泪小管。

（4）结果判断难度较大。

2. 技巧解析及结果判断

（1）正常通畅者，注入生理盐水时无阻力感，被检查者鼻或咽部有冲洗液流入。

（2）为患儿冲洗时，注意固定头部，采取头侧卧位，以免冲洗液误吸，引起呛咳或肺部炎症。

（3）操作前评估泪点，如泪点狭小，先使用泪点扩张器扩张泪点。

（4）操作要轻柔、准确，切忌暴力推注，以免损伤角膜、结膜、泪点和泪小管。

（5）冲洗过程注意仔细观察冲洗液注入情况，以便做出正确的结果描述。

（6）正确描述冲洗结果：①泪道正常：无阻力，液体顺利进入鼻咽部；②鼻泪管狭窄：下冲上返，通而不畅；③鼻泪管阻塞：下冲上返；④鼻泪管阻塞合并慢性泪囊炎：下冲上返，有脓性分泌物；⑤泪小管阻塞：下冲原返，上冲通畅；⑥泪小管吻合处阻塞：下冲上返。

【并发症与紧急处理】

（一）假道（眼睑皮肤水肿）

1. 原因

（1）操作者操作技术不熟练，进针过程中遇有阻力仍强行推进。

（2）患者精神紧张、恐惧，不能很好配合等。

（3）冲洗针头型号选择错误。

2. 临床表现

（1）眼睑肿胀，异物感等。

（2）患者产生焦虑、紧张、恐惧心理。

3. 紧急处理与护理重点

（1）严格执行无菌操作及“三查十对”制度。

（2）推注过程中若出现眼睑水肿、结膜下出血，应立即停止操作，同时做好耐心解释工作，以消除患者紧张、恐惧心理。

（3）轻度睑结膜出血可按压止血，并给予抗生素滴眼液或眼膏点眼，避免感染的发生。若出血严重，可告知医生并遵医嘱进一步处理。

（4）婴幼儿泪道冲洗时应有专人进行辅助，确保头部固定。冲洗过程中密切观察泪点及眼周变化，防止假道、泪点损伤等情况发生。

（二）睑结膜损伤

1. 原因

（1）操作者操作技术不熟练。

（2）患者精神紧张、恐惧，不能配合等。

（3）患者泪点异常，需进行泪点扩张，存在睑结膜损伤风险。

2. 临床表现

（1）可见泪点周围眼睑或结膜出血。

（2）眼红、眼痛、有异物感，处理不当有继发感染的风险。

3. 紧急处理与护理重点　同假道（眼睑皮肤水肿）的紧急处理与护理重点。

第四节　泪道探通技术

【知识概述】

同泪道冲洗技术。

视频 2-4-1
婴幼儿泪道
探通技术

【操作目的】

通过泪道探通技术治疗泪道阻塞。

【适应证】

（1）部分泪道阻塞的患者。

（2）先天性泪道阻塞。

（3）新生儿泪囊炎。

【禁忌证】

（1）绝对禁忌证：①急性泪囊炎；②伴有严重结膜炎症的慢性泪囊炎患者。

（2）相对禁忌证：①泪道冲洗时有大量脓性分泌物外溢者；②怀疑泪道肿瘤者。

【操作技术规范流程】

1. 评估

（1）评估环境是否清洁。

（2）评估患者眼部情况、全身情况、合作程度、病史及用药史。

（3）告知患者泪道探通的目的及方法，以取得配合。

2. 操作前的准备

（1）操作人员准备：仪表端庄，服装、鞋、帽整洁、干净，操作前洗净双手，戴口罩。

（2）患者准备：成人采取半坐位，头向后仰。患儿取仰卧位且有家长或医护人员配合约束。

（3）物品准备：泪道冲洗专用椅、泪点扩张器、专用泪道冲洗针、探针、无菌棉签、无菌棉球、表面麻醉剂、抗生素滴眼液、生理盐水、手部消毒液。

（4）环境要求与物品摆放标准：环境安静、整洁、光线充足，符合无菌操作要求。物品摆放合理，利于操作。

3. 操作过程（图 2-4-1）

（1）认真接待患者，态度和蔼，主动热情。

（2）核对医嘱，患者姓名、年龄、性别和眼别。

（3）协助患者摆好体位：取坐位或仰卧位，患儿取平卧位并有专人辅助配合。

（4）操作者先用棉签挤压泪囊部，排出泪囊内的积液、脓液。

（5）滴表面麻醉剂于泪点处 2 次。

（6）遵医嘱抽吸冲洗液。

（7）患者取舒适体位，头部固定，向上注视，操作者按照泪道冲洗操作流程先进行泪道冲洗。

（8）取合适的探针自下泪点进针，伸入后水平转向鼻侧，进入泪小管内，在到达鼻侧骨壁时，以探针头端为支点迅速竖起转 90°，向下并稍向后外方顺鼻泪管缓缓插入。

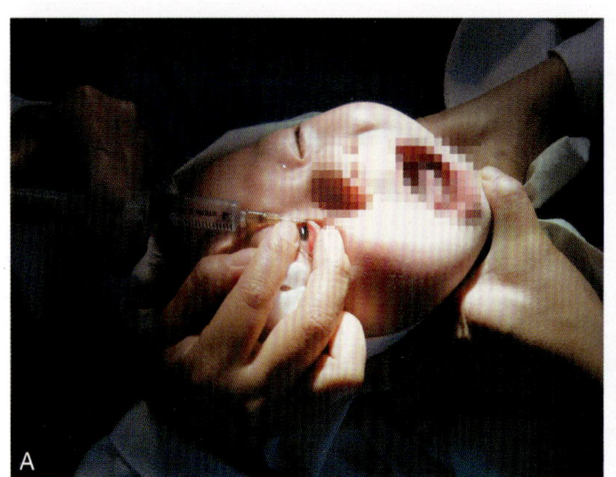

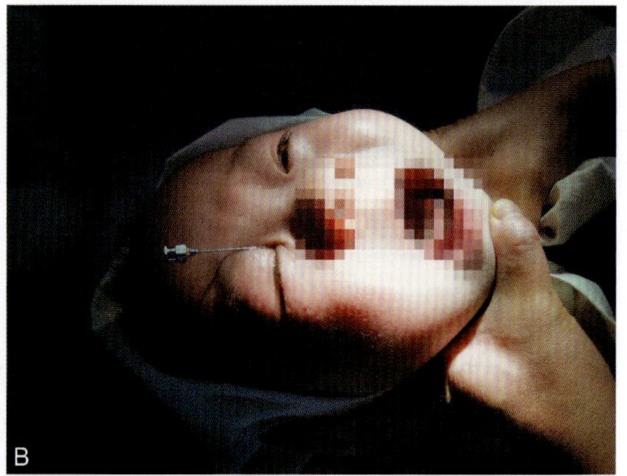

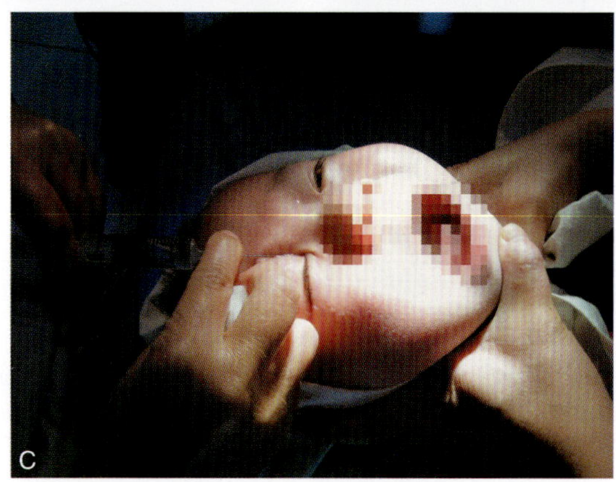

图 2-4-1　泪道探通技术

A. 泪道冲洗；B. 探针探入泪小管；C. 连接注射器，注入生理盐水。

（9）探针连接注射器，注入生理盐水进行冲洗，如探通成功则冲洗通畅，留置20分钟后拔出。

（10）拔探针时，用手指压住泪囊部，然后敏捷地拔出探针，用抗生素滴眼液滴眼。

4. 操作后的处理

（1）整理用物，洗手。

（2）正确记录内容、复诊时间，签字。

5. 注意事项

（1）探针进入泪道后遇有阻力时，切忌强行推进，以防假道或泪道损伤。

（2）探通后冲洗泪道时如果眼睑及面颊随之隆起，则有假道形成，应立即停止操作，及时给予抗炎治疗。

6. 考核标准

科室： 姓名： 主考老师： 考核日期：

项目		总分	技术操作要求	评分等级				实际得分	备注
				A	B	C	D		
仪表		5	仪表端庄，服装、鞋、帽整洁、干净 洗手，无长指甲	3 2	2 1	1 0	0 0		
评估		10	患者病情、合作程度及眼部情况 讲解泪道探通的目的及方法 与患者交流时态度和蔼、语言规范	3 4 3	2 3 2	1 2 1	0 1 0		
操作前的准备		10	物品齐全、放置合理 检查物品质量、标签、规格、有效期	5 5	4 4	3 3	2 2		
操作过程	安全与舒适度	10	环境整洁，安静，光线适宜 患者取仰卧位或坐位头稍向后仰	5 5	4 4	3 3	2 2		
	泪道探通操作过程	35	核对医嘱、姓名、眼别 取用注射器、抽取药物无污染 擦除眼部分泌物、将泪囊部脓液或黏液挤出 使用泪点扩张器方法正确 进针方法正确、动作轻柔 连接注射器冲洗方法正确且留置时间适宜 告知患者注意事项	5 5 5 5 5 5 5	4 4 4 4 4 4 4	3 3 3 3 3 3 3	2 2 2 2 2 2 2		
操作后的处理		10	用物处理方法正确 洗手 记录结果准确	5 2 3	4 1 2	3 0 1	2 0 0		

续表

项目	总分	技术操作要求	评分等级				实际得分	备注
			A	B	C	D		
评价	20	对待患者态度和蔼、有耐心，操作过程中与患者有效沟通	5	4	3	2		
		操作过程无污染	5	4	3	2		
		操作熟练有序	5	4	3	2		
		用物处理方法正确	5	4	3	2		
		记录准确，告知患者注意事项	5	4	3	2		
总分	100							

【操作难点与技巧解析】

1. 操作难点

（1）探针进入泪道后会遇到阻力，此时操作非常关键。

（2）探通后冲洗泪道时如果眼睑及面颊也随之隆起，则有假道形成。

（3）患儿冲洗时应采取头侧位，必须将头部妥善固定，家长与医护人员配合至关重要。

2. 技巧解析

（1）探针进入泪道后遇到阻力时，切不可猛力强行推进，以防假道形成。

（2）探通后冲洗泪道时，要密切观察眼睑及面颊情况，如出现隆起，表明假道形成，应停止冲洗，及时给予抗炎治疗。

（3）为患儿冲洗时应采取头侧位，头部固定至关重要，此时家长与医护人员共同配合，给予患儿最佳体位，即按住患儿的手及全身，以免冲洗时患儿误吸冲洗液，造成呛咳、肺部炎症或眼部受伤。

第五节　泪道 CT 造影技术

【知识概述】

CT（computed tomography）即电子计算机断层扫描，是利用精确准直的 X 线束、γ 射线、超声波等，与灵敏度极高的探测器一同围绕人体的某一部位进行一个接一个的断面扫描，具有扫描时间快、图像清晰等特点，可用于多种疾病的检查。

【操作目的】

进一步明确泪道狭窄或阻塞的部位和泪囊的形态、大小,为治疗及手术提供依据。

【适应证】

(1)了解泪道解剖形态。

(2)了解泪囊大小、泪道阻塞部位。

(3)为手术方式提供准确依据。

【禁忌证】

无。

【操作技术规范流程】

1. 评估

(1)评估环境是否清洁。

(2)评估患者眼部情况、全身情况、合作程度、病史及用药史。

(3)告知患者泪道 CT 造影技术的目的、方法以及相关注意事项,以取得配合。

2. 操作前的准备

(1)操作人员准备:仪表端庄,服装、鞋、帽整洁、干净,操作前洗净双手,戴口罩。

(2)患者准备:取坐位,头稍向后仰。患儿取平卧位并有专人辅助配合,必要时应用约束带。

(3)物品准备:泪道冲洗专用椅、表面麻醉剂、泪道冲洗注射器、泪点扩张器、无菌棉签、造影剂(碘海醇注射液)。

(4)环境要求与物品摆放标准:环境安静、整洁、光线充足,符合无菌操作要求。物品摆放合理,利于操作。

3. 操作过程

(1)认真接待患者,态度和蔼,主动热情。

(2)核对医嘱,患者姓名、年龄、性别和眼别。

(3)协助患者摆好体位:取坐位,患儿取平卧位并有专人辅助配合,必要时应用约束带。

(4)操作者先用棉签挤压泪囊部,排出泪囊内积液、脓液。

(5)滴表面麻醉剂于泪点处,并按照泪道冲洗技术规范流程进行泪道冲洗。

(6)将已抽取造影剂的注射器由下泪点注入造影剂 0.3~0.5mL,在 CT 申请单上注明注入时间并签字。

(7)注入造影剂后嘱患者立即行 CT 摄片。

4. 操作后的处理

(1)整理用物,洗手。

（2）正确记录内容，签字。

5. 注意事项

（1）注入造影剂前应充分进行泪道冲洗并挤压泪囊部，尽量将泪囊内容物完全排出。

（2）造影剂注入过程中不要施加外力，施加外力反映的不是生理状况。

（3）注意操作过程中造影剂不应从泪点溢出，嘱患者不要使劲挤眼、揉眼，这样会影响摄片效果。

6. 考核标准

科室：　　　　　　姓名：　　　　　　主考老师：　　　　　　考核日期：

项目		总分	技术操作要求	评分等级 A	B	C	D	实际得分	备注
仪表		5	仪表端庄，服装、鞋、帽整洁、干净 洗手，无长指甲	3 2	2 1	1 0	0 0		
评估		10	患者病情、配合程度及眼部情况 讲解泪道 CT 造影的目的及方法 与患者交流时态度和蔼，语言规范	3 4 3	2 3 2	1 2 1	0 1 0		
操作前的准备		10	物品齐全，放置合理 检查物品质量、标签、规格、有效期	5 5	4 4	3 3	2 2		
操作过程	安全与舒适度	10	环境整洁、安静、光线适宜 患者取坐位	5 5	4 4	3 3	2 2		
	泪道CT造影过程	35	核对医嘱、申请单、姓名、眼别 指导患者去影像科登记处 讲解检查时配合注意事项 协助患者摆好体位 注入造影剂方法正确 检查完毕告知患者注意事项 告知取片时间	5 5 5 5 5 5 5	4 4 4 4 4 4 4	3 3 3 3 3 3 3	2 2 2 2 2 2 2		
操作后的处理		10	用物处理方法正确 洗手 记录结果准确	5 2 3	4 1 2	3 0 1	2 0 0		
评价		20	对待患者态度和蔼，有耐心，操作过程中与患者有效沟通 操作过程无污染、熟练、准确、有序 用物处理方法正确 告知患者注意事项	5 5 5 5	4 4 4 4	3 3 3 3	2 2 2 2		
总分		100							

 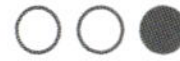

【操作难点与技巧解析】

1. 操作难点

（1）泪囊部被造影剂填满，才能达到最佳显影效果。

（2）注入造影剂时，若需要加压才能注入，往往反映的不是生理状况。

（3）造影剂不应自泪点溢出，以免影响摄片效果。

2. 技巧解析

（1）为保证 CT 效果，在注入造影剂前一定要充分挤压泪囊部并进行充分泪道冲洗，最大限度将泪囊内容物全部冲出。

（2）若泪道狭窄，推注造影剂则有阻力感，可缓慢推注，确保药液能够充满泪道和泪囊。

（3）对于泪点较大的情况，注入造影剂时可用右手推注，同时用左手压住泪点部分，尽量避免从泪点处溢出。

第六节　结膜囊冲洗技术

【知识概述】

结膜是一层菲薄而透明的黏膜，覆盖于眼睑后面和眼球前面，按其部位可分为眼睑结膜、球结膜和穹隆部结膜三部分，由结膜形成的囊间隙称为结膜囊。结膜囊冲洗技术是指用冲洗液（常用生理盐水）冲洗结膜囊，清除结膜囊、角膜表面的异物、化学物质、脓性分泌物等，防止角膜损伤和眼内感染的发生。

视频 2-6-1
结膜囊冲洗

【操作目的】

（1）手术前清洁眼部，预防术后感染的发生。

（2）减轻化学物质对眼部的损害。

【适应证】

（1）结膜囊内有大量分泌物、粉尘异物及颗粒异物等。

（2）眼部酸、碱化学烧伤等。

（3）眼部手术前的常规准备。

【禁忌证】

（1）婴幼儿或不能配合者，可在全身麻醉后再进行冲洗。

（2）眼球穿通伤和较深角膜溃疡者慎用。

【操作技术规范流程】

1. 评估

（1）评估环境是否清洁。

（2）评估患者眼部、结膜囊情况及合作程度。

（3）告知患者冲洗结膜囊的目的及方法，以取得其配合。

2. 操作前的准备

（1）操作人员准备：仪表端庄，服装整齐、干净，修剪指甲，操作前洗净双手，戴口罩。

（2）患者准备：取坐位，头稍向后仰或仰卧位。

（3）物品准备：表面麻醉剂、一次性输液器（或输血器）、受水器、垫巾、无菌棉签、抗生素滴眼液、生理盐水或冲洗液、手部消毒液。

（4）环境要求与物品摆放标准：环境安静、整洁、光线充足，符合无菌操作要求。物品摆放合理，利于操作。

3. 操作过程（图 2-6-1）

（1）认真接待患者，态度和蔼，主动热情。

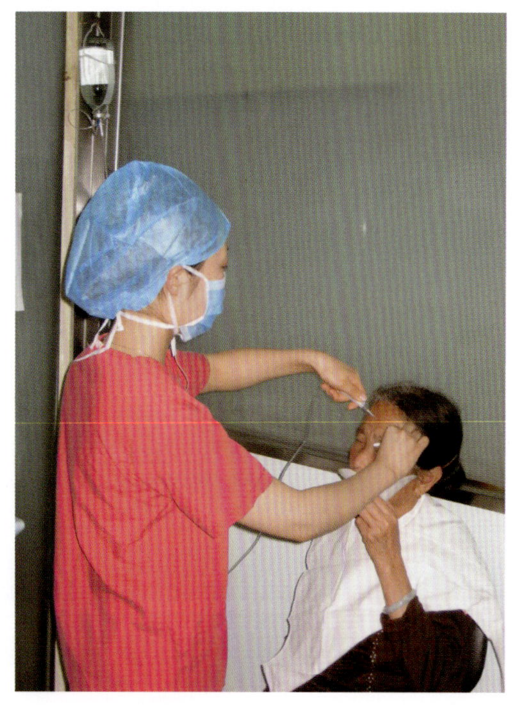

图 2-6-1 结膜囊冲洗技术

（2）核对医嘱，患者姓名、年龄、性别和眼别。

（3）协助患者摆好体位，取坐位或仰卧位，患儿取平卧位并有专人辅助配合。

（4）滴表面麻醉剂 1~2 滴，将垫巾对角相折，铺于患者患眼侧肩部，头部稍向冲洗侧倾斜，将受水器紧贴在冲洗眼一侧的面颊部或颞部，患者自持受水器。

（5）嘱患者轻闭双眼，操作者先冲洗颜面部，用右手分开患者上、下睑，左手持洗眼装置并保持头端距眼球 3~4cm，嘱患者睁大眼睛，并向上、下、左、右各方向转动眼球，确保结膜囊内各部分冲洗彻底，同时将洗眼装置头端由近至远变换距离以增大水的冲力。

（6）冲洗完毕，用无菌棉签擦净眼睑及面部残余的冲洗液，取下的受水器置于84消毒液浸泡桶内，眼内滴入抗生素滴眼液1~2滴。

4. 操作后的处理

（1）整理用物，洗手。

（2）告知患者注意事项。

（3）正确记录内容，签字。

5. 注意事项

（1）洗眼时，要防止洗眼装置头端触及眼睑、睫毛，若疑似污染或确认污染，应及时更换洗眼装置。

（2）眼外伤如角膜裂伤或眼球穿通伤以及角膜溃疡患者，冲洗时注意不能直接冲于伤口或角膜上，也不可施加压力，以防眼内容物脱出。

（3）角膜极为敏感，冲洗时切忌将水流直接冲于角膜上，以免造成严重不适。

（4）对于传染性眼病患者冲洗时注意物品专人专用，彻底消毒。

（5）冲洗液应保持适宜温度，一般以35~40℃为宜，冲洗量一次不少于250mL，对于酸、碱烧伤患者依据其浓度和严重程度，给予大量、反复冲洗。

（6）对怀疑有传染病的患者，应做好自我防护，必要时可佩戴护目镜或面罩，避免造成职业暴露。

6. 考核标准

科室：　　　　姓名：　　　　主考老师：　　　　考核日期：

项目		总分	技术操作要求	评分等级				实际得分	备注
				A	B	C	D		
仪表		5	仪表端庄，服装、鞋、帽整洁、干净 洗手，无长指甲	3 2	2 1	1 0	0 0		
评估		10	患者病情、配合程度及眼部情况 讲解结膜囊冲洗的目的及方法 与患者交流时态度和蔼，语言规范	3 4 3	2 3 2	1 2 1	0 1 0		
操作前的准备		10	物品齐全、放置合理 检查物品质量、标签、规格、有效期	5 5	4 4	3 3	2 2		
操作过程	安全与舒适度	10	环境整洁、安静、光线适宜 患者取坐位或仰卧位	5 5	4 4	3 3	2 2		

续表

<table>
<tr><th colspan="2" rowspan="2">项目</th><th rowspan="2">总分</th><th rowspan="2">技术操作要求</th><th colspan="4">评分等级</th><th rowspan="2">实际得分</th><th rowspan="2">备注</th></tr>
<tr><th>A</th><th>B</th><th>C</th><th>D</th></tr>
<tr><td rowspan="10">操作过程</td><td rowspan="10">结膜囊冲洗过程</td><td rowspan="10">35</td><td>核对医嘱、姓名、眼别</td><td>5</td><td>4</td><td>3</td><td>2</td><td rowspan="10"></td><td rowspan="10"></td></tr>
<tr><td>滴用麻醉剂正确</td><td>5</td><td>4</td><td>3</td><td>2</td></tr>
<tr><td>使用垫巾铺法正确</td><td>2</td><td>1</td><td>0</td><td>0</td></tr>
<tr><td>分开眼睑方法正确</td><td>3</td><td>2</td><td>1</td><td>0</td></tr>
<tr><td>冲洗顺序正确，动作轻柔</td><td>5</td><td>4</td><td>3</td><td>2</td></tr>
<tr><td>冲洗过程无污染</td><td>5</td><td>4</td><td>3</td><td>2</td></tr>
<tr><td>洗眼装置距眼部距离合格</td><td>2</td><td>1</td><td>0</td><td>0</td></tr>
<tr><td>冲洗完毕擦净眼睑及面颊部液体</td><td>3</td><td>2</td><td>1</td><td>0</td></tr>
<tr><td>眼内滴入抗生素滴眼液</td><td>2</td><td>1</td><td>0</td><td>0</td></tr>
<tr><td>告知患者注意事项</td><td>3</td><td>2</td><td>1</td><td>0</td></tr>
<tr><td colspan="2" rowspan="3">操作后的处理</td><td rowspan="3">10</td><td>用物处理方法正确</td><td>5</td><td>4</td><td>3</td><td>2</td><td rowspan="3"></td><td rowspan="3"></td></tr>
<tr><td>洗手</td><td>2</td><td>1</td><td>0</td><td>0</td></tr>
<tr><td>安置患者</td><td>3</td><td>2</td><td>1</td><td>0</td></tr>
<tr><td colspan="2" rowspan="4">评价</td><td rowspan="4">20</td><td>对待患者态度和蔼，有耐心，操作过程中与患者有效沟通</td><td>5</td><td>4</td><td>3</td><td>2</td><td rowspan="4"></td><td rowspan="4"></td></tr>
<tr><td>操作过程无污染、熟练、准确、有序</td><td>5</td><td>4</td><td>3</td><td>2</td></tr>
<tr><td>用物处理方法正确</td><td>5</td><td>4</td><td>3</td><td>2</td></tr>
<tr><td>告知患者注意事项</td><td>5</td><td>4</td><td>3</td><td>2</td></tr>
<tr><td colspan="2">总分</td><td>100</td><td></td><td></td><td></td><td></td><td></td><td></td><td></td></tr>
</table>

【操作难点与技巧解析】

1. 操作难点

（1）角膜极为敏感，冲洗不当会引起不适。

（2）集中批量冲洗时，易导致物品污染。

（3）翻转上、下睑比较困难。

（4）角膜溃疡或角膜裂伤的眼球，清洗时操作不当易引起眼内容物脱出甚至眼球穿孔。

（5）冲洗液量大或冲力过大时，易造成冲洗液溅入患者健眼或医务人员眼内。

2. 技巧解析

（1）做好健康宣教，缓解患者的紧张情绪，提高其配合程度。冲洗时，冲洗液切忌直接冲于角膜上。冲洗液应保持适宜温度，一般以35~40℃为宜，一次冲洗量不少于250mL。

（2）集中冲洗时，严格无菌操作和规范操作流程，疑有污染，及时更换物品。如果是手术前的集中冲洗，冲洗装置可每4小时更换一次。

（3）翻转下睑可使用棉签下拉下睑即可充分暴露下睑结膜。翻转上睑则需要用拇指和示指捏住上睑近睑缘端，轻轻提起，同时嘱患者眼睛向下看，然后拇指向上方旋转，示指向下方旋转做翻转的动作，暴露上睑结膜。

（4）对角膜裂伤或角膜溃疡的眼球，操作者注意动作轻柔，冲洗时勿施加压力，以防眼内容脱出。

（5）如化学物质烧伤需结膜囊冲洗，冲洗液量应增加，冲力应加大，尽可能冲净结膜囊内的化学物质。

（6）对怀疑有传染病的患者，应做好自我防护，必要时可佩戴护目镜或面罩，避免造成职业暴露。

第七节　结膜结石剔除技术

【知识概述】

结膜结石是在眼睑结膜表面出现的黄白色凝结物，由脱落的上皮细胞和变性白细胞凝固而成。如结石突出于结膜表面引起异物感，摩擦角膜时，可行结膜结石剔除术。

视频 2-7-1
结膜结石剔除技术

【操作目的】

剔除结膜结石，减轻患者眼部不适感，避免引起角膜擦伤。

【适应证】

眼睑结膜结石突出于结膜表面，容易引起角膜擦伤的患者。

【禁忌证】

急性结膜炎患者。

【操作技术规范流程】

1. 评估

（1）评估操作环境是否清洁、安全、舒适，治疗物品是否摆放整齐有序。

（2）评估患者眼部情况、有无凝血机制障碍性疾病及合作程度。

（3）告知患者剔除结石的目的、方法及注意事项，以取得其配合。

2. 操作前的准备

（1）操作人员准备：仪表端庄，服装整齐、干净，修剪指甲，操作前洗净双手，戴口罩。

(2) 患者准备：取仰卧位。

(3) 物品准备：表面麻醉剂、眼睑拉钩、1mL 一次性注射器或消毒尖刀、无菌棉签、无菌眼垫、抗生素滴眼液或眼膏、手部消毒液。

(4) 环境要求与物品摆放标准：环境安静、整洁、光线充足，符合无菌操作要求。物品摆放合理，利于操作。

3. 操作过程（图 2-7-1）

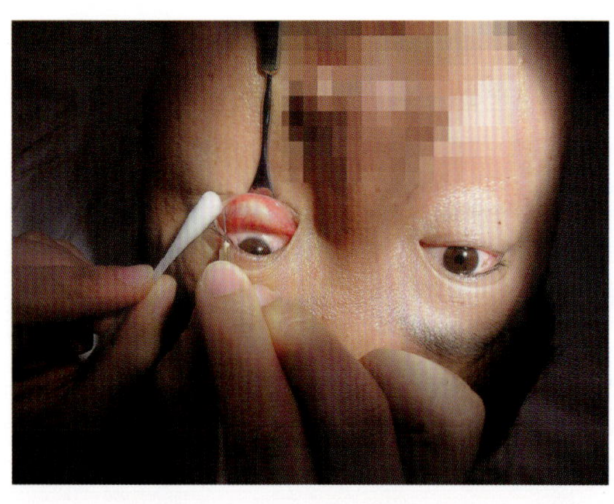

图 2-7-1 结膜结石剔除技术

(1) 认真接待患者，态度和蔼，主动热情。

(2) 核对医嘱，患者姓名、年龄、性别和眼别。

(3) 协助患者取仰卧位。

(4) 滴表面麻醉剂 2 次，嘱患者轻轻闭眼 2~3 分钟。

(5) 操作者左手持眼睑拉钩，右手持棉签，翻转上睑或下睑，充分暴露眼睑结膜面。

(6) 嘱患者向手术眼睑相反方向注视，右手以尖刀刀尖或注射器针头剔除突出结膜面的结石。

(7) 操作完毕，滴抗生素滴眼液或涂抗生素眼膏，用无菌眼垫遮盖，并让患者用手掌压迫 5 分钟。

(8) 告知患者注意事项：①对于未突出结膜表面的结石可不必处理；②操作时尖刀斜面向上，纵行挑开结膜上的结石，以减少出血；③结石多而成堆时，只剔除大而突出的，且不可一次取净，尽量减少对结膜的损伤。

4. 操作后的处理

(1) 整理用物，洗手。

(2) 正确记录内容，签字。

5. 注意事项

(1) 对于未突出结膜表面的结石不必处理。

(2) 操作过程中注意尖刀片斜面向上，纵行挑开结膜上的结石，以减少对结膜血管的损伤，减少出血。

(3) 结膜结石多且成堆时，只剔除大而突出的，且不要一次取净，尽量减少对结膜的损害。

6. 考核标准

科室：　　　　姓名：　　　　主考老师：　　　　考核日期：

<table>
<tr><th rowspan="2" colspan="2">项目</th><th rowspan="2">总分</th><th rowspan="2">技术操作要求</th><th colspan="4">评分等级</th><th rowspan="2">实际得分</th><th rowspan="2">备注</th></tr>
<tr><th>A</th><th>B</th><th>C</th><th>D</th></tr>
<tr><td colspan="2">仪表</td><td>5</td><td>仪表端庄，服装、鞋、帽整洁、干净
洗手、无长指甲</td><td>3
2</td><td>2
1</td><td>1
0</td><td>0
0</td><td></td><td></td></tr>
<tr><td colspan="2">评估</td><td>10</td><td>患者病情、配合程度及眼部情况
讲解结膜结石剔除的目的及方法
与患者交流时态度和蔼、语言规范</td><td>3
4
3</td><td>2
3
2</td><td>1
2
1</td><td>0
1
0</td><td></td><td></td></tr>
<tr><td colspan="2">操作前的准备</td><td>10</td><td>物品齐全、放置合理
检查物品质量、标签、规格、有效期</td><td>5
5</td><td>4
4</td><td>3
3</td><td>2
2</td><td></td><td></td></tr>
<tr><td rowspan="2">操作过程</td><td>安全与舒适度</td><td>10</td><td>环境整洁、安静、光线适宜
患者取仰卧位</td><td>5
5</td><td>4
4</td><td>3
3</td><td>2
2</td><td></td><td></td></tr>
<tr><td>结膜结石剔除过程</td><td>35</td><td>核对医嘱、姓名、眼别
滴用麻醉剂正确
翻开眼睑方法正确
剔除结石方法正确
动作轻柔，患者无明显不适
抗生素滴眼液或眼膏使用方法正确，遮盖眼垫正确
告知患者注意事项</td><td>5
5
5
5
5
5

5</td><td>4
4
4
4
4
4

4</td><td>3
3
3
3
3
3

3</td><td>2
2
2
2
2
2

2</td><td></td><td></td></tr>
<tr><td colspan="2">操作后的处理</td><td>10</td><td>用物处理方法正确
洗手
安置患者</td><td>5
2
3</td><td>4
1
2</td><td>3
0
1</td><td>2
0
0</td><td></td><td></td></tr>
<tr><td colspan="2">评价</td><td>20</td><td>对待患者态度和蔼，有耐心，操作过程中与患者有效沟通
操作过程无污染、熟练、准确、有序
用物处理方法正确
告知患者注意事项</td><td>5

5
5
5</td><td>4

4
4
4</td><td>3

3
3
3</td><td>2

2
2
2</td><td></td><td></td></tr>
<tr><td colspan="2">总分</td><td>100</td><td></td><td></td><td></td><td></td><td></td><td></td><td></td></tr>
</table>

【操作难点与技巧解析】

1. 操作难点

（1）表面麻醉剂使用不充分，造成患者精神紧张、疼痛。

（2）剔除结石时挑破结膜血管，易引起出血。

（3）刀尖或针尖使用不当或患者不能配合，可导致睑板、结膜，甚至角膜损伤，引起不良后果。

2. 技巧解析

（1）操作前滴表面麻醉剂 2 次，每次间隔 5 分钟及以上，护理人员热情接待患者，详细介绍治疗目的、方法和配合注意事项，消除患者顾虑和紧张、恐惧心理，进一步提高患者配合程度。

（2）剔除结石时动作轻柔，针头或刀尖斜面向上，纵行挑开结膜，尽量避开血管丰富处的结膜，结石多而成堆时，只剔除大而突出的，且不可一次取净，以减少出血和对结膜的损伤。

（3）操作中密切关注患者眼球运动方向，务必针头或刀尖斜面向上，避免损伤睑板、结膜、角膜。

（4）出血较多时停止操作，用无菌棉签按压止血，不再进行此处取石操作。取结石后嘱患者用手掌稍用力按压 3~5 分钟，压迫止血。对于糖尿病患者或在月经期的患者以及凝血机制障碍者适当延长按压时间。

（5）操作完毕，嘱患者勿揉眼，以防引起角膜上皮擦伤。

第八节 眼球表面异物取出技术

一、角膜异物取出技术

【知识概述】

角膜是眼球最外层前 1/6 的透明部分，由于其位于眼球前部，受伤机会多。以透明、代谢缓慢、知觉敏感、无血管为特征。存留于角膜表层或嵌入角膜中的异物称为角膜异物。角膜异物取出术就是将角膜异物剔除的方法。

【操作目的】

剔除角膜表层和深层内的各种性质的异物。

【适应证】

角膜表层和深层内存在各种性质的异物。

【禁忌证】

（1）异物达到角膜实质层甚至前房者。

（2）婴幼儿不配合者，不可强行剔除，须全麻后进行。

【操作技术规范流程】

1. 评估

（1）评估操作环境是否清洁、安全、舒适，治疗物品是否摆放整齐有序。

（2）评估患者眼部情况，包括角膜情况和异物性质，以及患者合作程度。

（3）告知患者角膜异物取出术的目的、方法及注意事项，以取得其配合。

2. 操作前的准备

（1）操作人员准备：仪表端庄，服装整齐、干净，操作前用七步洗手法洗净双手，戴口罩。

（2）患者准备：仰卧位，头部固定不动，婴幼儿有专人辅助固定头位。

（3）物品准备：表面麻醉剂、4.5号针头、无菌镊、无菌生理盐水、无菌棉签、无菌眼垫、抗生素眼膏、开睑器。

（4）环境要求与物品摆放标准：环境光线充足，床头设有无影灯，治疗物品摆放整齐有序。

3. 操作过程（图2-8-1）

（1）认真接待患者，态度和蔼，主动热情。

（2）核对医嘱，患者姓名、年龄、性别和眼别。

（3）协助患者取仰卧位，对于患儿，指导或请另一名护士帮助患儿家长约束患儿，确保操作安全。

（4）滴表面麻醉剂2次，每次间隔5分钟及以上，嘱患者轻轻闭眼2~3分钟。

（5）在良好照明条件下，用手指或开睑器拉开上、下睑，嘱患者注视一个固定方向不动。

（6）附着于角膜表面的异物可用生理盐水冲出，或用无菌棉签蘸生理盐水轻轻擦除，擦除不掉者可用4.5号针头自下向上将其剔除。如留有锈环尽量一并剔除。

（7）多发性角膜浅层异物，如爆炸伤有大量粉末异物嵌入角膜基质层，可分期取出，避免损伤角膜。

（8）木刺类植物异物可用无菌镊夹出或用针头剔除。

（9）深层异物应在手术室显微镜下进行，必要时切开角膜。铁性异物可用磁铁吸出。

（10）剔除完毕，涂抗生素眼膏或遵医嘱用药，用眼垫遮盖并告知患者注意事项。

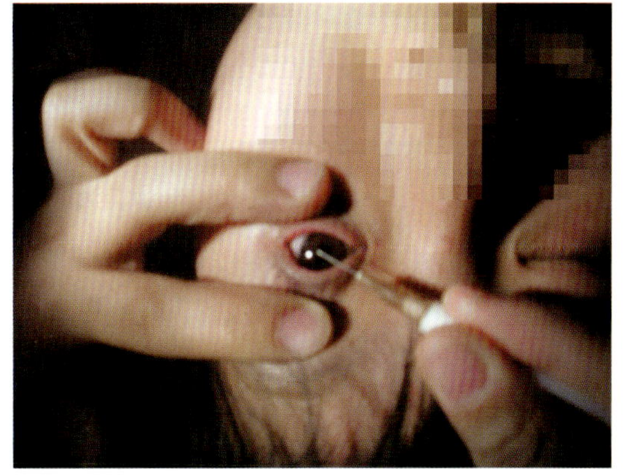

图2-8-1　角膜异物取出技术

4. 操作后的处理

（1）整理用物，洗手。

（2）正确记录内容，取出的异物按照医嘱要求贴于病历上并签字。

5. 注意事项

（1）严格无菌操作，杜绝感染的发生。

（2）异物或锈环在角膜深层不宜强取，尽量减少对角膜组织的破坏，可叮嘱患者 3~4 天后再取出。

（3）当日进入眼内的铁质异物应尽量取净，否则次日便会留有锈环，取出难度较大。

6. 考核标准

科室：　　　　姓名：　　　　主考老师：　　　　考核日期：

<table>
<tr><th colspan="2" rowspan="2">项目</th><th rowspan="2">总分</th><th rowspan="2">技术操作要求</th><th colspan="4">评分等级</th><th rowspan="2">实际得分</th><th rowspan="2">备注</th></tr>
<tr><th>A</th><th>B</th><th>C</th><th>D</th></tr>
<tr><td colspan="2">仪表</td><td>5</td><td>仪表端庄，服装、鞋、帽整洁干净
洗手，无长指甲</td><td>3
2</td><td>2
1</td><td>1
0</td><td>0
0</td><td></td><td></td></tr>
<tr><td colspan="2">评估</td><td>10</td><td>患者病情、配合程度及眼部情况
讲解角膜异物取出的目的及方法
与患者交流时态度和蔼，语言规范</td><td>3
4
3</td><td>2
3
2</td><td>1
2
1</td><td>0
1
0</td><td></td><td></td></tr>
<tr><td colspan="2">操作前的准备</td><td>10</td><td>物品齐全，放置合理
检查物品质量、标签、规格、有效期</td><td>5
5</td><td>4
4</td><td>3
3</td><td>2
2</td><td></td><td></td></tr>
<tr><td rowspan="2">操作过程</td><td>安全与舒适度</td><td>10</td><td>环境整洁、安静、光线适宜
患者取仰卧位</td><td>5
5</td><td>4
4</td><td>3
3</td><td>2
2</td><td></td><td></td></tr>
<tr><td>角膜异物取出过程</td><td>35</td><td>核对医嘱、姓名、眼别
滴用麻醉剂正确
分开眼睑方法正确或使用开睑器正确
异物取出方法正确
动作轻柔，患者无明显不适
抗生素滴眼液或眼膏使用方法正确，遮盖眼垫正确
告知患者注意事项</td><td>5
5
5
5
5
5
5</td><td>4
4
4
4
4
4
4</td><td>3
3
3
3
3
3
3</td><td>2
2
2
2
2
2
2</td><td></td><td></td></tr>
<tr><td colspan="2">操作后的处理</td><td>10</td><td>用物处理方法正确
洗手
安置患者</td><td>5
2
3</td><td>4
1
2</td><td>3
0
1</td><td>2
0
0</td><td></td><td></td></tr>
<tr><td colspan="2">评价</td><td>20</td><td>对待患者态度和蔼，有耐心，操作过程中与患者有效沟通
操作过程无污染、熟练、准确、有序
用物处理方法正确
告知患者注意事项</td><td>5
5
5
5</td><td>4
4
4
4</td><td>3
3
3
3</td><td>2
2
2
2</td><td></td><td></td></tr>
<tr><td colspan="2">总分</td><td>100</td><td></td><td></td><td></td><td></td><td></td><td></td><td></td></tr>
</table>

【操作难点与技巧解析】

1. 操作难点

（1）确定异物的性质和深度很重要，关系到怎样取、到哪里取以及对角膜损伤的程度。

（2）多发性角膜浅层异物取出时，注意按照深度、数量分批取出。

2. 技巧解析

（1）如果异物嵌在角膜深层，且角膜后弹力层已经破裂，应注意异物是否已深入前房，若已经进入前房则须按照手术室要求处理。

（2）当天进入眼内的铁质异物应尽量取净，否则次日会留有锈环，取出较难。

（3）若异物或锈环在角膜深层则不宜强取，以减少对角膜组织的破坏，如留有锈环，可在 3~4 天后待周围组织软化，能更易取出。

（4）多发性角膜浅层异物患者冲洗时要特别注意上穹隆部，避免留存任何异物。

（5）较小的异物需在裂隙灯或显微镜下操作，取出时针头与角膜成 45°，斜面向上，针尖略向下方，将针尖插入铁屑下轻轻挑出，周围铁锈也应刮除干净，同时注意防止患者眼球突然转动，刺伤眼球。用生理盐水冲洗角膜，避免角膜表面干燥，保持透明。

（6）异物剔除后第一天需复诊，检查有无异物残留，角膜伤口有无感染。若怀疑感染，应按铜绿假单胞菌角膜溃疡处理，立即送细菌培养并做药敏试验。

二、结膜异物取出技术

【知识概述】

细小的异物，如灰尘、煤灰、小昆虫、睫毛及其他异物可随着风吹或其他原因进入睑裂区的球结膜及睑结膜表面形成结膜异物，一般异物多停留在结膜囊的上下穹隆内、上睑结膜的睑板沟处或内眦的半月皱襞处，可应用大量生理盐水反复冲洗结膜囊，必要时使用无菌镊取出，以有效减少后续各种并发症。

【操作目的】

取出进入结膜内的各种异物。

【适应证】

结膜内存在各类异物。

【禁忌证】

婴幼儿不配合者，全麻后再进行。

【操作技术规范流程】

1. 评估

（1）评估操作环境是否清洁、安全、舒适，治疗物品是否摆放整齐有序。

（2）评估患者眼部情况，包括结膜情况和异物性质，以及患者合作程度。

（3）告知患者结膜异物取出术的目的、方法及注意事项，以取得其配合。

2. 操作前的准备

（1）操作人员准备：仪表端庄，服装整齐、干净，操作前用七步洗手法洗净双手，戴口罩。

（2）患者准备：仰卧位，头部固定不动，婴幼儿有专人辅助固定头位。

（3）物品准备：表面麻醉剂、4.5 号针头、无菌镊、虹膜恢复器、无菌生理盐水、无菌棉签、无菌眼垫、抗生素眼膏、开睑器。

（4）环境要求与物品摆放标准：环境光线充足，床头设有无影灯，操作所需物品放置在床旁操作车内。

3. 操作过程

（1）认真接待患者，态度和蔼，主动热情。

（2）核对医嘱，患者姓名、年龄、性别和眼别。

（3）协助患者取仰卧位，对于患儿，指导或请另一名护士帮助患儿家长约束患儿，确保操作安全。

（4）滴表面麻醉剂 2 次，每次间隔 5 分钟及以上，嘱患者轻轻闭眼 2~3 分钟。

（5）在良好照明条件下，用手指或开睑器拉开上、下睑，嘱患者注视一个固定方向不动。

（6）用生理盐水冲洗结膜囊，翻转上、下睑，冲洗上、下穹隆皱褶处需用棉签轻轻拉开冲洗，特别是石灰类异物，常积存在皱褶处，需用虹膜恢复器将石灰彻底清除后再冲洗。

（7）用无菌棉签轻轻擦拭或 4.5 号针头剃除结膜表面异物。

（8）如系煤矿或雷管爆炸，异物常进入结膜内，可用 4.5 号针头或无菌镊轻轻剔除或夹取。多发异物可先取大而突出的，数天后再取遗留的，以免过多操作损伤结膜。

（9）结膜内的异物必要时可切开结膜将异物取出。

（10）取出异物后遵医嘱用药和遮盖患眼。

4. 操作后的处理

（1）告知患者注意事项，整理用物，洗手。

（2）正确记录内容，签字。

5. 注意事项

（1）取异物时针尖不可刺入太深，以免损伤巩膜。

（2）异物多且存于皱褶处时，应先用大量生理盐水反复冲洗结膜囊。

（3）如果形成锈环，可在 3~4 天后待周围组织软化，更容易取出。

6. 考核标准

科室：　　　　　姓名：　　　　　主考老师：　　　　　考核日期：

<table>
<tr><th colspan="2" rowspan="2">项目</th><th rowspan="2">总分</th><th rowspan="2">技术操作要求</th><th colspan="4">评分等级</th><th rowspan="2">实际得分</th><th rowspan="2">备注</th></tr>
<tr><th>A</th><th>B</th><th>C</th><th>D</th></tr>
<tr><td colspan="2" rowspan="2">仪表</td><td rowspan="2">5</td><td>仪表端庄，服装、鞋、帽整洁干净</td><td>3</td><td>2</td><td>1</td><td>0</td><td rowspan="2"></td><td rowspan="2"></td></tr>
<tr><td>洗手，无长指甲</td><td>2</td><td>1</td><td>0</td><td>0</td></tr>
<tr><td colspan="2" rowspan="3">评估</td><td rowspan="3">10</td><td>患者病情、配合程度及眼部情况</td><td>3</td><td>2</td><td>1</td><td>0</td><td rowspan="3"></td><td rowspan="3"></td></tr>
<tr><td>讲解结膜异物取出的目的及方法</td><td>4</td><td>3</td><td>2</td><td>1</td></tr>
<tr><td>与患者交流时态度和蔼，语言规范</td><td>3</td><td>2</td><td>1</td><td>0</td></tr>
<tr><td colspan="2" rowspan="2">操作前的准备</td><td rowspan="2">10</td><td>物品齐全，放置合理</td><td>5</td><td>4</td><td>3</td><td>2</td><td rowspan="2"></td><td rowspan="2"></td></tr>
<tr><td>检查物品质量、标签、规格、有效期</td><td>5</td><td>4</td><td>3</td><td>2</td></tr>
<tr><td rowspan="9">操作过程</td><td rowspan="2">安全与舒适度</td><td rowspan="2">10</td><td>环境整洁、安静、光线适宜</td><td>5</td><td>4</td><td>3</td><td>2</td><td rowspan="2"></td><td rowspan="2"></td></tr>
<tr><td>患者取仰卧位</td><td>5</td><td>4</td><td>3</td><td>2</td></tr>
<tr><td rowspan="7">结膜异物取出过程</td><td rowspan="7">35</td><td>核对医嘱、姓名、眼别</td><td>5</td><td>4</td><td>3</td><td>2</td><td rowspan="7"></td><td rowspan="7"></td></tr>
<tr><td>滴用麻醉剂正确</td><td>5</td><td>4</td><td>3</td><td>2</td></tr>
<tr><td>分开眼睑方法正确或使用开睑器正确</td><td>5</td><td>4</td><td>3</td><td>2</td></tr>
<tr><td>异物取出方法正确</td><td>5</td><td>4</td><td>3</td><td>2</td></tr>
<tr><td>动作轻柔，患者无明显不适</td><td>5</td><td>4</td><td>3</td><td>2</td></tr>
<tr><td>抗生素滴眼液或眼膏使用方法正确，遮盖眼垫正确</td><td>5</td><td>4</td><td>3</td><td>2</td></tr>
<tr><td>告知患者注意事项</td><td>5</td><td>4</td><td>3</td><td>2</td></tr>
<tr><td colspan="2" rowspan="3">操作后的处理</td><td rowspan="3">10</td><td>用物处理方法正确</td><td>5</td><td>4</td><td>3</td><td>2</td><td rowspan="3"></td><td rowspan="3"></td></tr>
<tr><td>洗手</td><td>2</td><td>1</td><td>0</td><td>0</td></tr>
<tr><td>安置患者</td><td>3</td><td>2</td><td>1</td><td>0</td></tr>
<tr><td colspan="2" rowspan="4">评价</td><td rowspan="4">20</td><td>对待患者态度和蔼有耐心，操作过程中与患者有效沟通</td><td>5</td><td>4</td><td>3</td><td>2</td><td rowspan="4"></td><td rowspan="4"></td></tr>
<tr><td>操作过程无污染、熟练、准确、有序</td><td>5</td><td>4</td><td>3</td><td>2</td></tr>
<tr><td>用物处理方法正确</td><td>5</td><td>4</td><td>3</td><td>2</td></tr>
<tr><td>告知患者注意事项</td><td>5</td><td>4</td><td>3</td><td>2</td></tr>
<tr><td colspan="2">总分</td><td>100</td><td></td><td></td><td></td><td></td><td></td><td></td><td></td></tr>
</table>

【操作难点与技巧解析】

1. 操作难点

（1）结膜异物常常附着于结膜皱褶处，取出困难。

（2）对于火药爆炸所致的结膜多发细小异物，无法一次性取出。

（3）结膜异物取出过程中易导致结膜出血，影响异物取出。

2. 技巧解析

（1）先用生理盐水冲洗结膜囊，冲洗时嘱患者向不同方向转动眼球，并翻转上、下睑，尽量暴露结膜及其皱褶，异物较多时应用大量生理盐水反复冲洗结膜囊。

（2）如为单个的结膜面异物，可采用生理盐水蘸湿的棉签将异物拭去，若擦拭不掉，可采用针头取异物，且注意针尖不可刺入过深，以防刺伤巩膜。

（3）对于较多结膜异物除将突出表面的异物取出外，对无明显刺激症状的异物无须全部取出，以防多发异物的剔除对结膜造成广泛出血和瘢痕形成，可隔日或 3~4 天后再取。

（4）结膜取出过程中注意动作轻柔，尽量避开结膜血管，切忌在同一部位反复取，出血较多时应压迫止血。

三、结膜伪膜去除技术

【知识概述】

某些病原体感染可引起真膜或假膜，由脱落的结膜上皮细胞、白细胞、病原体和富含纤维的渗出物混合形成。真膜是严重炎症反应渗出物在结膜表面凝结而成的，累及整个上皮，强行剥除后创面粗糙，易出血。假膜又称伪膜，是上皮表面的凝固物，去除后上皮保持完整。

【操作目的】

去除伪膜促进药物吸收，防止睑球粘连。

【适应证】

结膜炎患者中伪膜形成者。

【禁忌证】

粘连较重者。

【操作技术规范流程】

1. 评估

（1）评估操作环境是否清洁、安全、舒适，治疗物品是否摆放整齐有序。

（2）评估患者眼部情况及合作程度。

（3）告知患者结膜伪膜去除术的目的、方法及注意事项，以取得其配合。

2. 操作前的准备

（1）操作人员准备：仪表端庄，服装整齐、干净，操作前用七步洗手法洗净双手，戴口罩、手套。

（2）患者准备：仰卧位。

（3）物品准备：表面麻醉剂、无菌生理盐水、无菌棉签、无菌眼垫、抗生素滴眼液。

（4）环境要求与物品摆放标准：环境光线充足，床头设有无影灯，操作所需物品放置在床旁操作车内。

3. 操作过程

（1）认真接待患者，态度和蔼，主动热情。

（2）核对医嘱，患者姓名、年龄、性别和眼别。

（3）协助患者取仰卧位，对于患儿，指导或请另一名护士帮助患儿家长约束患儿，确保操作安全。

（4）滴表面麻醉剂 2 次，每次间隔 5 分钟及以上，嘱患者轻轻闭眼 2~3 分钟。

（5）遵医嘱翻开患者上睑或下睑，用无菌棉签蘸生理盐水擦拭上下睑结膜的伪膜。

（6）眼内滴抗生素滴眼液。

（7）告知患者注意事项，单独使用洗漱用具，勿与他人共用毛巾等生活用品，防止交叉感染。

4. 操作后的处理

（1）消毒所有患者及患者分泌物接触的物体表面，整理用物，洗手。

（2）正确记录内容，签字。

5. 注意事项

（1）棉签蘸生理盐水后进行擦拭，擦拭时注意掌握力度。

（2）擦拭过程中严格按照擦拭流程即翻开上睑或下睑，用蘸湿的棉签自左向右擦拭。

（3）擦拭完毕后，注意观察结膜和角膜情况以及有无棉签絮毛落入结膜囊中。

（4）注意消毒隔离，避免交叉感染的发生。

6. 考核标准

科室：　　　　姓名：　　　　主考老师：　　　　考核日期：

项目	总分	技术操作要求	评分等级				实际得分	备注
			A	B	C	D		
仪表	5	仪表端庄，服装、鞋、帽整洁、干净 洗手，无长指甲	3 2	2 1	1 0	0 0		
评估	10	评估患者病情、配合程度及眼部情况 讲解结膜伪膜去除的目的及方法 与患者交流时态度和蔼，语言规范	3 4 3	2 3 2	1 2 1	0 1 0		
操作前的准备	10	物品齐全，放置合理 检查物品质量、标签、规格、有效期	5 5	4 4	3 3	2 2		

续表

项目		总分	技术操作要求	评分等级				实际得分	备注
				A	B	C	D		
操作过程	安全与舒适度	10	环境整洁、安静、光线适宜 患者取仰卧位	5 5	4 4	3 3	2 2		
	结膜伪膜去除过程	35	核对医嘱、姓名、眼别 滴用麻醉剂正确 分开眼睑方法正确或使用开睑器正确 伪膜去除方法正确 动作轻柔,患者无明显不适 抗生素滴眼液或眼膏使用方法正确,遮盖眼垫正确 告知患者注意事项	5 5 5 5 5 5 5	4 4 4 4 4 4 4	3 3 3 3 3 3 3	2 2 2 2 2 2 2		
操作后的处理		10	用物处理方法正确 洗手 安置患者	5 2 3	4 1 2	3 0 1	2 0 0		
评价		20	对待患者态度和蔼,有耐心,操作过程中与患者有效沟通 操作过程无污染、熟练、准确、有序 用物处理方法正确 告知患者注意事项	5 5 5 5	4 4 4 4	3 3 3 3	2 2 2 2		
总分		100							

【操作难点与技巧解析】

1. 操作难点

(1)大部分结膜炎都具有传染性,防止交叉感染是护士操作过程中的难点之一。

(2)眼睑水肿患者翻开上下睑较困难。

(3)伪膜去除应彻底。

(4)健康教育指导尤为重要。

2. 技巧解析

(1)严格执行无菌操作。操作前用物要准备齐全,接触患者后的手不可再触碰操作台或操作车及其上的物品、药品,杜绝交叉感染的机会。若需要使用这些物品及药品时,需另一名护士无接触传递。

(2)伴有眼睑水肿的患者,翻开上睑存在一定难度,可用无菌棉签先擦拭眼睑皮肤,避免皮肤湿滑造成翻转眼睑困难，然后用棉签细头轻推眼睑使上睑缘超出眼睑闭合后的下睑缘，另一只手用无菌生理盐水蘸湿的棉签抵住上睑的睑结膜面，然后向上翻转眼睑，必要时借助眼睑拉钩。

（3）熟练掌握擦拭伪膜的操作流程（翻开上睑或下睑，用蘸湿的棉签自左向右擦拭），擦拭过程中仔细观察，特别是翻开眼睑后观察有无伪膜残留，要将伪膜清除干净，保证无残留。

（4）伪膜擦除后遵医嘱点抗生素滴眼液，同时详细告知患者注意事项。例如：遮盖的眼垫2小时即可摘除，自己使用的毛巾、浴巾等生活用品要与家人分开放置，防止交叉感染，定期清洗和消毒，按时用药及复诊。

第九节　眼部遮盖及绷带包扎技术

【知识概述】

眼部遮盖及绷带包扎技术是使用无菌敷料在规定的时间内遮挡眼部或配合使用绷带给眼球施加一定的压力，从而起到辅助治疗、促进恢复、减少出血等目的的操作方法。

一、眼垫遮盖技术

【操作目的】

（1）保护患眼，杜绝外界光线进入眼内，减轻患眼的刺激和细菌侵袭，使患眼充分得到休息。

（2）手术、外伤后保持局部清洁，避免感染，促进伤口愈合。

（3）预防或治疗弱视。

（4）新鲜视网膜脱离术前遮盖，为促使视网膜部分复位。

（5）眼睑闭合不全，角膜暴露，避免角膜干燥，预防感染，保护眼球，可暂时用眼垫遮盖。

【适应证】

（1）眼科手术、外伤后保持局部清洁。

（2）预防和治疗弱视。

（3）新鲜视网膜脱离术前遮盖。

（4）眼睑闭合不全。

【禁忌证】

急性结膜炎、眼部分泌物多。

【操作技术规范流程】

1. 评估

（1）评估环境是否清洁。

（2）评估患者眼部情况、合作程度。

（3）向患者讲解眼垫遮盖的目的、方法和注意事项，以取得配合。

2. 操作前的准备

（1）操作人员准备：仪表端庄，服装整齐、干净，操作前洗净双手，必要时戴口罩。

（2）患者准备：仰卧位。

（3）物品准备：无菌眼垫[目前临床常用圆形自粘性伤口无菌敷料（图 2-9-1）、T 形自粘性伤口无菌敷料（图 2-9-2）、可视窗眼垫（图 2-9-3）、一次性使用可视型防水敷料（图 2-9-4）]、滴眼液（或眼膏）。

3. 操作过程

（1）认真接待患者，主动热情。

（2）核对医嘱，患者床号、姓名、眼别。

（3）患者取坐位或仰卧位。

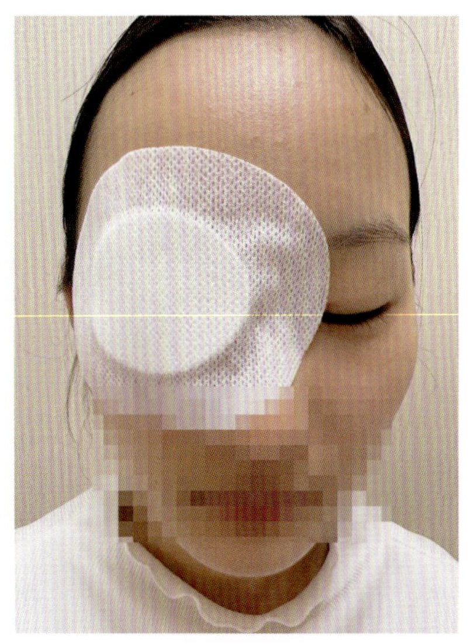

图 2-9-1 圆形自粘性伤口无菌敷料

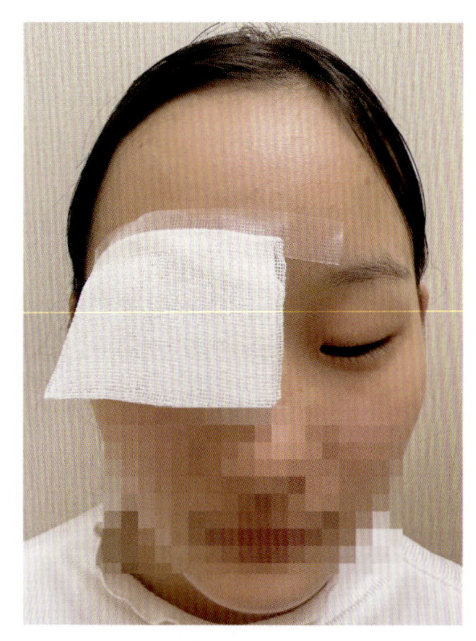

图 2-9-2 T 形自粘性伤口无菌敷料

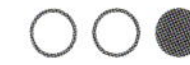

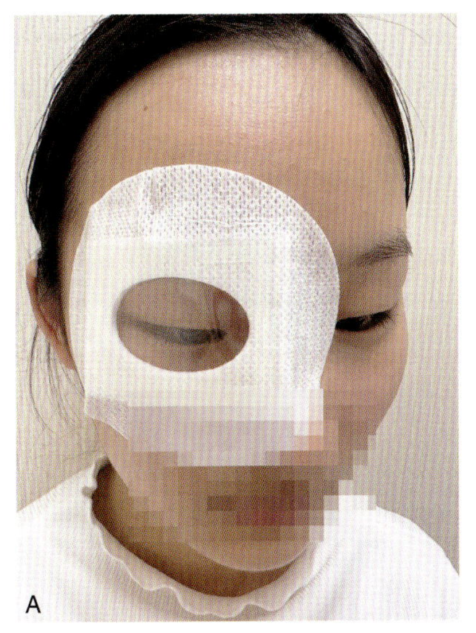

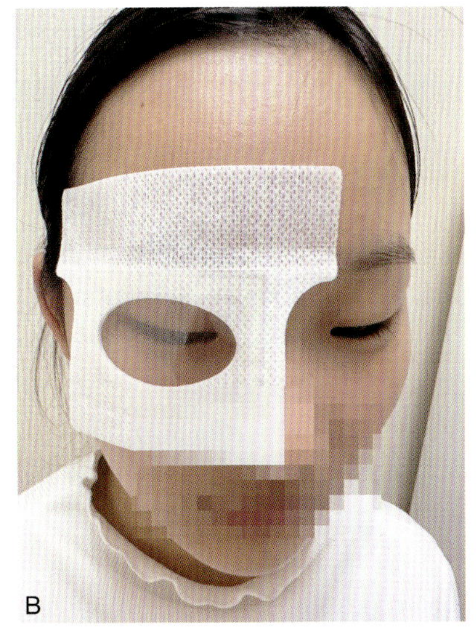

图 2-9-3　可视窗眼垫

A. 椭圆形可视窗无菌眼用敷料；B. T 形可视窗无菌眼用敷料。

（4）遵医嘱涂眼膏或滴滴眼液，嘱患者充分闭睑，避免角膜与眼垫接触，然后根据要求覆盖不同规格的眼垫。

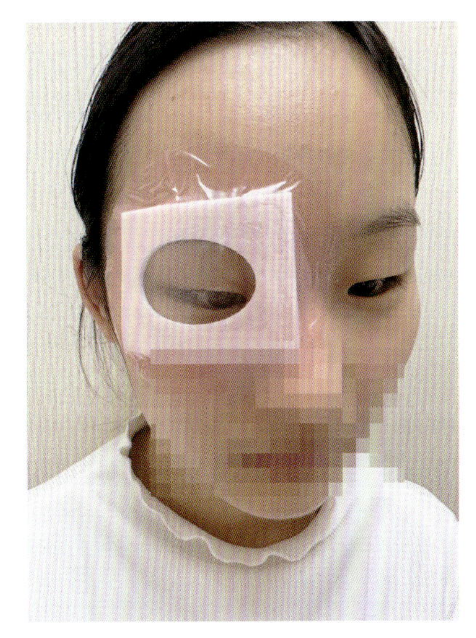

图 2-9-4　防水型可视窗无菌眼用敷料

4. 操作后的处理

（1）告知患者注意事项，整理用物，洗手。

（2）签字。

5. 注意事项

（1）急性结膜炎或眼部分泌物较多时不宜遮盖，以免局部温度过高使细菌繁殖，且不利于分泌物排出。

（2）涂眼膏时注意检查有无睫毛被压向睑裂内，防止其刺激角膜或引起角膜上皮擦伤以及引起疼痛不适。

（3）单眼遮盖后，仅有单眼视野，同时双眼单视功能消失，故应嘱患者不宜做精细工作、高速车床及其他需立体视觉的工作和活动。

（4）患儿单眼遮盖过久，可能会出现弱视现象。

6. 考核标准

科室：　　　　姓名：　　　　主考老师：　　　　考核日期：

项目		总分	技术操作要求	评分等级 A	B	C	D	实际得分	备注
仪表		5	仪表端庄，服装、鞋、帽整洁、干净	3	2	1	0		
			洗手，无长指甲	2	1	0	0		
评估		10	患者病情、配合程度及眼部情况	3	2	1	0		
			讲解眼垫遮盖的目的及方法	4	3	2	1		
			与患者交流时态度和蔼，语言规范	3	2	1	0		
操作前的准备		10	物品齐全、放置合理	5	4	3	2		
			检查物品质量、标签、规格、有效期	5	4	3	2		
操作过程	安全与舒适度	10	环境整洁、安静、光线适宜	5	4	3	2		
			患者取坐位或仰卧位	5	4	3	2		
	眼垫遮盖过程	35	核对医嘱、姓名、眼别	5	4	3	2		
			滴眼液或眼膏使用方法正确，无污染	5	4	3	2		
			动作轻柔，患者无明显不适	5	4	3	2		
			遮盖眼垫方法正确	5	4	3	2		
			保证患者安全	5	4	3	2		
			告知患者注意事项	5	4	3	2		
			签字	5	4	3	2		
操作后的处理		10	用物处理方法正确	5	4	3	2		
			洗手	2	1	0	0		
			安置患者	3	2	1	0		
评价		20	对待患者态度和蔼，有耐心，操作过程中与患者有效沟通	5	4	3	2		
			操作过程无污染、熟练、准确、有序	5	4	3	2		
			用物处理方法正确	5	4	3	2		
			告知患者注意事项	5	4	3	2		
总分		100							

【操作难点与技巧解析】

1. 操作难点

（1）急性结膜炎或眼部分泌物较多时不宜遮盖，以免局部温度升高促进细菌繁殖，且不利于分泌物排出。

（2）单眼覆盖眼垫后，仅有单眼视野，故应嘱患者不宜做精细、高速车床及其他需立体视觉的工作和活动。

（3）患儿单眼遮盖过久，可能出现弱视现象，遮盖时须遵医嘱向患儿家属解释遮盖时间。

2. 技巧解析

（1）涂眼膏时，检查是否有睫毛压向睑裂内，刺激角膜，防止角膜上皮擦伤和疼痛不适。

（2）眼垫遮盖时，需注意将患眼遮盖完全，粘胶部分注意避让患者的眉毛、头发等。

（3）如眼垫中央有透光区部分，注意使透光区对准患者角膜位置，嘱患者闭睑后遮盖眼垫，再睁眼行动。

二、眼部绷带包扎技术

（一）单眼绷带包扎技术

【操作目的】

保护患眼，杜绝外界光线进入眼内，减轻患眼的刺激和细菌侵袭，使患眼充分得到休息。手术、外伤后保持局部清洁，避免感染，促进伤口愈合。加压包扎止血及治疗虹膜脱出。青光眼滤过术后，预防及治疗术后无前房。角膜溃疡软化，预防穿孔。角膜知觉麻痹和兔眼症，避免眼球组织暴露和外伤。

视频 2-9-1
眼部绷带包扎技术

【适应证】

（1）新鲜视网膜脱离术前遮盖。

（2）眼部出血、眼科术后。

（3）虹膜脱出。

（4）角膜溃疡软化、角膜知觉麻痹、兔眼症。

（5）青光眼滤过术后。

【禁忌证】

急性结膜炎、眼部分泌物多。

【操作技术规范流程】

1. 评估

（1）评估环境是否清洁。

（2）评估患者眼部情况、合作程度。

（3）告知患者绷带包扎术的目的及注意事项，以取得其配合。

2. 操作前的准备

（1）操作人员准备：仪表端庄，服装整齐、干净，操作前洗净双手，必要时戴口罩。

（2）患者准备：取坐位或仰卧位。

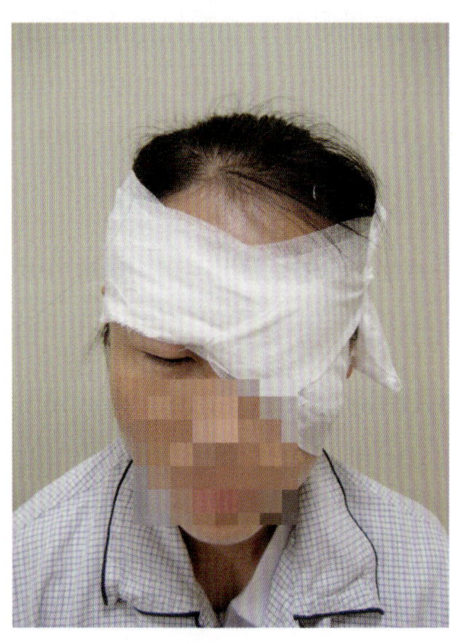

图 2-9-5 单眼绷带包扎技术

（3）物品准备：无菌眼垫、眼用绷带、透明胶带、无菌棉签、眼膏、手部消毒液。

3. 操作过程（图 2-9-5）

（1）认真接待患者，主动热情。

（2）核对医嘱，患者床号、姓名、眼别。

（3）患者体位要求：取坐位或仰卧位。

（4）眼部若有分泌物则先清洁眼周，再遵医嘱涂眼膏，然后用眼垫覆盖。

（5）绷带头部部分反折，固定于额头正中，向健侧耳方向水平缠绕 2 圈，从健侧耳向后下斜，经枕后至患侧耳下向上，经患眼斜至健侧前额水平缠绕 1 圈，多次重复，绷带将尽时与反折头部打结，打结不能压迫眼部。

4. 操作后的处理

告知患者注意事项，整理用物，洗手，签字。

5. 注意事项

（1）单眼包扎时应注意将患眼完全包住。

（2）缠绕斜至健侧前额时，不可将健眼遮挡，以免导致患者行动不便。

（3）如系儿童，应注意将头部固定住，防止缠绕不紧导致绷带脱落。

6. 考核标准

科室： 姓名： 主考老师： 考核日期：

项目		总分	技术操作要求	评分等级				实际得分	备注
				A	B	C	D		
仪表		5	仪表端庄，服装、鞋、帽整洁、干净 洗手，无长指甲	3 2	2 1	1 0	0 0		
评估		10	患者病情、配合程度及眼部情况 讲解单眼包扎的目的及方法 与患者交流时态度和蔼，语言规范	3 4 3	2 3 2	1 2 1	0 1 0		
操作前的准备		10	物品齐全，放置合理 检查物品质量、标签、规格、有效期	5 5	4 4	3 3	2 2		
操作过程	安全与舒适度	10	环境整洁、安静、光线适宜 患者取坐位或仰卧位	5 5	4 4	3 3	2 2		

续表

项目		总分	技术操作要求	评分等级				实际得分	备注
				A	B	C	D		
操作过程	单眼绷带包扎过程	35	核对医嘱、姓名、眼别	5	4	3	2		
			眼膏使用方法正确，无污染	5	4	3	2		
			动作轻柔，患者无明显不适	5	4	3	2		
			遮盖眼垫方法正确	5	4	3	2		
			缠绕绷带方法正确	5	4	3	2		
			保证患者安全	5	4	3	2		
			告知患者注意事项	5	4	3	2		
操作后的处理		10	用物处理方法正确	5	4	3	2		
			洗手	2	1	0	0		
			安置患者	3	2	1	0		
评价		20	对待患者态度和蔼，有耐心，操作过程中与患者有效沟通	5	4	3	2		
			操作过程无污染、熟练、准确、有序	5	4	3	2		
			用物处理方法正确	5	4	3	2		
			告知患者注意事项	5	4	3	2		
总分		100							

【操作难点与技巧解析】

1. 操作难点

（1）单眼包扎时，绷带下沿容易遮挡健眼，造成行动不便。

（2）绷带压迫患者双侧耳廓，引起不适。

（3）对于儿童，包扎时因患儿头部不好固定，易导致绷带包扎较松而脱落。

2. 技巧解析

（1）绷带卷需要从患侧耳上向健侧前额方向水平缠绕。

（2）绷带缠绕中需借助枕骨粗隆固定绷带。

（3）绷带层层叠加，松紧以容纳 1~2 指尖为宜。包扎时不可过紧，以免局部循环障碍，引起患者头痛、头晕和不适。

（二）双眼绷带包扎技术

【操作目的】

保护患眼，杜绝外界光线进入眼内，减轻患眼的刺激和细菌侵袭，使患眼充分得到休息。手术、外伤后保持局部清洁，避免感染，促进伤口愈合。加压包扎止血及治疗虹膜脱出。青光眼滤过术后，预防及治疗术后无前房。角膜溃疡软化，预防穿孔。角膜知觉麻痹和兔眼症，避免眼球组织暴露和外伤。

【适应证】

（1）保护患眼，杜绝外界光线进入眼内，减轻患眼的刺激和细菌侵袭，使患眼充分得到休息。

（2）加压包扎止血及治疗虹膜脱出。

（3）青光眼滤过术后，预防及治疗术后无前房。

（4）角膜溃疡软化，预防穿孔。角膜知觉麻痹和兔眼症，避免眼球组织暴露和外伤。

【禁忌证】

急性结膜炎、眼部分泌物多。

【操作技术规范流程】

1. 评估

（1）评估环境是否清洁。

（2）评估眼部情况及合作程度。

（3）告知眼部绷带包扎的目的、方法，以取得配合。

2. 操作前的准备

（1）操作人员准备：仪表端庄，服装整齐、干净，洗手，戴口罩。

（2）患者准备：取坐位或仰卧位。

（3）物品准备：无菌眼垫、眼用绷带、眼膏、透明胶带、手部消毒液。

3. 操作过程（图2-9-6）

（1）认真接待患者，主动热情。

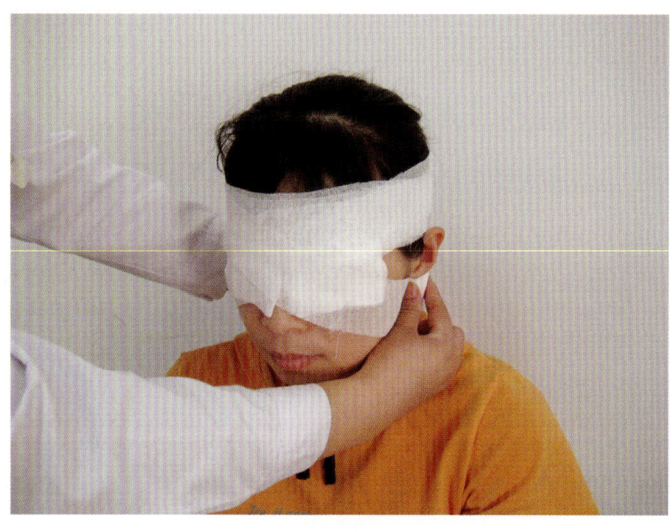

图2-9-6 双眼绷带包扎技术

（2）核对医嘱，患者床号、姓名、眼别。

（3）患者取坐位或仰卧位。

（4）双眼遵医嘱涂眼膏，如医生未下此医嘱，也可直接覆盖眼垫。覆盖眼垫后，用绷带卷从右侧耳上开始，在前额缠绕2圈后，向下斜至对侧耳下，水平绕经颈部，由右侧耳下向上斜过前额水平缠绕1圈，再向下斜至对侧耳下，如此重复斜绕数次，最后在前额水平缠绕固定。

4. 操作后的处理

（1）告知患者及家属双眼包扎的注意事项。

（2）整理用物，洗手，签字。

5. 注意事项

（1）包扎时注意松紧度，不可过紧，以免影响局部血液循环造成头疼、头晕等不适。

（2）绷带勿加压于耳。

（3）包扎层次应分明，绕后头部一定要固定在枕骨结节之上，以免脱落。

（4）满足患者基本生活需要，叮嘱患者家属注意陪伴与护理，防止磕碰、摔伤等情况发生。

6. 考核标准

科室：　　　　姓名：　　　　主考老师：　　　　考核日期：

项目		总分	技术操作要求	评分等级				实际得分	备注
				A	B	C	D		
仪表		5	仪表端庄，服装、鞋、帽整洁、干净 洗手，无长指甲	3 2	2 1	1 0	0 0		
评估		10	患者病情、配合程度及眼部情况 讲解双眼包扎的目的及方法 与患者交流时态度和蔼，语言规范	3 4 3	2 3 2	1 2 1	0 1 0		
操作前的准备		10	物品齐全，放置合理 检查物品质量、标签、规格、有效期	5 5	4 4	3 3	2 2		
操作过程	安全与舒适度	10	环境整洁、安静、光线适宜 患者取坐位或仰卧位	5 5	4 4	3 3	2 2		
	双眼绷带包扎过程	35	核对医嘱、姓名、眼别 眼膏使用方法正确，无污染 动作轻柔，患者无明显不适 遮盖眼垫方法正确 缠绕绷带方法正确 保证患者安全 告知患者注意事项	5 5 5 5 5 5 5	4 4 4 4 4 4 4	3 3 3 3 3 3 3	2 2 2 2 2 2 2		

续表

项目	总分	技术操作要求	评分等级				实际得分	备注
			A	B	C	D		
操作后的处理	10	用物处理方法正确 洗手 安置患者	5 2 3	4 1 2	3 0 1	2 0 0		
评价	20	对待患者态度和蔼，有耐心，操作过程中与患者有效沟通 操作过程无污染、熟练、准确、有序 用物处理方法正确 告知患者注意事项	5 5 5 5	4 4 4 4	3 3 3 3	2 2 2 2		
总分	100							

【操作难点与技巧解析】

1. 操作难点

（1）绷带压迫患者双侧耳廓，引起不适。

（2）对于儿童，包扎时因患儿头部不好固定，易导致绷带包扎较松而脱落。

2. 技巧解析

（1）绷带卷需要从患侧耳上向健侧前额方向水平缠绕。

（2）绷带缠绕中需借助枕骨粗隆固定绷带。

（3）绷带层层叠加，松紧以容纳 1~2 指尖为宜。包扎时不可过紧，以免局部循环障碍，引起患者头痛、头晕和不适。

（4）绷带包扎完成后患者面前绷带呈交叉状，脑后绷带呈平行线不可交叉。

（三）加压绷带包扎技术

【操作目的】

保护患眼，杜绝外界光线进入眼内，减轻患眼的刺激和细菌侵袭，使患眼充分得到休息。加压包扎止血及治疗虹膜脱出。青光眼滤过术后，预防及治疗术后无前房。加压包扎，减少出血，促进血肿吸收，用于眼外伤前房出血、眼部整形术后的患者。加压包扎，促进移植物生长，用于某些角膜、羊膜、黏膜移植术后的患者。

【适应证】

（1）使包扎敷料固定牢固。

（2）加压包扎，减少出血，促进血肿吸收，用于眼外伤前房出血、眼部整形术后的患者。

（3）加压包扎，促进移植物生长，用于某些角膜、羊膜、黏膜移植术后的患者。

【禁忌证】

（1）眼球破裂伤。

（2）急性结膜炎。

【操作技术规范流程】

1. 评估

（1）评估环境是否清洁。

（2）评估患者眼部情况、合作程度。

（3）告知患者眼部绷带加压包扎的目的、方法，以取得配合。

2. 操作前的准备

（1）操作人员准备：仪表端庄，服装整齐、干净，洗手，戴口罩。

（2）患者准备：取坐位或仰卧位。

（3）物品准备：无菌眼垫、眼用绷带、眼膏、透明胶带、手部消毒液。

3. 操作过程

（1）认真接待患者，主动热情。

（2）核对医嘱，患者姓名、眼别。

（3）患者取坐位或仰卧位。

（4）遵医嘱在患眼结膜囊内涂眼膏，先将无菌眼垫对折后覆盖第一层，再用无菌眼垫覆盖第二层，用胶布固定。

（5）单眼绷带包扎同单眼绷带包扎技术。

（6）双眼绷带包扎同双眼绷带包扎技术。

4. 操作后的处理

（1）告知患者注意事项。

（2）操作后处理洗手，签字，整理用物。

5. 注意事项

（1）包扎不可过紧，以免影响局部血液循环，导致患者头痛、头晕等不适。

（2）绷带勿加压于耳。

（3）层次要分明，绕后头部一定要固定于枕骨结节之上，以免滑脱。

（4）满足患者基本生活需要，叮嘱患者家属注意陪伴与护理，防止磕碰、摔伤等情况发生。

6. 考核标准

科室：　　　　姓名：　　　　主考老师：　　　　考核日期：

<table>
<tr><th colspan="2" rowspan="2">项目</th><th rowspan="2">总分</th><th rowspan="2">技术操作要求</th><th colspan="4">评分等级</th><th rowspan="2">实际得分</th><th rowspan="2">备注</th></tr>
<tr><th>A</th><th>B</th><th>C</th><th>D</th></tr>
<tr><td colspan="2">仪表</td><td>5</td><td>仪表端庄，服装、鞋、帽整洁、干净
洗手，无长指甲</td><td>3
2</td><td>2
1</td><td>1
0</td><td>0
0</td><td></td><td></td></tr>
<tr><td colspan="2">评估</td><td>10</td><td>患者病情、配合程度及眼部情况
讲解加压绷带包扎技术的目的及方法
与患者交流时态度和蔼，语言规范</td><td>3
4
3</td><td>2
3
2</td><td>1
2
1</td><td>0
1
0</td><td></td><td></td></tr>
<tr><td colspan="2">操作前的准备</td><td>10</td><td>物品齐全，放置合理
检查物品质量、标签、规格、有效期</td><td>5
5</td><td>4
4</td><td>3
3</td><td>2
2</td><td></td><td></td></tr>
<tr><td rowspan="2">操作过程</td><td>安全与舒适度</td><td>10</td><td>环境整洁、安静、光线适宜
患者取坐位或仰卧位</td><td>5
5</td><td>4
4</td><td>3
3</td><td>2
2</td><td></td><td></td></tr>
<tr><td>加压绷带包扎过程</td><td>35</td><td>核对医嘱、姓名、眼别
眼膏使用方法正确，无污染
动作轻柔，患者无明显不适
遮盖眼垫方法正确
缠绕绷带方法正确
保证患者安全
告知患者注意事项</td><td>5
5
5
5
5
5
5</td><td>4
4
4
4
4
4
4</td><td>3
3
3
3
3
3
3</td><td>2
2
2
2
2
2
2</td><td></td><td></td></tr>
<tr><td colspan="2">操作后的处理</td><td>10</td><td>用物处理方法正确
洗手
安置患者</td><td>5
2
3</td><td>4
1
2</td><td>3
0
1</td><td>2
0
0</td><td></td><td></td></tr>
<tr><td colspan="2">评价</td><td>20</td><td>对待患者态度和蔼，有耐心，操作过程中与患者有效沟通
操作过程无污染、熟练、准确、有序
用物处理方法正确
告知患者注意事项</td><td>5
5
5
5</td><td>4
4
4
4</td><td>3
3
3
3</td><td>2
2
2
2</td><td></td><td></td></tr>
<tr><td colspan="2">总分</td><td>100</td><td></td><td></td><td></td><td></td><td></td><td></td><td></td></tr>
</table>

【操作难点与技巧解析】

1. 操作难点

（1）加压包扎的目的是要真正起到对眼部施压的作用。

（2）其他同单眼或双眼包扎技术。

2. 技巧解析

（1）加压包扎时对患眼可多加几层敷料，使之略高于眼眶缘，然后按要求缠绕绷带。

（2）同单眼 / 双眼绷带包扎技术。

第十节　眼部微生物标本采集技术

【知识概述】

感染性眼病主要由细菌、真菌、病毒等引起，是发展中国家重要的致盲原因之一，其中细菌、真菌是最常见的致病菌，病原微生物检查是感染性眼病诊断的金标准。眼部病原微生物标本的涂片、培养鉴定和提高病原菌的检出率对抗菌药物的使用具有重大的临床意义。

【操作目的】

由于眼部组织取材困难、标本量少，实验室诊断阳性率偏低，严重影响疾病的预后。标本的正确采集是获得及时、准确、可靠实验结果的关键，而检验结果的准确性又对临床疾病的诊断和治疗提供着可靠的保障。

一、刮片法标本采集技术

【适应证】

（1）怀疑细菌性结膜炎、角膜炎。

（2）怀疑眼睑及睑缘等处皮肤有细菌感染导致的炎症。

【禁忌证】

（1）因精神因素或全身状况不适合检查者。

（2）角膜溃疡已经有穿孔倾向者。

【操作技术规范流程】

1. 评估

（1）评估操作环境。

（2）评估眼部情况及合作程度。

（3）告知患者刮片采集的目的、部位及方法，以取得其配合。

2. 操作前的准备

（1）操作人员准备：操作人员仪表端庄，服装整齐、干净，操作前洗净双手，戴口罩。

（2）患者准备：患者取坐位或仰卧位。对于患者要做好心理护理，减轻患者心理负担。面对婴幼儿时，耐心说服家属，取得家属的理解和配合。

（3）物品准备：灭菌生理盐水、无菌棉签、表面麻醉剂、灭菌刮匙、清洁载玻片、开睑器、抗生素滴眼液、固定液、红铅笔、酒精灯、火柴。

（4）环境要求与物品摆放标准：环境整洁、安静、光线充足、适宜操作。物品摆放有序，取用方便，均在有效期范围内，可以正常使用。

3. 操作过程（图 2-10-1）

（1）认真接待患者，主动热情。

（2）核对医嘱，患者姓名、眼别。

（3）协助患者摆放舒适体位。

（4）结膜囊内滴表面麻醉剂 2 次，每次间隔 5 分钟及以上。

（5）将化验条码贴于载玻片一边，并用红铅笔画出标本区，然后在酒精灯上烧灼消毒，晾凉备用。

（6）核对医嘱，患者姓名、眼别。

（7）操作者先用灭菌生理盐水蘸湿棉签，再将结膜或角膜分泌物拭去。

（8）如在角膜上取材，用消毒的尖刀片或虹膜恢复器沿着角膜的弯曲度，在病变区轻轻刮取表层组织后，将刮出物涂于载玻片上。

（9）立即用纯甲醇固定或用火焰固定，待自然干燥后送检。

（10）刮取标本后，眼内滴用抗生素滴眼液。

（11）再次核对医嘱，患者姓名、眼别。

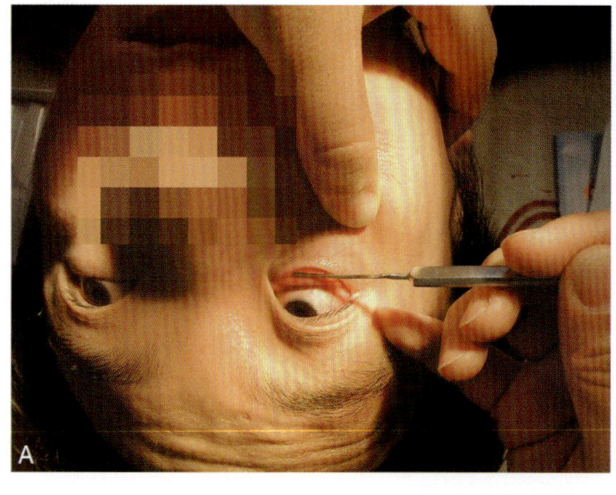

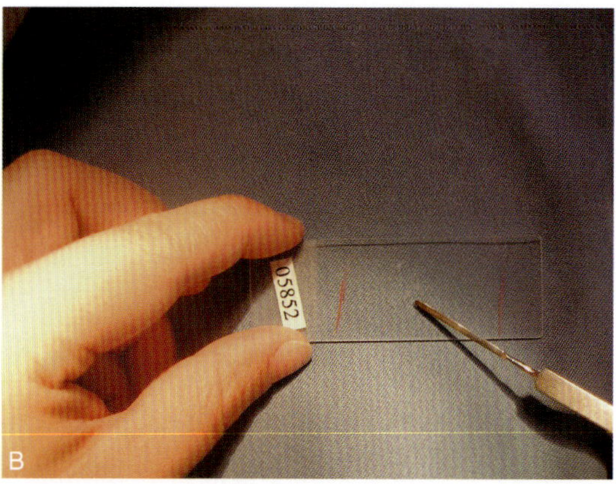

图 2-10-1 刮片法标本采集技术

A. 用虹膜恢复器在下睑结膜上刮取病变区表层组织标本；B. 将刮取物涂抹在玻片上。

4. 操作后的处理

（1）整理用物，洗手、签字。

（2）告知患者操作后的注意事项。

5. 注意事项

（1）用刮匙刮取标本，应使刮刀与组织表面垂直，刮取时动作轻柔。

（2）在病变组织的同一部位不能反复刮取。

（3）若需要刮取角膜溃疡的基底组织时，勿过度向下用力，以防角膜穿孔。

（4）应在使用抗生素药物之前刮取标本，以提高阳性检出率。

（5）根据细菌种类选择不同的固定和染色方法。

（6）采取标本时，严格无菌操作。

（7）标本取出后，及时固定后立即送检，送检途中避免污染。

6. 考核标准

科室：　　　　姓名：　　　　主考老师：　　　　考核日期：

<table>
<tr><th colspan="2" rowspan="2">项目</th><th rowspan="2">总分</th><th rowspan="2">技术操作要求</th><th colspan="4">评分等级</th><th rowspan="2">实际得分</th><th rowspan="2">备注</th></tr>
<tr><th>A</th><th>B</th><th>C</th><th>D</th></tr>
<tr><td colspan="2">仪表</td><td>5</td><td>仪表端庄，服装、鞋、帽整洁、干净
洗手，无长指甲</td><td>3
2</td><td>2
1</td><td>1
0</td><td>0
0</td><td></td><td></td></tr>
<tr><td colspan="2">评估</td><td>10</td><td>患者病情、配合程度及眼部情况
讲解刮片法标本采集的目的及方法
与患者交流时态度和蔼，语言规范</td><td>3
4
3</td><td>2
3
2</td><td>1
2
1</td><td>0
1
0</td><td></td><td></td></tr>
<tr><td colspan="2">操作前的准备</td><td>10</td><td>物品齐全，放置合理
检查物品质量、标签、规格、有效期</td><td>5
5</td><td>4
4</td><td>3
3</td><td>2
2</td><td></td><td></td></tr>
<tr><td rowspan="2">操作过程</td><td>安全与舒适度</td><td>10</td><td>环境整洁、安静、光线适宜
患者取仰卧位</td><td>5
5</td><td>4
4</td><td>3
3</td><td>2
2</td><td></td><td></td></tr>
<tr><td>刮片法标本采集过程</td><td>35</td><td>核对医嘱、姓名、眼别
表面麻醉剂使用方法正确，无污染
翻转睑结膜或使用开睑器方法正确
动作轻柔，患者无明显不适
刮取方法正确
固定标本方法正确
告知患者注意事项</td><td>5
5
5
5
5
5
5</td><td>4
4
4
4
4
4
4</td><td>3
3
3
3
3
3
3</td><td>2
2
2
2
2
2
2</td><td></td><td></td></tr>
<tr><td colspan="2">操作后的处理</td><td>10</td><td>用物处理方法正确
洗手、签字
安置患者</td><td>5
2
3</td><td>4
1
2</td><td>3
0
1</td><td>2
0
0</td><td></td><td></td></tr>
<tr><td colspan="2">评价</td><td>20</td><td>对待患者态度和蔼，有耐心，操作过程中与患者有效沟通
操作过程无污染、熟练、准确、有序
用物处理方法正确
告知患者注意事项</td><td>5
5
5
5</td><td>4
4
4
4</td><td>3
3
3
3</td><td>2
2
2
2</td><td></td><td></td></tr>
<tr><td colspan="2">总分</td><td>100</td><td></td><td></td><td></td><td></td><td></td><td></td><td></td></tr>
</table>

【操作难点与技巧解析】

1. 操作难点

（1）熟练掌握使用刮匙刮取标本手法和动作非常重要。

（2）病变组织刮取困难。

（3）刮取角膜溃疡的基底组织时，有角膜穿孔的风险。

2. 技巧解析

（1）使用刮刀时注意刮刀与组织表面垂直，刮取时动作一定要轻柔。

（2）刮取时尽可能采集获得足够量的标本，但应注意禁止在病变组织的同一部位反复刮取。

（3）刮取角膜溃疡的基底组织时，注意不要过度向下用力，以免角膜穿孔。

（4）取材后立即直接接种到载玻片上并注明采样时间、标本类型、眼别等，及时送检，同时注意送检过程中防止标本污染。

（5）根据医嘱、细菌种类选择不同的固定和染色方法。

二、结膜囊细菌培养标本采集技术

【适应证】

（1）怀疑细菌性结膜炎、角膜炎。

（2）怀疑眼睑及睑缘等处皮肤有细菌感染导致的炎症。

【禁忌证】

因精神因素或全身状况不适合检查者。

【操作技术规范流程】

1. 评估

（1）评估操作环境。

（2）评估眼部情况及患者合作程度。

（3）告知患者标本采集的目的、部位及方法，以取得其配合。

2. 操作前的准备

（1）操作人员准备：操作人员仪表端庄，服装整齐、干净，操作前洗净双手，戴口罩。

（2）患者准备：患者体位取坐位或仰卧位。对于患者要做好心理护理，解除患者心理负担。面对婴幼儿时，耐心说服家属，取得家属的理解和配合。

（3）物品准备：表面麻醉剂、无菌培养基、酒精灯、火柴。

（4）环境要求与物品摆放标准：环境整洁、安静、光线充足、适宜操作。物品摆放有序，取用方便，均在有效期范围内，可以正常使用。

3. 操作过程（图 2-10-2）

（1）认真接待患者，主动热情。

（2）核对医嘱，患者姓名、眼别。

（3）协助患者摆放舒适体位。

（4）将检验条码贴于培养管上。

（5）将培养管拧开，拉出 1/5 棉拭子，用酒精灯火焰消毒培养管口后，轻轻取出浸有培养基的消毒棉拭子（注意勿触及培养管口边缘）。

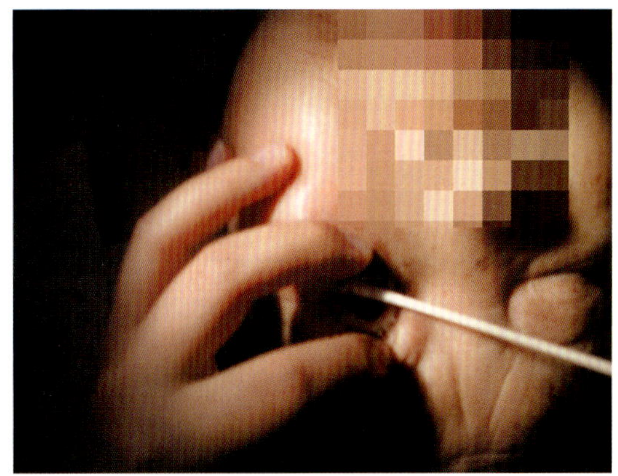

图 2-10-2 结膜囊细菌培养标本采集技术

（6）用左手将患眼下睑向下牵拉，充分暴露并固定下睑穹隆，用棉拭子在内 1/3 下穹隆内轻轻擦拭，并旋转 360°，然后松开下睑，将培养管口在酒精灯火焰上旋转消毒，再将棉拭子轻而准确地插入管中，拧好培养管盖，在 2 小时内送至化验室。

（7）再次核对医嘱，患者姓名、眼别。

4. 操作后的处理

（1）整理用物，洗手，签字。

（2）告知患者操作后的注意事项。

5. 注意事项

（1）严格无菌操作。

（2）操作过程中棉拭子切勿接触睫毛和睑缘皮肤，从培养管取出和送进棉拭子时勿触及培养管的管口，以免影响检查结果。

6. 考核标准

科室： 姓名： 主考老师： 考核日期：

项目	总分	技术操作要求	评分等级				实际得分	备注
			A	B	C	D		
仪表	5	仪表端庄，服装、鞋、帽整洁、干净	3	2	1	0		
		洗手，无长指甲	2	1	0	0		
评估	10	患者病情、配合程度及眼部情况	3	2	1	0		
		讲解结膜囊细菌培养法标本采集的目的及方法	4	3	2	1		
		与患者交流时态度和蔼，语言规范	3	2	1	0		

续表

<table>
<tr><th colspan="2" rowspan="2">项目</th><th rowspan="2">总分</th><th rowspan="2">技术操作要求</th><th colspan="4">评分等级</th><th rowspan="2">实际得分</th><th rowspan="2">备注</th></tr>
<tr><th>A</th><th>B</th><th>C</th><th>D</th></tr>
<tr><td colspan="2">操作前的准备</td><td>10</td><td>物品齐全,放置合理
检查物品质量、标签、规格、有效期</td><td>5
5</td><td>4
4</td><td>3
3</td><td>2
2</td><td></td><td></td></tr>
<tr><td rowspan="2">操作过程</td><td>安全与舒适度</td><td>10</td><td>环境整洁、安静、光线适宜
患者取仰卧位</td><td>5
5</td><td>4
4</td><td>3
3</td><td>2
2</td><td></td><td></td></tr>
<tr><td>结膜囊细菌培养法过程</td><td>35</td><td>核对医嘱、姓名、眼别
滴表面麻醉剂方法正确、无污染
分开眼睑方法正确,动作轻柔,患者无明显不适
取用棉拭子方法正确
标本采集后放置培养管中方法正确,无污染
用物处理方法正确
告知患者注意事项</td><td>5
5
5
5
5
5
5</td><td>4
4
4
4
4
4
4</td><td>3
3
3
3
3
3
3</td><td>2
2
2
2
2
2
2</td><td></td><td></td></tr>
<tr><td colspan="2">操作后的处理</td><td>10</td><td>用物处理方法正确
洗手,签字
安置患者</td><td>5
2
3</td><td>4
1
2</td><td>3
0
1</td><td>2
0
0</td><td></td><td></td></tr>
<tr><td colspan="2">评价</td><td>20</td><td>对待患者态度和蔼,有耐心,操作过程中与患者有效沟通
操作过程无污染、熟练、准确、有序
用物处理方法正确
告知患者注意事项</td><td>5
5
5
5</td><td>4
4
4
4</td><td>3
3
3
3</td><td>2
2
2
2</td><td></td><td></td></tr>
<tr><td colspan="2">总分</td><td>100</td><td></td><td></td><td></td><td></td><td></td><td></td><td></td></tr>
</table>

【操作难点与技巧解析】

1. 操作难点

（1）操作过程中棉拭子容易接触到睫毛和睑缘皮肤。

（2）棉拭子取出和送进过程中易碰触培养管的管口,造成污染或影响检查结果。

2. 技巧解析

（1）采集标本时严格执行无菌操作。

（2）熟练掌握操作技术,尽可能完全暴露取标本的区域,并固定好睑缘。

（3）取材过程稳、准,取材后按照操作要求准确插入培养管内。

（4）标本采集后应及时送检,并注意送检过程防止污染。

第十一节 眼部脓肿切开技术

【知识概述】

眼睑位于体表，易受微生物、风尘和化学物质侵袭，发生炎症反应。眼睑各种腺体的开口多位于睑缘和睫毛的毛囊根部，容易发生细菌感染。其中睑腺炎（hordeolum）是化脓性细菌侵入眼睑腺体而引起的一种急性炎症，好发于青少年。该病容易反复，严重时可破溃，遗留眼睑瘢痕。睑腺炎分为外睑腺炎和内睑腺炎。外睑腺炎又称麦粒肿，是睫毛毛囊或其附属的皮脂腺（Zeis 腺）或汗腺的感染。内睑腺炎是睑板腺的感染。常见的致病菌为葡萄球菌，患处呈红、肿、热、痛等急性炎症的典型表现，可伴有同侧耳前淋巴结肿大。通常水肿越重，疼痛就越重。而急性泪囊炎大多在慢性泪囊炎的基础上发生，与侵入细菌毒力强或机体抵抗力低有关，最常见的致病菌为金黄色葡萄球菌或溶血性链球菌。新生儿急性泪囊炎不多见，儿童患者常为流感嗜血杆菌感染。

上述这些感染早期可行局部热敷，全身和局部使用足量抗生素控制炎症。如炎症未能控制，脓肿形成，则需要切开排脓。

一、外睑腺炎切开引流技术

【操作目的】

外睑腺炎成熟后切开引流，排出脓液，促进炎症消退。

【适应证】

化脓后成熟，未破溃或排脓不畅的外睑腺炎。

【禁忌证】

外睑腺炎尚未成熟时忌切开。

【操作技术规范流程】

1. 评估

（1）评估操作环境。

（2）评估患者眼部情况及合作程度。

（3）告知患者外睑腺炎切开的目的、操作方法及注意事项，以取得其配合。

2. 操作前的准备

（1）操作人员准备：仪表端庄，服装及鞋帽整齐、干净，洗净双手，指甲长度适宜，戴口罩。

（2）患者准备：取仰卧位，患儿需由护士协助固定头位。

（3）物品准备：治疗车、治疗盘、75% 酒精、灭菌引流条、一次性无菌尖刀片、无菌镊、无菌剪刀、无菌棉签、灭菌眼垫、抗生素眼膏。

（4）环境要求与物品摆放标准：操作前擦净操作台、治疗车、治疗盘。物品摆放应按无菌、清洁、污染的顺序依次摆放在治疗车的指定位置。

3. 操作过程

（1）主动接待患者，缓解患者紧张情绪。安抚患儿及家长，嘱患儿家长在手术前 30 分钟内不要让患儿进食进水，以免术中呛咳。不合作的患儿可遵医嘱口服 10% 水合氯醛 5~100mL（0.1g/kg）短效麻醉。

（2）核对医嘱，患者姓名、眼别及切开部位。

（3）协助患者取仰卧位，患儿由护士协助固定头位。

（4）用 75% 酒精消毒眼睑脓肿部位皮肤，持尖刀片在皮肤波动最明显处（体位最低处）做一个与睑缘平行的切口，排出脓液，如有脓栓可用无菌镊夹除。

（5）用无菌镊将引流条送入脓腔，并将引流条尾部反折，引流排脓。

（6）引流条周围涂抗生素眼膏，盖眼垫。

4. 操作后的处理

（1）洗手，签字，告知患者注意事项与换药、复诊时间。

（2）整理用物，清理垃圾，注意垃圾分类。

5. 注意事项

（1）操作时刀刃应背向眼球，以免误伤角膜。

（2）切开前、后切勿挤压脓头，以免感染扩散从而引起眼眶蜂窝织炎和海绵窦血栓等严重并发症。

（3）切口应与睑缘平行，避免损伤眼轮匝肌。

（4）避免在睫毛根部做切口，以防手术后发生倒睫。

（5）脓肿未形成（未成熟）时，不可过早切开，以免炎症扩散。

6. 考核标准

科室：　　　　姓名：　　　　主考老师：　　　　考核日期：

项目		总分	技术操作要求	评分等级				实际得分	备注
				A	B	C	D		
仪表		5	仪表端庄，服装、鞋、帽整洁、干净	3	2	1	0		
			洗手，无长指甲	2	1	0	0		
评估		10	患者病情、配合程度及眼部情况	3	2	1	0		
			讲解外睑腺炎切开的目的及方法	4	3	2	1		
			与患者交流时态度和蔼、语言规范	3	2	1	0		
操作前的准备		10	物品齐全、放置合理	5	4	3	2		
			检查物品质量、标签、规格、有效期	5	4	3	2		
操作过程	安全与舒适度	10	环境整洁、安静、光线适宜	5	4	3	2		
			患者取仰卧位	5	4	3	2		
	外睑腺炎切开引流过程	35	核对医嘱、姓名、眼别	5	4	3	2		
			消毒、切开脓肿部位方法正确	3	2	1	0		
			动作轻柔，患者无明显不适	5	4	3	2		
			切开方法正确（切口与睑缘平行）	5	4	3	2		
			放置引流条方法正确	5	4	3	2		
			涂抗生素眼膏及遮盖患眼方法正确	2	1	0	0		
			用物处理方法正确	5	4	3	2		
			告知患者注意事项	5	4	3	2		
操作后的处理		10	用物处理方法正确	5	4	3	2		
			洗手，签字	2	1	0	0		
			安置患者	3	2	1	0		
评价		20	对待患者态度和蔼，有耐心，操作过程中与患者有效沟通	5	4	3	2		
			操作过程无污染、熟练、准确、有序	5	4	3	2		
			用物处理方法正确	5	4	3	2		
			告知患者注意事项	5	4	3	2		
总分		100							

【操作难点与技巧解析】

1. 操作难点

（1）切开时注意刀刃的方向、角度、深度，以免误伤角膜、眼轮匝肌。

（2）认真做好评估，掌握切开时机。

（3）患儿固定头位非常关键，必要时可以使用约束带固定全身或给予水合氯醛短效麻醉，同时注意患儿防止坠床。

2. 技巧解析

（1）外睑腺炎切开时注意切口应与睑缘平行，使其与眼睑皮纹一致，减少瘢痕。

（2）切开时注意刀刃背向眼球，以免误伤角膜。

（3）熟练掌握眼周解剖结构，切开深度适宜，切忌损伤眼轮匝肌。

（4）评估脓肿部位是否有波动感，正确掌握最佳切开时机。

（5）切开后脓液自动流出，切勿挤压，以免炎症扩散，引起眼眶蜂窝织炎、海绵窦栓塞或败血症等严重并发症。

（6）切开部位若距睫毛根部较近，尽量避开，以免损伤睫毛囊而引起倒睫。

（7）脓肿尚未形成（尚未成熟）时，不可过早切开，以免炎症扩散。

（8）患儿进行脓肿切开时，辅助人员必须做好头部固定和身体约束，确保脓肿切开顺利、安全、有效进行，必要时给予短效麻醉。

二、内睑腺炎切开引流技术

【操作目的】

内睑腺炎成熟后切开引流，排出脓液，促进炎症消退。

【适应证】

炎症已局限，出现黄白色脓点的化脓后的内睑腺炎。

【禁忌证】

内睑腺炎尚未成熟时忌切开。

【操作技术规范流程】

1. 评估

（1）评估操作环境。

（2）评估患者眼部情况及合作程度。

（3）告知患者内睑腺炎切开的目的、操作方法及注意事项，以取得其配合。

2. 操作前的准备

（1）操作人员准备：仪表端庄，服装及鞋帽整齐、干净，洗净双手，指甲长度适宜，戴口罩。

（2）患者准备：取仰卧位，患儿需由护士协助固定头位。

（3）物品准备：治疗车、治疗盘、表面麻醉剂、灭菌引流条、一次性无菌尖刀片、无菌镊、无菌剪刀、无菌眼睑拉钩、无菌棉签、灭菌眼垫、抗生素眼膏。

（4）环境要求与物品摆放标准：操作前擦净操作台、治疗车、治疗盘。物品摆放应按无菌、清洁、污染的顺序依次摆放在治疗车的指定位置。

3. 操作过程

（1）主动热情接待患者，缓解患者紧张情绪。安抚患儿及家长，嘱患儿家长在手术前30分钟内不要让患儿进食进水，以免术中呛咳。不合作的患儿可遵医嘱口服10%水合氯醛5~100mL（0.1g/kg）短效麻醉。

（2）核对医嘱，患者姓名、眼别及切开部位。

（3）协助患者取仰卧位，患儿由护士协助固定头位。

（4）滴表面麻醉剂3次，每次间隔5分钟及以上。

（5）使用无菌眼睑拉钩翻转眼睑，充分暴露病变部位，用尖刀在睑结膜面脓点最明显处做垂直于睑缘的切口，排出脓液，并用棉签擦拭干净。

（6）如脓腔较大，可放置引流条。用无菌镊将引流条送入脓腔深处，并将引流条尾部反折，引流排脓。

（7）如有脓栓可用无菌镊夹除。

（8）结膜囊内涂抗生素眼膏，遮盖眼垫。

4. 操作后的处理

（1）洗手，签字，告知患者注意事项与换药、复诊时间。

（2）整理用物，清理垃圾，注意垃圾分类。

5. 注意事项

（1）操作时刀刃应背向眼球，以免误伤角膜。

（2）切开前、后切勿挤压脓头，以免感染扩散引起眼眶蜂窝织炎和海绵窦血栓等严重并发症。

（3）切口应与睑缘垂直，避免损伤睑板腺。

（4）脓肿未形成（未成熟）时，不可过早切开，以免炎症扩散。

6. 考核标准

科室：　　　　　姓名：　　　　　主考老师：　　　　　考核日期：

项目	总分	技术操作要求	评分等级				实际得分	备注
			A	B	C	D		
仪表	5	仪表端庄，服装、鞋、帽整洁、干净 洗手，无长指甲	3 2	2 1	1 0	0 0		

续表

<table>
<tr><th colspan="2" rowspan="2">项目</th><th rowspan="2">总分</th><th rowspan="2">技术操作要求</th><th colspan="4">评分等级</th><th rowspan="2">实际得分</th><th rowspan="2">备注</th></tr>
<tr><th>A</th><th>B</th><th>C</th><th>D</th></tr>
<tr><td colspan="2" rowspan="3">评估</td><td rowspan="3">10</td><td>患者病情、配合程度及眼部情况</td><td>3</td><td>2</td><td>1</td><td>0</td><td rowspan="3"></td><td rowspan="3"></td></tr>
<tr><td>讲解内睑腺炎切开的目的及方法</td><td>4</td><td>3</td><td>2</td><td>1</td></tr>
<tr><td>与患者交流时态度和蔼,语言规范</td><td>3</td><td>2</td><td>1</td><td>0</td></tr>
<tr><td colspan="2" rowspan="2">操作前的准备</td><td rowspan="2">10</td><td>物品齐全,放置合理</td><td>5</td><td>4</td><td>3</td><td>2</td><td rowspan="2"></td><td rowspan="2"></td></tr>
<tr><td>检查物品质量、标签、规格、有效期</td><td>5</td><td>4</td><td>3</td><td>2</td></tr>
<tr><td rowspan="10">操作过程</td><td rowspan="2">安全与舒适度</td><td rowspan="2">10</td><td>环境整洁、安静、光线适宜</td><td>5</td><td>4</td><td>3</td><td>2</td><td rowspan="2"></td><td rowspan="2"></td></tr>
<tr><td>患者取仰卧位</td><td>5</td><td>4</td><td>3</td><td>2</td></tr>
<tr><td rowspan="8">内睑腺炎切开引流过程</td><td rowspan="8">35</td><td>核对医嘱、姓名、眼别</td><td>5</td><td>4</td><td>3</td><td>2</td><td rowspan="8"></td><td rowspan="8"></td></tr>
<tr><td>滴表面麻醉剂方法正确</td><td>3</td><td>2</td><td>1</td><td>0</td></tr>
<tr><td>动作轻柔,患者无明显不适</td><td>5</td><td>4</td><td>3</td><td>2</td></tr>
<tr><td>切开方法正确(切口与睑缘垂直)</td><td>5</td><td>4</td><td>3</td><td>2</td></tr>
<tr><td>放置引流条方法正确</td><td>5</td><td>4</td><td>3</td><td>2</td></tr>
<tr><td>涂抗生素眼膏及遮盖患眼方法正确</td><td>2</td><td>1</td><td>0</td><td>0</td></tr>
<tr><td>用物处理方法正确</td><td>5</td><td>4</td><td>3</td><td>2</td></tr>
<tr><td>告知患者注意事项</td><td>5</td><td>4</td><td>3</td><td>2</td></tr>
<tr><td colspan="2" rowspan="3">操作后的处理</td><td rowspan="3">10</td><td>用物处理方法正确</td><td>5</td><td>4</td><td>3</td><td>2</td><td rowspan="3"></td><td rowspan="3"></td></tr>
<tr><td>洗手,签字</td><td>2</td><td>1</td><td>0</td><td>0</td></tr>
<tr><td>安置患者</td><td>3</td><td>2</td><td>1</td><td>0</td></tr>
<tr><td colspan="2" rowspan="4">评价</td><td rowspan="4">20</td><td>对待患者态度和蔼,有耐心,操作过程中与患者有效沟通</td><td>5</td><td>4</td><td>3</td><td>2</td><td rowspan="4"></td><td rowspan="4"></td></tr>
<tr><td>操作过程无污染、熟练、准确、有序</td><td>5</td><td>4</td><td>3</td><td>2</td></tr>
<tr><td>用物处理方法正确</td><td>5</td><td>4</td><td>3</td><td>2</td></tr>
<tr><td>告知患者注意事项</td><td>5</td><td>4</td><td>3</td><td>2</td></tr>
<tr><td colspan="2">总分</td><td>100</td><td></td><td></td><td></td><td></td><td></td><td></td><td></td></tr>
</table>

【操作难点与技巧解析】

1. 操作难点

(1)切开时注意切口与睑板腺的关系。

(2)患儿固定头位非常关键,必要时可以使用约束带固定全身或给予水合氯醛短效麻醉,同时注意防止患儿坠床。

2. 技巧解析

(1)内睑腺炎切口应与睑板腺走向一致,即垂直于睑缘,以免损伤睑板腺管。特别注意切口勿直抵睑缘,以免造成睑缘畸形。

(2)位于泪点附近的睑腺囊肿,切开时注意应避免损伤泪道。

（3）切开后若有脓栓，可用无菌镊夹除。

（4）进行脓肿切开时，辅助人员必须做好患儿头部固定和身体约束，确保脓肿切开顺利进行、安全有效，必要时给予短效麻醉。

（5）若脓肿未成熟或未出现脓点时不可过早切开，以防炎症扩散，可先用热敷促其化脓成熟。

三、泪囊部脓肿切开引流技术

【操作目的】

泪囊部脓肿成熟后切开引流，排出脓液，促进炎症消退。

【适应证】

急性泪囊炎时，泪囊部皮肤呈黄色脓点，触及有明显的波动感。

【禁忌证】

（1）脓肿尚未成熟，切忌切开。

（2）怀疑泪囊部肿物者禁忌。

【操作技术规范流程】

1. 评估

（1）评估操作环境。

（2）评估眼部情况及合作程度。

（3）告知患者泪囊部肿物切开的目的、操作方法及注意事项，以取得其配合。

2. 操作前的准备

（1）操作人员准备：仪表端庄，服装、鞋、帽整齐、干净，洗净双手，指甲长度适宜，戴口罩。

（2）患者准备：取仰卧位，患儿需由护士协助固定头位。

（3）物品准备：治疗车、治疗盘、75% 酒精、灭菌引流条、一次性无菌尖刀片、无菌镊、无菌剪刀、无菌棉签、灭菌眼垫、抗生素眼膏。

（4）环境要求与物品摆放标准：操作前擦净操作台、治疗车、治疗盘。物品摆放应按无菌、清洁、污染的顺序依次摆放在治疗车的指定位置。

3. 操作过程

（1）主动接待患者，缓解患者紧张情绪。安抚患儿及家长，嘱患儿家长在手术前 30 分钟内不要让患儿进食进水，以免术中呛咳。不合作的患儿可遵医嘱口服 10% 水合氯醛 5~100mL（0.1g/kg）短效麻醉。

（2）核对医嘱，患者姓名、眼别及切开部位。

(3)协助患者取仰卧位,患儿由护士协助固定头位。

(4)用 75% 酒精消毒泪囊脓肿部位的皮肤,持尖刀在皮肤波动最明显处(体位最低处)做一个与皮肤纹理一致的平行切口,排出并擦净脓液。

(5)用无菌镊将引流条送入脓腔最深处,并将引流条尾部反折,引流排脓。

(6)如有脓栓可用无菌镊夹除。

(7)引流条周围涂抗生素眼膏,盖眼垫。

4. 操作后的处理

(1)洗手,签字,告知患者注意事项与换药、复诊时间。

(2)整理用物,清理垃圾,注意垃圾分类。

5. 注意事项

(1)脓肿未形成(未成熟)时,不可过早切开,以免炎症扩散。

(2)操作时刀刃应按照皮肤纹理切开。

(3)在引流的同时,全身应用抗生素类药物。

6. 考核标准

科室: 姓名: 主考老师: 考核日期:

项目		总分	技术操作要求	评分等级				实际得分	备注
				A	B	C	D		
仪表		5	仪表端庄,服装、鞋、帽整洁、干净	3	2	1	0		
			洗手,无长指甲	2	1	0	0		
评估		10	患者病情、配合程度及眼部情况	3	2	1	0		
			讲解泪囊部脓肿切开的目的及方法	4	3	2	1		
			与患者交流时态度和蔼,语言规范	3	2	1	0		
操作前的准备		10	物品齐全,放置合理	5	4	3	2		
			检查物品质量、标签、规格、有效期	5	4	3	2		
操作过程	安全与舒适度	10	环境整洁、安静、光线适宜	5	4	3	2		
			患者取仰卧位	5	4	3	2		
	泪囊部脓肿切开引流过程	35	核对医嘱、姓名、眼别	5	4	3	2		
			消毒脓肿部位方法正确	3	2	1	0		
			动作轻柔,患者无明显不适	5	4	3	2		
			切开方法正确(切口与皮肤纹理平行)	5	4	3	2		
			放置引流条方法正确	5	4	3	2		
			涂抗生素眼膏及局部包扎方法正确	2	1	0	0		
			用物处理方法正确	5	4	3	2		
			告知患者注意事项	5	4	3	2		

续表

项目	总分	技术操作要求	评分等级				实际得分	备注
			A	B	C	D		
操作后的处理	10	用物处理方法正确 洗手、签字 安置患者	5 2 3	4 1 2	3 0 1	2 0 0		
评价	20	对待患者态度和蔼,有耐心,操作过程中与患者有效沟通 操作过程无污染、熟练、准确、有序 用物处理方法正确 告知患者注意事项	5 5 5 5	4 4 4 4	3 3 3 3	2 2 2 2		
总分	100							

【操作难点与技巧解析】

1. 操作难点

(1)切开时注意切口的方向、深度与皮肤表面之间的关系。

(2)患儿固定头位非常关键,必要时可以使用约束带固定全身或给予水合氯醛短效麻醉,同时注意防止患儿坠床。

2. 技巧解析

(1)观察脓肿部位并评估波动最明显处的皮肤。

(2)操作时刀刃应与皮肤纹理一致,减少瘢痕。

(3)切开时刀刃应背对眼球,直接挑开,以免误伤角膜等其他部位。

(4)切开后脓液自动流出,切忌挤压,并及时擦拭排出的脓液。

(5)切开后若有脓栓,可用无菌镊夹除。

(6)患儿进行脓肿切开时,辅助人员必须做好患儿头部固定和身体约束,确保脓肿切开顺利进行、安全有效,必要时给予短效麻醉。

(7)脓肿未成熟,不可过早切开。

四、睑板腺滤泡切开技术

【操作目的】

缩短病理过程、减轻异物感。

【适应证】

慢性结膜炎或睑缘炎对周围组织刺激形成的睑板腺滤泡。

【禁忌证】

暂无。

【操作技术规范流程】

1. 评估

（1）评估操作环境。

（2）评估患者眼部情况及合作程度。

（3）告知患者睑板腺滤泡切开的目的、操作方法及注意事项，以取得其配合。

2. 操作前的准备

（1）操作人员准备：仪表端庄，服装、鞋、帽整齐、干净，洗净双手，指甲长度适宜，戴口罩。

（2）患者准备：取仰卧位，患儿需由护士协助固定头位。

（3）物品准备：治疗车、治疗盘、表面麻醉剂、一次性使用无菌针头、无菌眼睑拉钩、无菌棉签、抗生素眼膏。

（4）环境要求与物品摆放标准：操作前擦净操作台、治疗车、治疗盘。物品摆放应按无菌、清洁、污染的顺序依次摆放在治疗车的指定位置。

3. 操作过程

（1）主动接待患者，缓解患者紧张情绪。安抚患儿及家长，嘱患儿家长在手术前30分钟内不要让患儿进食进水，以免术中呛咳。不合作的患儿可遵医嘱口服10%水合氯醛5~100mL（0.1g/kg）短效全麻。

（2）核对医嘱，患者姓名、眼别及切开部位。

（3）协助患者取仰卧位，患儿由护士协助固定头位。

（4）滴表面麻醉剂3次，每次间隔5分钟及以上。

（5）使用无菌眼睑拉钩翻转眼睑，充分暴露病变部位。

（6）用一次性无菌针头挑破滤泡，用棉签拭净。

（7）结膜囊内涂抗生素眼膏，遮盖眼垫。

4. 操作后的处理

（1）洗手，签字，告知患者注意事项与换药、复诊时间。

（2）整理用物，清理垃圾，注意垃圾分类。

5. 注意事项

操作时针尖斜面向上，以防误伤角膜。

6. 考核标准

科室：　　　　　姓名：　　　　　主考老师：　　　　　考核日期：

项目		总分	技术操作要求	评分等级				实际得分	备注
				A	B	C	D		
仪表		5	仪表端庄，服装、鞋、帽整洁、干净 洗手，无长指甲，戴口罩	3 2	2 1	1 0	0 0		
评估		10	患者病情、配合程度及眼部情况 讲解睑板腺滤泡切开的目的及方法 与患者交流时态度和蔼，语言规范	3 4 3	2 3 2	1 2 1	0 1 0		
操作前的准备		10	物品齐全，放置合理 检查物品质量、标签、规格、有效期	5 5	4 4	3 3	2 2		
操作过程	安全与舒适度	10	环境整洁、安静、光线适宜 患者取仰卧位	5 5	4 4	3 3	2 2		
	睑板腺滤泡切开过程	35	核对医嘱、姓名、眼别 结膜囊内滴麻药方法正确 滴麻药次数、间隔时间正确 动作轻柔，患者无明显不适 切开方法正确（针挑，切口与睑缘垂直） 涂抗生素眼膏及局部遮盖方法正确 用物处理方法正确 告知患者注意事项	5 3 5 5 5 2 5 5	4 2 4 4 4 1 4 4	3 1 3 3 3 0 3 3	2 0 2 2 2 0 2 2		
操作后的处理		10	用物处理方法正确 洗手，签字 安置患者	5 2 3	4 1 2	3 0 1	2 0 0		
评价		20	对待患者态度和蔼，有耐心，操作过程中与患者有效沟通 操作过程无污染、熟练、准确、有序 用物处理方法正确 告知患者注意事项	5 5 5 5	4 4 4 4	3 3 3 3	2 2 2 2		
总分		100							

【操作难点与技巧解析】

1. 操作难点

（1）切开部位为睑板腺开口处，操作不当，易损伤睫毛根部或睑板腺开口。

（2）动作不规范，有损伤角结膜的风险。操作时一次性使用无菌针头不可正对眼球，针尖斜面向上，以免误伤角膜。

2. 技巧解析

（1）因解剖位置复杂，建议使用一次性 TB 针头将滤泡挑开，并擦拭干净。

（2）挑开滤泡时，注意针尖斜面向上，以免损伤角结膜等。

（3）进行滤泡切开时，辅助人员必须做好患儿头部固定和身体约束，确保滤泡切开顺利进行、安全有效，必要时给予短效麻醉。

第十二节 睑板腺按摩技术

【知识概述】

睑板腺位于睑板内，是垂直排列的皮脂腺，其中上睑有 25~30 个，下睑有 20 个，每个腺体中央有一个导管，导管开口于睑缘。睑板腺分泌的类脂质通过导管排出，参与泪膜的构成，防止泪液过快蒸发，对眼表面起润滑作用。睑板腺功能障碍导致其分泌的脂质数量和质量发生改变，无法起到上述作用时就会引起干眼。睑板腺按摩技术是疏通睑板腺分泌管道，清除淤积的分泌物，提高泪腺稳定，改善眼睑局部循环，缓解干眼疾病。

一、睑板腺按摩技术（使用 HOTZ 板按摩）

【操作目的】

通过疏通睑板腺管道开口，清除睑板腺淤积的分泌物，提高泪膜稳定性，改善眼睑局部循环，缓解由于睑板腺功能障碍导致的眼睛干、涩、痒等临床症状。

【适应证】

睑板腺阻塞患者。

【禁忌证】

无。

【操作技术规范流程】

1. 评估

（1）评估操作环境。

（2）评估眼部情况及合作程度。

（3）告知患者睑板腺按摩的目的、操作方法及注意事项，以取得其配合。

2. 操作前的准备

（1）操作人员准备：操作者仪表端庄，服装、鞋、帽整洁、干净，操作前洗净双手，戴口罩。

（2）患者准备：嘱患者采取仰卧位。

（3）物品准备：表面麻醉剂、无菌棉签、无菌眼垫、HOTZ 板、抗生素眼膏和滴眼液、手部消毒液。

（4）环境要求与物品摆放标准：操作前擦净操作台、治疗车、治疗盘。物品摆放应按无菌、清洁、污染的顺序依次摆放在治疗车的指定位置。

3. 操作过程

（1）认真接待患者，主动热情。

（2）核对医嘱，患者姓名、眼别。

（3）协助患者正确摆放体位。

（4）滴表面麻醉剂 2~3 次，以缓解患者按摩时产生的疼痛与不适感。

（5）嘱患者向所按睑板相反方向注视，HOTZ 板一端轻轻放入眼睑内，另一端与皮肤接触处垫上纱布，向下按压 HOTZ 板使 HOTZ 板将眼睑撑起。用棉签从睑缘上方向睑缘处进行挤压按摩，将潴留在腺管内的分泌物挤压出，使睑板腺通畅。

（6）按摩结束后取出 HOTZ 板，滴抗生素滴眼液或涂抗生素眼膏并用棉签擦拭流出的液体及分泌物。

4. 操作后的处理

（1）整理用物，洗手，嘱患者按摩后半小时内勿揉眼，以免引起角膜内皮擦伤。

（2）正确记录内容，签字。

5. 注意事项

睑板腺按摩后患者半小时之内不要揉眼，以免引起角膜内皮擦伤。

6. 考核标准

科室：　　　　　姓名：　　　　　主考老师：　　　　　考核日期：

项目	总分	技术操作要求	评分等级				实际得分	备注
			A	B	C	D		
仪表	5	仪表端庄，服装、鞋、帽整洁、干净	3	2	1	0		
		洗手，无长指甲	2	1	0	0		
评估	10	患者病情、配合程度及眼部情况	3	2	1	0		
		讲解睑板腺按摩的目的及方法	4	3	2	1		
		与患者交流时态度和蔼，语言规范	3	2	1	0		
操作前的准备	10	物品齐全，放置合理	5	4	3	2		
		检查物品质量、标签、规格、有效期	5	4	3	2		

续表

项目		总分	技术操作要求	评分等级				实际得分	备注
				A	B	C	D		
操作过程	安全与舒适度	10	环境整洁、安静、光线适宜 患者取仰卧位	5 5	4 4	3 3	2 2		
	睑板腺按摩过程	35	核对医嘱、姓名、眼别 滴表面麻醉剂方法正确 动作轻柔、患者无明显不适 放置HOTZ板方法正确（HOTZ板下垫灭菌眼垫） 按摩方法正确 用物处理方法正确 告知患者注意事项	5 5 5 5 5 5 5	4 4 4 4 4 4 4	3 3 3 3 3 3 3	2 2 2 2 2 2 2		
操作后的处理		10	用物处理方法正确 洗手、签字 安置患者	5 2 3	4 1 2	3 0 1	2 0 0		
评价		20	对待患者态度和蔼，有耐心，操作过程中与患者有效沟通 操作过程无污染、熟练、准确、有序 用物处理方法正确 告知患者注意事项	5 5 5 5	4 4 4 4	3 3 3 3	2 2 2 2		
总分		100							

【操作难点与技巧解析】

1. 操作难点

（1）熟练掌握按摩部位、方法、力度非常重要。

（2）按摩过程中或按摩结束后要注意防止角膜上皮擦伤的发生。

2. 技巧解析

（1）HOTZ板放置要正确，即确保支撑起整个睑板，力度适中，操作过程中注意患者感受。

（2）放置前涂大量抗生素眼膏以保护角膜，按摩过程中应注意抬高HOTZ板以避免压迫眼球或损伤角膜。

（3）使用HOTZ板按摩过程中要采用擀压式手法（边擀边挤压），按摩上睑时采用由上至下的擀压式手法（图2-12-1A），按摩下睑时采用由下至上的擀压式手法（图2-12-1B），充分清除腺管内淤积的分泌物，以达到疏通睑板腺管道的目的。

（4）按摩结束后，嘱患者半小时内勿揉眼，以免引起角膜上皮擦伤。

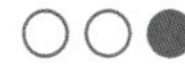

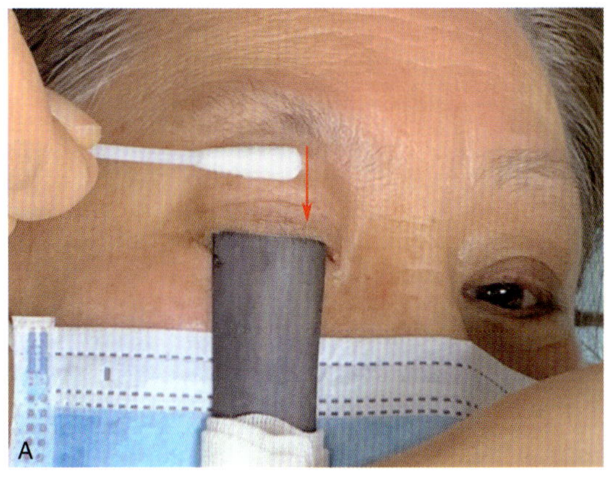

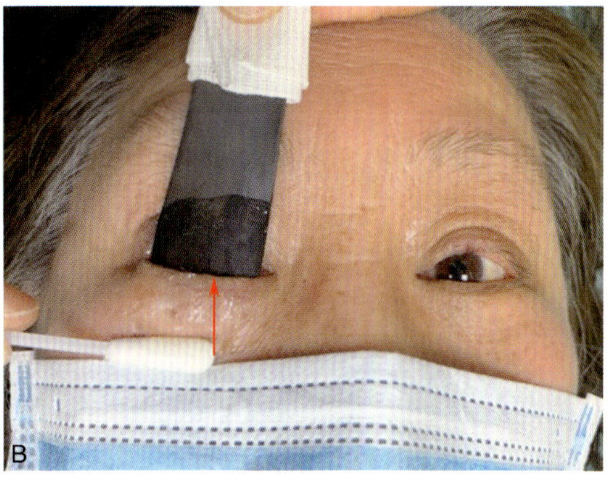

图 2-12-1　睑板腺按摩技术（使用 HOTZ 板）
A. 上睑睑板腺按摩；B. 下睑睑板腺按摩。

二、睑板腺按摩技术（使用睑板腺镊按摩）

【操作目的】

通过疏通睑板腺管道开口清除睑板腺淤积的分泌物，提高泪膜稳定性，改善眼睑局部循环，缓解由于睑板腺功能障碍导致的眼睛干、涩、痒等临床症状。

视频 2-12-1
睑板腺按摩技术

【适应证】

睑板腺阻塞患者。

【禁忌证】

无。

【操作技术规范流程】

1. 评估

（1）评估操作环境。

（2）评估眼部情况及合作程度。

（3）告知患者睑板腺按摩的目的、操作方法及注意事项，以取得其配合。

2. 操作前的准备

（1）操作人员准备：操作者仪表端庄，服装、鞋、帽整洁、干净，操作前洗净双手，戴口罩。

（2）患者准备：嘱患者采取仰卧位。

（3）物品准备：表面麻醉剂、无菌棉签、睑板腺镊、抗生素滴眼液、手部消毒液。

（4）环境要求与物品摆放标准：操作前擦净操作台、治疗车、治疗盘。物品摆放应按无菌、清洁、污染的顺序依次摆放在治疗车的指定位置。

3. 操作过程

（1）认真接待患者，主动热情。

（2）核对医嘱，患者姓名、眼别。

（3）协助患者正确摆放体位。

（4）滴表面麻醉剂 2~3 次，以缓解患者按摩时产生的疼痛与不适感。

（5）嘱患者向所按睑板相反的方向注视，将睑板腺镊轻轻放入眼睑内，用睑板腺镊从睑缘上方向睑缘处进行挤压按摩，将潴留在腺管内的分泌物挤出，使睑板腺通畅。

（6）按摩结束后取出睑板腺镊，滴抗生素滴眼液并用棉签擦拭流出的液体及分泌物。

4. 操作后的处理

（1）整理用物，洗手，嘱患者按摩后半小时内勿揉眼，以免引起角膜上皮擦伤。

（2）正确记录内容，签字。

5. 注意事项

睑板腺按摩后患者半小时之内不要揉眼，以免引起角膜上皮擦伤。

6. 考核标准

科室： 姓名： 主考老师： 考核日期：

项目		总分	技术操作要求	评分等级				实际得分	备注
				A	B	C	D		
仪表		5	仪表端庄，服装、鞋、帽整洁、干净 洗手，无长指甲	3 2	2 1	1 0	0 0		
评估		10	患者病情、配合程度及眼部情况 讲解睑板腺按摩的目的及方法 与患者交流时态度和蔼，语言规范	3 4 3	2 3 2	1 2 1	0 1 0		
操作前的准备		10	物品齐全、放置合理 检查物品质量、标签、规格、有效期	5 5	4 4	3 3	2 2		
操作过程	安全与舒适度	10	环境整洁、安静、光线适宜 患者取仰卧位	5 5	4 4	3 3	2 2		
	睑板腺按摩过程	35	核对医嘱、姓名、眼别 滴表面麻醉剂方法正确 动作轻柔，患者无明显不适 手持睑板腺镊方法正确 使用睑板腺镊按摩方法正确 用物处理方法正确 告知患者注意事项	5 5 5 5 5 5 5	4 4 4 4 4 4 4	3 3 3 3 3 3 3	2 2 2 2 2 2 2		

续表

项目	总分	技术操作要求	评分等级				实际得分	备注
			A	B	C	D		
操作后的处理	10	用物处理方法正确	5	4	3	2		
		洗手，签字	2	1	0	0		
		安置患者	3	2	1	0		
评价	20	对待患者态度和蔼，有耐心，操作过程中与患者有效沟通	5	4	3	2		
		操作过程无污染、熟练、准确、有序	5	4	3	2		
		用物处理方法正确	5	4	3	2		
		告知患者注意事项	5	4	3	2		
总分	100							

【操作难点与技巧解析】

1. 操作难点

（1）熟练掌握按摩部位、方法、力度非常重要。

（2）按摩过程中或按摩结束后要注意防止睑结膜压力性损伤的发生。

2. 技巧解析　使用睑板腺镊按摩过程中要采用移动挤压式手法，边移动边挤压（图 2-12-2），充分清除腺管内淤积的分泌物，以达到疏通睑板腺管道的目的。切忌在同一位置反复多次挤压，以免造成上、下睑结膜压力性损伤。

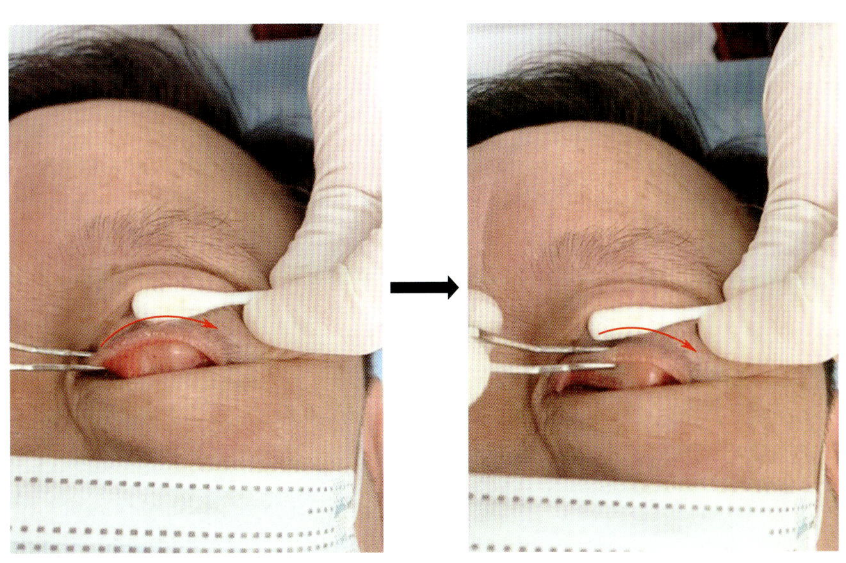

图 2-12-2　睑板腺按摩技术（使用睑板腺镊按摩）

第十三节 耳尖放血技术

【知识概述】

视频 2-13-1
耳尖放血技术

刺血疗法又称刺络放血疗法，是用三棱针、梅花针或其他尖锐工具刺破人体某些穴位、病理反应点或浅表小静脉，放出少量血液而治疗疾病的方法，是针灸的传统方法之一。耳尖位于耳上端尖部，是耳朵的一个穴位。故在耳尖穴刺血可促进血液循环，具有抗炎症、抗过敏、镇静、降压、止痛、清脑、明目等作用，临床常用于治疗五官科疾病，比如最常见的睑腺炎（麦粒肿）、急性结膜炎以及眼睑红肿等。

【操作目的】

用三棱针点刺耳尖部位，对穿刺点进行挤压放血，以达到清热泻火、平肝潜阳、止痛降压、清脑明目、活血化瘀的作用。

【适应证】

（1）睑腺炎初期患者。

（2）急性结膜炎患者。

（3）眼睑红肿患者。

【禁忌证】

（1）凝血功能异常患者禁用。

（2）传染病如：艾滋病、乙型肝炎、梅毒等禁用。

（3）体质虚弱、孕产妇禁用。

【操作技术规范流程】

1. 评估

（1）评估操作环境。

（2）评估眼部情况、耳郭情况及合作程度。

（3）告知患者耳尖放血的目的、操作方法及注意事项，以取得其配合。

2. 操作前的准备

（1）操作人员准备：操作者仪表端庄，服装、鞋、帽整洁、干净，操作前洗净双手，戴口罩。

（2）患者体位要求：嘱患者采取端坐位。

（3）物品准备：75% 酒精、无菌棉签、无菌眼垫、无菌棉球、无菌针头、手部消毒液。

（4）环境要求与物品摆放标准：操作前擦净操作台、治疗车、治疗盘。物品摆放应按无菌、清洁、污染的顺序依次摆放在治疗车的指定位置。

3. 操作过程（图 2-13-1）

（1）认真接待患者，主动热情。

（2）核对医嘱，患者姓名、眼别（同侧耳郭）。

（3）协助患者正确摆放体位。

（4）按摩患者耳郭，使局部血液充盈。

（5）对折耳郭，顶端折处为穿刺点，用 75% 酒精消毒耳郭皮肤。

（6）按照无菌操作要求，将三棱针刺入穿刺点皮肤 1~2mm 深，用双手拇指及示指挤压针刺点附近耳郭，挤出 40~50 滴血，用无菌眼垫拭干。

（7）操作完毕，用消毒棉球压迫穿刺点。

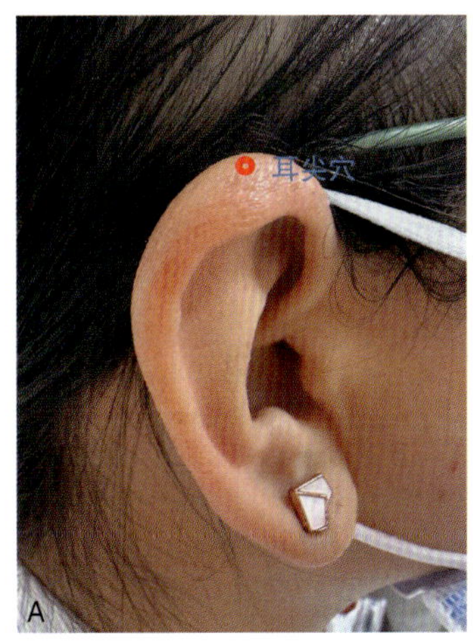

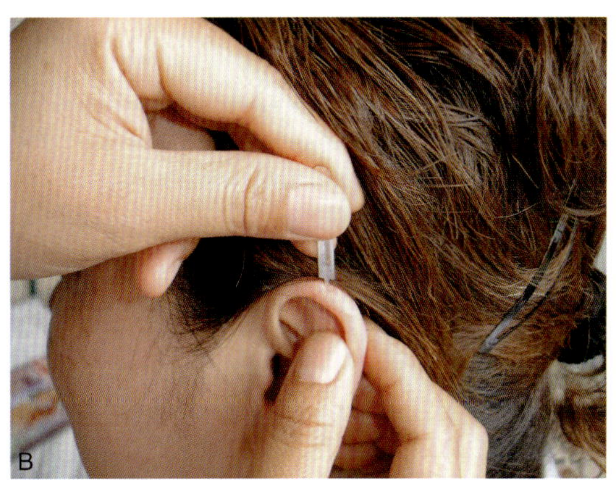

图 2-13-1　耳尖放血技术

A. 对折耳郭，顶端折处即红点标记处为穿刺点；B. 三棱针刺入穿刺点皮肤 1~2mm 深。

4. 操作后的处理

（1）整理用物，洗手。

（2）告知患者注意事项，正确记录内容，签字。

5. 注意事项

（1）穿刺时注意防止损伤耳软骨。

（2）当血液不易挤出时，用 75% 酒精棉擦拭穿刺点，可刺激血液流出。

6. 考核标准

科室：　　　　姓名：　　　　主考老师：　　　　考核日期：

<table>
<tr><th colspan="2" rowspan="2">项目</th><th rowspan="2">总分</th><th rowspan="2">技术操作要求</th><th colspan="4">评分等级</th><th rowspan="2">实际得分</th><th rowspan="2">备注</th></tr>
<tr><th>A</th><th>B</th><th>C</th><th>D</th></tr>
<tr><td colspan="2">仪表</td><td>5</td><td>仪表端庄，服装、鞋、帽整洁、干净
洗手，无长指甲</td><td>3
2</td><td>2
1</td><td>1
0</td><td>0
0</td><td></td><td></td></tr>
<tr><td colspan="2">评估</td><td>10</td><td>患者病情、配合程度及眼部情况
讲解耳尖放血的目的及方法
与患者交流时态度和蔼，语言规范</td><td>3
4
3</td><td>2
3
2</td><td>1
2
1</td><td>0
1
0</td><td></td><td></td></tr>
<tr><td colspan="2">操作前的准备</td><td>10</td><td>物品齐全，放置合理
检查物品质量、标签、规格、有效期</td><td>5
5</td><td>4
4</td><td>3
3</td><td>2
2</td><td></td><td></td></tr>
<tr><td rowspan="2">操作过程</td><td>安全与舒适度</td><td>10</td><td>环境整洁、安静、光线适宜
患者取坐位</td><td>5
5</td><td>4
4</td><td>3
3</td><td>2
2</td><td></td><td></td></tr>
<tr><td>耳尖放血操作过程</td><td>35</td><td>核对医嘱、姓名、眼别、耳别
消毒耳部方法正确
动作轻柔，患者无明显不适
穿刺耳尖部位准确
放血方法正确
放血量适宜
用物处理方法正确
告知患者注意事项</td><td>5
3
5
5
5
2
5
5</td><td>4
2
4
4
4
1
4
4</td><td>3
1
3
3
3
0
3
3</td><td>2
0
2
2
2
0
2
2</td><td></td><td></td></tr>
<tr><td colspan="2">操作后的处理</td><td>10</td><td>用物处理方法正确
洗手，签字
安置患者</td><td>5
2
3</td><td>4
1
2</td><td>3
0
1</td><td>2
0
0</td><td></td><td></td></tr>
<tr><td colspan="2">评价</td><td>20</td><td>对待患者态度和蔼，有耐心，操作过程中与患者有效沟通
操作过程无污染、熟练、准确、有序
用物处理方法正确
告知患者注意事项</td><td>5
5
5
5</td><td>4
4
4
4</td><td>3
3
3
3</td><td>2
2
2
2</td><td></td><td></td></tr>
<tr><td colspan="2">总分</td><td>100</td><td></td><td></td><td></td><td></td><td></td><td></td><td></td></tr>
</table>

【操作难点与技巧解析】

1. 操作难点

（1）耳尖穴位的选择。

（2）掌握穿刺深度，避免损伤耳软骨。

（3）挤血量要符合要求。

2. 技巧解析

（1）耳尖穴位的选择方法：将同侧耳轮对折，顶端折处为针刺点。

（2）将三棱针针头对准穿刺点迅速、垂直刺入 1~2mm。

（3）挤血量 40~50 滴为宜，当血液不易挤出时，用 75% 酒精棉球擦拭耳廓和穿刺点，以刺激其血液流出。

第十四节　眼部缝线拆除技术

一、眼睑皮肤缝线拆除技术

【知识概述】

眼睑（eyelid）位于眼眶前部，覆盖于眼球表面，分上睑和下睑，其游离缘称睑缘（palpebral margin）。上、下睑缘间的裂隙称睑裂（palpebral fissure），其内外连结处分别称为内眦和外眦。正常平视时睑裂高度约 8mm，上睑遮盖角膜上部 1~2mm。

眼睑从外向内分 5 层：皮肤层、皮下组织层、肌层、睑板层、结膜层。

【操作目的】

伤口愈合后，按照拆线日期的规定取出眼睑不可吸收缝线。伤口感染时拆除眼睑缝线利于伤口排脓。

【适应证】

有外伤史或手术史眼睑皮肤有缝线的患者。

【禁忌证】

未到拆线日期或者伤口未完全愈合者。

【操作技术规范流程】

1. 评估

（1）评估操作环境。

（2）评估眼部情况、伤口愈合情况及合作程度。

（3）告知患者拆除皮肤缝线的目的、操作方法及注意事项，以取得其配合。

2. 操作前的准备

（1）操作人员准备：操作者仪表端庄，服装、鞋、帽整洁、干净，操作前洗净双手，戴口罩。

（2）患者准备：取仰卧位或坐位。

（3）物品准备：无菌盘（灭菌弯剪、灭菌有齿镊各 1 把）、无菌眼垫、无菌棉签、无菌生理盐水、75% 酒精、抗生素眼膏。

（4）环境要求与物品摆放标准：操作前擦净操作台、治疗车、治疗盘。物品摆放应按无菌、清洁、污染的顺序依次摆放在治疗车的指定位置。

3. 操作过程（图 2-14-1）

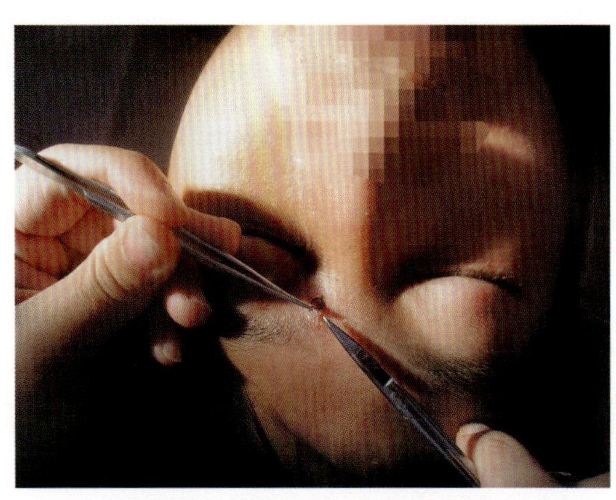

图 2-14-1 眼睑皮肤缝线拆除技术

（1）认真接待患者，态度和蔼，语言规范，向患者解释以取得患者配合。

（2）核对医嘱，患者姓名、眼别及拆线日期。皮肤裂伤一般术后 5~7 日拆线。睑内翻矫正术如睑板楔形切除术一般术后 7 日拆线，有张力或矫正作用者术后 10~14 日拆线。

（3）协助患者取仰卧位或坐位。

（4）操作时用无菌生理盐水棉棒清洁患侧皮肤，并用 75% 酒精消毒伤口及周围皮肤，待酒精挥发后，左手持有齿镊夹住线套，右手持弯剪拆除缝线，左手用有齿镊拉出缝线。缝线拆除后用 75% 酒精消毒伤口，无菌眼垫遮盖伤口。必要时眼内可涂抹抗生素眼膏。

（5）患儿拆线时注意应专人固定患儿头部，必要时全麻下拆线，方法同成人。

4. 操作后的处理

（1）洗手，签字，嘱患者皮肤缝线拆除后 24 小时之内不要沾水，以免感染。

（2）整理用物：弯剪、有齿镊用清水冲洗后放于清洁区待干，高压灭菌处理后备用。其他用物按医用垃圾处理。

5. 注意事项

（1）皮肤缝线拆除后嘱患者 24 小时之内不要沾水，以免感染。

（2）如伤口结痂将缝线粘住，应先用生理盐水棉块浸润后再拆除缝线。

（3）仔细检查有无遗漏的缝线。

（4）拆线后皮肤有结痂者，嘱患者不要强行揭掉，使其自行脱落以免留疤。

6. 考核标准

科室：　　　　　姓名：　　　　　主考老师：　　　　　考核日期：

项目		总分	技术操作要求	评分等级				实际得分	备注
				A	B	C	D		
仪表		5	仪表端庄，服装、鞋、帽整洁、干净 洗手，无长指甲	3 2	2 1	1 0	0 0		
评估		10	患者病情、配合程度及眼部情况 讲解眼睑皮肤拆线的目的及方法 与患者交流时态度和蔼，语言规范	3 4 3	2 3 2	1 2 1	0 1 0		
操作前的准备		10	物品齐全，放置合理 检查物品质量、标签、规格、有效期	5 5	4 4	3 3	2 2		
操作过程	安全与舒适	10	环境整洁、安静、光线适宜 患者取仰卧位或坐位	5 5	4 4	3 3	2 2		
	眼睑皮肤缝线拆除过程	35	核对医嘱、姓名、眼别 消毒拆线部位方法正确 取用无菌物品方法正确 拆线方法正确 动作轻柔，患者无明显不适 用物处理方法正确 告知患者注意事项	5 5 5 5 5 5 5	4 4 4 4 4 4 4	3 3 3 3 3 3 3	2 2 2 2 2 2 2		
操作后的处理		10	用物处理方法正确 洗手、签字 安置患者	5 2 3	4 1 2	3 0 1	2 0 0		
评价		20	对待患者态度和蔼，有耐心，操作过程中与患者有效沟通 操作过程无污染、熟练、准确、有序 用物处理方法正确 告知患者注意事项	5 5 5 5	4 4 4 4	3 3 3 3	2 2 2 2		
总分		100							

【操作难点与技巧解析】

1. 操作难点

（1）有结痂时，不要强行揭掉痂皮。

（2）若伤口化脓感染，应及时处理。

（3）拆线后健康教育指导很重要。

2. 技巧解析

（1）拆线时如果伤口结痂将缝线粘住，先用生理盐水棉块浸润后再拆除缝线，切忌强行揭掉。

（2）若发生化脓感染，应及时遵医嘱处理，如拆除部分缝线或放置引流条，必要时使用抗生素。

二、结膜缝线拆除技术

【知识概述】

结膜（conjunctiva）是一层薄而透明的黏膜组织，表面光滑且富弹性，覆盖于眼睑后面（睑结膜）、部分眼球表面（球结膜）以及睑部到球部的返折部分（穹隆部结膜），这三部分结膜形成一个以睑裂为开口的囊状间隙，称为结膜囊。结膜按照部位分为睑结膜、球结膜和穹隆部结膜。

【操作目的】

结膜伤口愈合后，按照拆线日期的规定取出结膜不可吸收缝线。解除患者由于缝线存在眼内引起的异物感。

【适应证】

结膜有缝线的患者。

【禁忌证】

未到拆线日期或者伤口未完全愈合者。

【操作技术规范流程】

1. 评估

（1）评估操作环境。

（2）评估眼部情况、伤口愈合情况及合作程度。

（3）告知患者结膜缝线拆除的目的、操作方法及注意事项，以取得其配合。

（4）患儿若不配合，可在全麻下拆除缝线。

2. 操作前的准备

（1）操作人员准备：操作者仪表端庄，服装、鞋、帽整洁、干净，操作前洗净双手，戴口罩。

（2）患者准备：体位要求取仰卧位。患儿拆线准备约束衣，必要时可全麻下拆线。

（3）物品准备：无影灯、表面麻醉剂、无菌盘（内盛开睑器、弯剪、牙镊、无菌眼垫）、抗生素眼膏或滴眼液、无菌棉签、灭菌生理盐水。

（4）环境要求与物品摆放标准：操作前擦净操作台、治疗车、治疗盘。物品摆放应按无菌、清洁、污染的顺序依次摆放在治疗车的指定位置。

3. 操作过程

（1）认真接待：态度和蔼，语言规范，向患者解释以取得患者配合。

（2）核对医嘱，患者姓名、眼别及拆线日期。结膜缝线一般术后 3~5 日拆线。有张力及移植术者术后 10~14 日拆线。

（3）协助患者取仰卧位。

（4）滴表面麻醉剂 2 次，每次间隔 5 分钟及以上。

（5）右手用生理盐水棉签清洁眼周围皮肤，并用开睑器轻轻牵开上下睑。

（6）在良好的照明条件下（必要时打开无影灯），左手用有齿镊夹住线头一端提起，右手持弯剪伸进提起的一端将线剪开。

（7）仔细检查有无遗漏的缝线后，取下开睑器。

（8）连续缝线者，先松开两端缝线的一个套，然后由一端或中央抽拉缝线。

（9）缝线拆除后，滴抗生素滴眼液 1 滴或涂抗生素眼膏，用无菌眼垫遮盖。

（10）若患儿拆线先用约束衣约束患儿，专人固定患儿头部，必要时全麻下拆线，方法同成人。

4. 操作后的处理

（1）洗手，签字，告知患者拆线后的注意事项。告知患者拆线前使用表面麻醉剂则 1 小时内勿揉眼，眼内 24 小时不能进脏水，以免感染。无菌眼垫次日自行取下，遵医嘱自行滴抗生素滴眼液，如有不适随诊。

（2）整理用物。

5. 注意事项

（1）拆线时不可用力过猛，以免损伤结膜。

（2）拆线时嘱患者向相反的方向注视，防止器械损伤其他部位。

6. 考核标准

科室：　　　　姓名：　　　　主考老师：　　　　考核日期：

项目	总分	技术操作要求	评分等级				实际得分	备注
			A	B	C	D		
仪表	5	仪表端庄，服装、鞋、帽整洁、干净	3	2	1	0		
		洗手，无长指甲	2	1	0	0		
评估	10	患者病情、配合程度及眼部情况	3	2	1	0		
		讲解结膜拆线的目的及方法	4	3	2	1		
		与患者交流时态度和蔼，语言规范	3	2	1	0		

续表

<table>
<tr><th colspan="2" rowspan="2">项目</th><th rowspan="2">总分</th><th rowspan="2">技术操作要求</th><th colspan="4">评分等级</th><th rowspan="2">实际得分</th><th rowspan="2">备注</th></tr>
<tr><th>A</th><th>B</th><th>C</th><th>D</th></tr>
<tr><td colspan="2">操作前的准备</td><td>10</td><td>物品齐全，放置合理
检查物品质量、标签、规格、有效期</td><td>5
5</td><td>4
4</td><td>3
3</td><td>2
2</td><td></td><td></td></tr>
<tr><td rowspan="2">操作过程</td><td>安全与舒适度</td><td>10</td><td>环境整洁、安静、光线适宜
患者取仰卧位</td><td>5
5</td><td>4
4</td><td>3
3</td><td>2
2</td><td></td><td></td></tr>
<tr><td>眼结膜缝线拆除过程</td><td>35</td><td>核对医嘱、姓名、眼别
滴表面麻醉剂方法正确
取用无菌物品方法正确
拆线方法正确
动作轻柔、患者无明显不适
用物处理方法正确
告知患者注意事项</td><td>5
5
5
5
5
5
5</td><td>4
4
4
4
4
4
4</td><td>3
3
3
3
3
3
3</td><td>2
2
2
2
2
2
2</td><td></td><td></td></tr>
<tr><td colspan="2">操作后的处理</td><td>10</td><td>用物处理方法正确
洗手、签字
安置患者</td><td>5
2
3</td><td>4
1
2</td><td>3
0
1</td><td>2
0
0</td><td></td><td></td></tr>
<tr><td colspan="2">评价</td><td>20</td><td>对待患者态度和蔼有耐心，操作过程中与患者有效沟通
操作过程无污染、熟练、准确、有序
用物处理方法正确
告知患者注意事项</td><td>5
5
5
5</td><td>4
4
4
4</td><td>3
3
3
3</td><td>2
2
2
2</td><td></td><td></td></tr>
<tr><td colspan="2">总分</td><td>100</td><td></td><td></td><td></td><td></td><td></td><td></td><td></td></tr>
</table>

【操作难点与技巧解析】

1. 操作难点

（1）缝线如与结膜粘连不易拆除。

（2）拆线时患者配合不当，易导致损伤结膜或角膜。

2. 技巧解析

（1）结膜缝线拆除放置开睑器时注意动作轻柔，防止损伤结膜或眼内组织。

（2）缝线若与结膜粘连，不要强行牵拉，嘱患者向拆线部位的反方向注视（避免误伤角膜和其他部位），左手用有齿镊轻提线套，右手持弯剪剪断即可。

（3）连续缝线者，先松开两端缝线的一个套，然后由一端或中央抽拉缝线。

（4）提前做好宣教，确保患者有效配合，防止出现意外伤害。

第十五节　眼部球结膜下注射技术

【知识概述】

视频 2-15-1
眼部球结膜下注射技术

结膜是一种透明、菲薄的黏膜，柔软光滑且富有弹性，覆盖于眼睑内面（睑结膜）、部分眼球表面（球结膜）以及睑部到球部的返折部分（穹隆部结膜）。其中，球结膜覆盖在眼球前部巩膜的表面，附着较为疏松，可以移动，是结膜最薄和最透明的部分。球结膜与巩膜间有眼球筋膜疏松相连，在角膜缘附近3mm以内与球筋膜、巩膜融合。穹隆部结膜是睑结膜与球结膜相互移行的皱褶部分，组织疏松，有利于眼球自由转动。

【操作目的】

眼部球结膜下注射技术是将药物注入结膜与巩膜之间的疏松间隙内，以提高药物在眼内的浓度，增强及延长药物的作用时间，或由于注射液的刺激及渗透压的改变，促进血液循环，达到消炎和促进吸收的作用。

【适应证】

需要通过结膜给药进行治疗时（如局部麻醉、抗菌治疗、抗炎治疗、扩大瞳孔治疗、扩张结膜血管，改善局部营养治疗等）。

【禁忌证】

（1）有明显的出血倾向者。

（2）眼球有明显的穿通伤口，而未进行缝合者。

【操作技术规范流程】

1. 评估

（1）评估操作环境。

（2）评估眼部情况、全身用药情况（尤其询问有无使用抗凝药物）及合作程度。

（3）告知患者结膜下注射的目的、操作方法及注意事项，以取得其配合。

（4）查看患者是否填写特殊检查（治疗）同意书。

2. 操作前的准备

（1）操作人员准备：仪表端庄，服装整齐、干净，操作前洗净双手，戴口罩。

（2）患者准备：取仰卧位或坐位。

（3）物品准备：表面麻醉剂、所需药物、2mL 注射器、4.5 号针头、无菌眼垫、无菌棉签、抗生素眼膏或滴眼液、手部消毒液。

（4）环境要求与物品摆放标准：治疗室环境安静整洁，每日按要求进行紫外线照射消毒，物品按照护理部统一标准进行摆放。

3. 操作过程（图 2-15-1）

（1）认真接待患者。

（2）双人核对医嘱，患者姓名、眼别、年龄及特殊检查（治疗）同意书是否签字等。

（3）协助摆放患者体位（仰卧位或坐位）。

（4）滴表面麻醉剂 2 次，每次间隔 5 分钟及以上。

（5）操作者左手拇指和示指分开下睑，并嘱患者眼向上方注视，充分暴露下睑的球结膜，然后将注射针头与睑缘平行成 10°~15° 挑起注射部位的球结膜（常规可选取距角膜缘 5~6mm 颞侧近穹隆部的球结膜），进针 3~4mm，缓慢注入药物使结膜呈鱼泡样隆起。

（6）注射完毕退出针头，滴抗生素滴眼液（抗生素眼膏），嘱患者闭眼 5 分钟，观察有无出血等情况，必要时用眼垫遮盖。

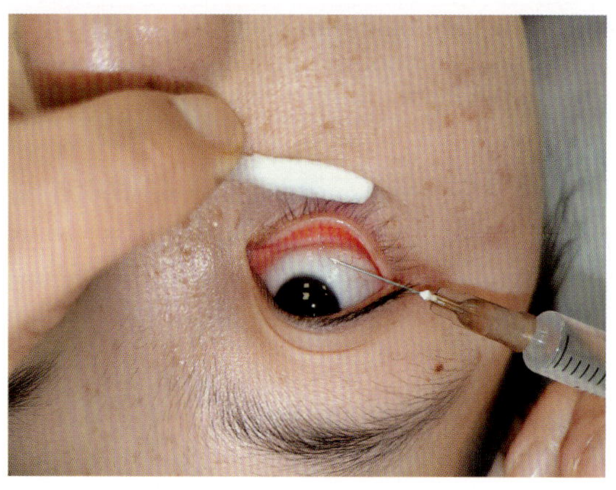

图 2-15-1 眼部结膜下注射技术

4. 操作后的处理

（1）整理用物、洗手，签字并告知患者注意事项（尤其强调不能揉眼）。

（2）正确记录内容，签字。

5. 注意事项

（1）注射时嘱患者头部和眼球不要转动，以免刺伤眼球，对眼球震颤不能固视者，可用无菌镊固定眼球后再注射。

（2）多次注射，应更换注射部位。

（3）注射时，针头不能朝向角膜或距离角膜缘过近，针尖斜面向上，避开血管。

（4）结膜下注射时可能会伤及结膜血管，引起结膜下出血，应做好相关宣教。

（5）注射时不要用力过猛，尽量避开血管，避免损伤巩膜。

6. 考核标准

科室：　　　　姓名：　　　　主考老师：　　　　考核日期：

<table>
<tr><th colspan="2" rowspan="2">项目</th><th rowspan="2">总分</th><th rowspan="2">技术操作要求</th><th colspan="4">评分等级</th><th rowspan="2">实际得分</th><th rowspan="2">备注</th></tr>
<tr><th>A</th><th>B</th><th>C</th><th>D</th></tr>
<tr><td colspan="2">仪表</td><td>5</td><td>仪表端庄，服装、鞋、帽整洁、干净
洗手，无长指甲</td><td>3
2</td><td>2
1</td><td>1
0</td><td>0
0</td><td></td><td></td></tr>
<tr><td colspan="2">评估</td><td>10</td><td>患者病情、配合程度及眼部情况
讲解结膜下注射的目的及方法
与患者交流时态度和蔼，语言规范</td><td>3
4
3</td><td>2
3
2</td><td>1
2
1</td><td>0
1
0</td><td></td><td></td></tr>
<tr><td colspan="2">操作前的准备</td><td>10</td><td>物品齐全，放置合理
检查物品质量、标签、规格、有效期</td><td>5
5</td><td>4
4</td><td>3
3</td><td>2
2</td><td></td><td></td></tr>
<tr><td rowspan="2">操作过程</td><td>安全与舒适度</td><td>10</td><td>环境整洁、安静、光线适宜
患者取仰卧位或坐位</td><td>5
5</td><td>4
4</td><td>3
3</td><td>2
2</td><td></td><td></td></tr>
<tr><td>眼部结膜下注射过程</td><td>35</td><td>核对医嘱、姓名、眼别
滴表面麻醉剂方法正确
铺临时盘、抽取药物方法正确
取用无菌物品方法正确
固定眼睑、进针角度适宜
注射方法正确，动作轻柔，患者无明显不适
告知患者注意事项</td><td>5
5
5
5
5
5
5</td><td>4
4
4
4
4
4
4</td><td>3
3
3
3
3
3
3</td><td>2
2
2
2
2
2
2</td><td></td><td></td></tr>
<tr><td colspan="2">操作后的处理</td><td>10</td><td>用物处理方法正确
洗手，签字
安置患者</td><td>5
2
3</td><td>4
1
2</td><td>3
0
1</td><td>2
0
0</td><td></td><td></td></tr>
<tr><td colspan="2">评价</td><td>20</td><td>对待患者态度和蔼，有耐心，操作过程中与患者有效沟通
操作过程无污染、熟练、准确、有序
用物处理方法正确
告知患者注意事项</td><td>5
5
5
5</td><td>4
4
4
4</td><td>3
3
3
3</td><td>2
2
2
2</td><td></td><td></td></tr>
<tr><td colspan="2">总分</td><td>100</td><td></td><td></td><td></td><td></td><td></td><td></td><td></td></tr>
</table>

【操作难点与技巧解析】

1. 操作难点

（1）注射时嘱患者头部和眼球制动很重要，防止医源性眼外伤。

（2）多次注射，应更换注射部位。

（3）注射时，若针头朝向角膜或距离角膜缘过近，有损伤角膜的风险。

（4）对于结膜充血严重的患者，注射时导致结膜下出血的概率较大。

（5）操作时动作过大、用力过猛会导致巩膜损伤。

2. 技巧解析

（1）做好宣教指导，嘱患者不要转动头部和眼球，以防刺伤眼球，对眼球震颤不能固视者，可用无菌镊固定眼球后再进行注射。

（2）反复多次注射的患者，应注意更换注射部位，尽量减少对结膜的损伤。

（3）注射时针头不能朝向角膜或距离角膜缘过近，同时注意针尖斜面向上，避开血管，防止角膜损伤。

（4）对于结膜充血严重的患者，做好相关宣教，取得患者的理解和配合。

（5）由于结膜下注射需要双手配合，操作者需要完成单手穿刺注药。初学者在操作前可以在治疗巾上进行模拟持针、穿刺、推药练习，提高手的灵活性和稳定性。

（6）遇到结膜条件不好或注射药物量多的患者，尽量选择穹隆部结膜，并进行深部注射。进针时，可针尖斜面向上，平压着轻推球结膜，形成褶皱，再改变针尖斜面，顺势完成穿刺。

（7）眼科治疗操作技术，强调动作轻柔、流畅，切忌用力过猛。

第十六节 眼球周围筋膜注射技术（半球后注射技术）

视频 2-16-1 眼球周围筋膜注射技术（半球后注射技术）

【知识概述】

眼球筋膜是包裹在眼外肌的菲薄纤维组织膜，在眼球结膜下起自角膜缘部，止于视神经周围。由于此膜在视神经周围前部最薄，在角膜缘后1~2mm处与巩膜融合，此膜后部坚厚，与眶脂体紧密相贴，难以分离。眼球筋膜与眼球之间有一空隙，其间有支配眼球的神经经过。

【操作目的】

将药物注射至眼球外赤道部附近，提高局部组织内的药物浓度，从而达到更好的治疗效果。

【适应证】

（1）需要球周给药或进行麻醉时。

（2）结膜反复注射而致药物不易吸收时。

【禁忌证】

眼球有明显的穿通伤口，尚未进行缝合时。

【操作技术规范流程】

1. 评估

（1）评估操作环境。

（2）评估患者眼部情况、有无药物过敏史及合作程度。

（3）告知患者半球后注射的目的、操作方法及注意事项，以取得其配合。

（4）查看患者是否填写特殊检查（治疗）同意书。

2. 操作前的准备

（1）操作人员准备：仪表端庄，服装整齐、干净，操作前洗净双手，戴口罩。

（2）患者准备：取仰卧位。

（3）物品准备：所需药物、2mL 注射器、4.5 号针头、无菌棉球、无菌棉签、75% 酒精、手部消毒液。

（4）环境要求与物品摆放标准：治疗室环境安静整洁，每日按要求进行紫外线照射消毒，物品按照护理部统一标准进行摆放。

3. 操作过程（图 2-16-1）

（1）认真接待，主动热情。

（2）核对医嘱，患者姓名、眼别、年龄及特殊检查（治疗）同意书是否签字等。

（3）协助摆放患者体位（仰卧位）。

（4）用 75% 酒精棉签消毒下睑皮肤。

（5）嘱患者向上方注视，于下睑外 1/3 与中 1/3 交界处垂直进针，进针深度 1.5~2cm，抽取无回血后方可注药。

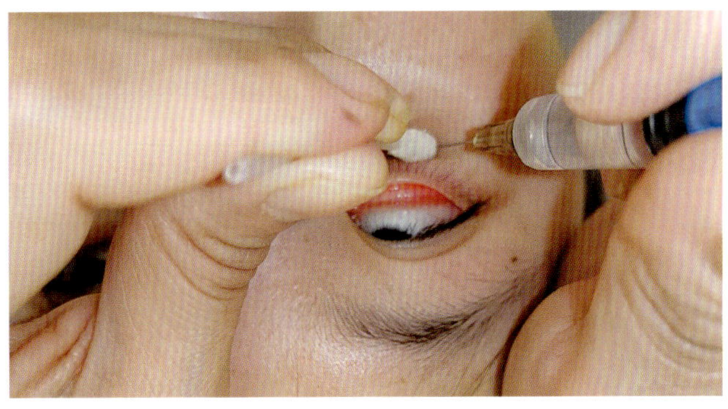

图 2-16-1　眼球周围筋膜注射技术

（6）拔针后用手掌小鱼际覆盖无菌棉球压迫进针点 3~5 分钟。

4. 操作后的处理

（1）整理用物，洗手，告知患者注意事项。

（2）正确记录内容，签字。

5. 注意事项

（1）进针时，速度要慢且用力不可过大，遇到阻力，切忌强行进针。拔针时速度也要慢。

（2）注射时可能会伤及血管，引起眶内出血，应及时给予加压止血。

（3）注射过程中要观察眼部情况，如有眼睑肿胀、眼球突出，提示出血症状，应立即拔针，加压包扎。

6. 考核标准

科室： 姓名： 主考老师： 考核日期：

<table>
<tr><th colspan="2" rowspan="2">项目</th><th rowspan="2">总分</th><th rowspan="2">技术操作要求</th><th colspan="4">评分等级</th><th rowspan="2">实际得分</th><th rowspan="2">备注</th></tr>
<tr><th>A</th><th>B</th><th>C</th><th>D</th></tr>
<tr><td colspan="2">仪表</td><td>5</td><td>仪表端庄，服装、鞋、帽整洁、干净
洗手，无长指甲</td><td>3
2</td><td>2
1</td><td>1
0</td><td>0
0</td><td></td><td></td></tr>
<tr><td colspan="2">评估</td><td>10</td><td>患者病情、配合程度及眼部情况
讲解半球后注射的目的及方法
与患者交流时态度和蔼、语言规范</td><td>3
4
3</td><td>2
3
2</td><td>1
2
1</td><td>0
1
0</td><td></td><td></td></tr>
<tr><td colspan="2">操作前的准备</td><td>10</td><td>物品齐全，放置合理
检查物品质量、标签、规格、有效期</td><td>5
5</td><td>4
4</td><td>3
3</td><td>2
2</td><td></td><td></td></tr>
<tr><td rowspan="2">操作过程</td><td>安全与舒适度</td><td>10</td><td>环境整洁、安静、光线适宜
患者取仰卧位或坐位</td><td>5
5</td><td>4
4</td><td>3
3</td><td>2
2</td><td></td><td></td></tr>
<tr><td>球周注射过程</td><td>35</td><td>核对医嘱、姓名、眼别
铺临时盘。抽取药物方法正确
取用无菌物品方法正确
选择及消毒注射部位正确
注射方法、抽取回血方法正确
动作轻柔，患者无明显不适
告知患者注意事项</td><td>5
5
5
5
5
5
5</td><td>4
4
4
4
4
4
4</td><td>3
3
3
3
3
3
3</td><td>2
2
2
2
2
2
2</td><td></td><td></td></tr>
<tr><td colspan="2">操作后的处理</td><td>10</td><td>用物处理方法正确
洗手、签字
安置患者</td><td>5
2
3</td><td>4
1
2</td><td>3
0
1</td><td>2
0
0</td><td></td><td></td></tr>
</table>

续表

项目	总分	技术操作要求	评分等级				实际得分	备注
			A	B	C	D		
评价	20	对待患者态度和蔼，有耐心，操作过程中与患者有效沟通	5	4	3	2		
		操作过程无污染、熟练、准确、有序	5	4	3	2		
		用物处理方法正确	5	4	3	2		
		告知患者注意事项	5	4	3	2		
总分	100							

【操作难点与技巧解析】

1. 操作难点

（1）眼部注射时进针速度、力度要掌握适度，遇到阻力不可强行进针。

（2）注射时嘱患者头部和眼球制动很重要，防止医源性眼外伤。

（3）注射时可能会伤及血管引起眶内出血，应掌握突发情况的处理措施。

（4）注射过程中密切观察眼部情况，如有眼睑肿胀、眼球突出，提示出血症状，应立即拔针并做好紧急处理。

2. 技巧解析

（1）进针、拔针时速度要慢。进针时用力不可过大，遇到阻力切忌强行进针。

（2）注射前做好健康宣教，取得患者积极配合，嘱患者头部和眼球不要转动，以防刺伤眼球。

（3）注射过程中要观察眼部情况，如有眼睑肿胀、眼球突出，提示出血症状，应立即拔针并加压包扎。

（4）准确选择注射部位：用无菌棉签沿眶缘轻轻按压下睑中外 1/3 交界处，选定好位置后沿眶缘垂直于患者面部进针。

第十七节　眼部球后注射技术

【知识概述】

眼部球后注射是将药物注入眼球后肌锥内，以达到治疗及麻醉作用的眼部注射方法。

视频 2-17-1
眼部球后注射技术

【操作目的】

治疗眼底疾病及眼内手术前麻醉。

【适应证】

（1）需要眼部球后给药进行麻醉时。

（2）治疗眼球后部疾病。

（3）眼内手术的睫状神经节阻滞麻醉。

【禁忌证】

（1）怀疑有眶内感染时。

（2）有明显的出血倾向者。

（3）眼球有明显的穿通伤口，并未进行缝合时。

（4）怀疑有眶内恶性肿瘤者。

【操作技术规范流程】

1. 评估

（1）评估操作环境。

（2）评估眼部情况、全身情况（包括心率、是否服用抗凝剂等）、有无药物过敏史及合作程度。

（3）告知患者眼部球后注射的目的、操作方法及注意事项，以取得其配合。

（4）查看患者是否填写特殊检查（治疗）同意书。

2. 操作前的准备

（1）操作人员准备：仪表端庄，服装整齐、干净，操作前洗净双手，戴口罩。

（2）患者准备：取仰卧位。

（3）物品准备：所需药物、球后专用 2mL 注射器、无菌棉签、无菌棉球、75% 酒精、手部消毒液。

（4）环境要求与物品摆放标准：治疗室环境安静整洁，每日按要求进行紫外线照射消毒，物品按照护理部统一标准进行摆放。

3. 操作过程

（1）认真接待患者，主动热情。

（2）核对医嘱，患者姓名、眼别、年龄及特殊检查（治疗）同意书是否签字等。

（3）协助摆放患者体位（仰卧位）。

（4）用 75% 酒精棉签消毒下睑皮肤。

（5）嘱患者向上方注视，于下睑外 1/3 与中 1/3 交界处眶缘皮肤垂直进针，进针 1cm 后再转向鼻上方倾斜，向眶尖方向进针，总长 3~3.5cm，抽吸无回血即可注入药物。

（6）注射完毕，用消毒棉球压住进针处，拔出针头，用手掌小鱼际覆盖无菌棉球压迫进针点 3~5 分钟（图 2-17-1）。

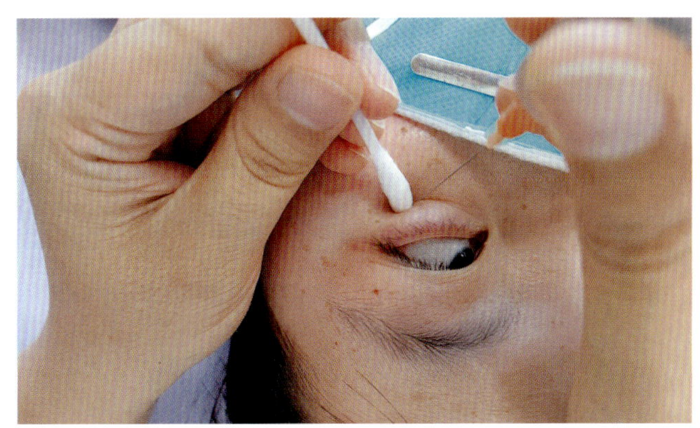

图 2-17-1　眼部球后注射技术

4. 操作后的处理

（1）整理用物，洗手，告知患者注意事项。

（2）正确记录内容，签字。

5. 注意事项

（1）注射时谨防穿通眼球壁，特别是高度近视眼轴增长时。

（2）进针深度不可超过 3.5cm，以免伤及神经组织。

（3）注射后嘱患者压迫眼球 3~5 分钟，防止出血和促进药液扩散。

（4）如注射后眼球迅速突出、眼睑绷紧，则为球后出血，应立即闭合眼睑，加压包扎，并通知医生，配合处理。

（5）注射后如患者突感视物不见，可能发生中央动脉阻塞，应立即通知医生配合处理。

（6）做好健康宣教。

6. 考核标准

科室：　　　　姓名：　　　　主考老师：　　　　考核日期：

项目	总分	技术操作要求	评分等级				实际得分	备注
			A	B	C	D		
仪表	5	仪表端庄，服装、鞋、帽整洁、干净 洗手，无长指甲	3 2	2 1	1 0	0 0		
评估	10	患者病情、配合程度及眼部情况 讲解眼部球后注射的目的及方法 与患者交流时态度和蔼。语言规范	3 4 3	2 3 2	1 2 1	0 1 0		

续表

<table>
<tr><th colspan="2" rowspan="2">项目</th><th rowspan="2">总分</th><th rowspan="2">技术操作要求</th><th colspan="4">评分等级</th><th rowspan="2">实际得分</th><th rowspan="2">备注</th></tr>
<tr><th>A</th><th>B</th><th>C</th><th>D</th></tr>
<tr><td colspan="2">操作前的准备</td><td>10</td><td>物品齐全,放置合理
检查物品质量、标签、规格、有效期</td><td>5
5</td><td>4
4</td><td>3
3</td><td>2
2</td><td></td><td></td></tr>
<tr><td rowspan="2">操作过程</td><td>安全与舒适度</td><td>10</td><td>环境整洁、安静、光线适宜
患者取仰卧位</td><td>5
5</td><td>4
4</td><td>3
3</td><td>2
2</td><td></td><td></td></tr>
<tr><td>眼部球后注射过程</td><td>35</td><td>核对医嘱、姓名、眼别
铺临时盘、抽取药物方法正确
取用无菌物品方法正确
选择及消毒注射部位正确
注射方法、抽取回血方法正确
动作轻柔,患者无明显不适
告知患者注意事项</td><td>5
5
5
5
5
5
5</td><td>4
4
4
4
4
4
4</td><td>3
3
3
3
3
3
3</td><td>2
2
2
2
2
2
2</td><td></td><td></td></tr>
<tr><td colspan="2">操作后的处理</td><td>10</td><td>用物处理方法正确
洗手,签字
安置患者</td><td>5
2
3</td><td>4
1
2</td><td>3
0
1</td><td>2
0
0</td><td></td><td></td></tr>
<tr><td colspan="2">评价</td><td>20</td><td>对待患者态度和蔼,有耐心,操作过程中与患者有效沟通
操作过程无污染、熟练、准确、有序
用物处理方法正确
告知患者注意事项</td><td>5
5
5
5</td><td>4
4
4
4</td><td>3
3
3
3</td><td>2
2
2
2</td><td></td><td></td></tr>
<tr><td colspan="2">总分</td><td>100</td><td></td><td></td><td></td><td></td><td></td><td></td><td></td></tr>
</table>

【操作难点与技巧解析】

1. 操作难点

（1）眼部球后注射是眼科护理操作中风险级别较高的操作技术,操作人员要有丰富的理论知识和处理突发情况的能力。对于特殊患者如高度近视眼患者、甲状腺相关眼病患者,谨防穿通眼球壁。

（2）严格掌握进针深度,操作时防止伤及神经组织。

（3）注射过程中密切观察眼部情况十分重要。

（4）做好患者健康宣教,取得患者密切配合。

2. 技巧解析

（1）注射位置选取必须准确:用无菌棉签沿眶缘轻轻按压下睑中外 1/3 交界处,选定好位置后,沿眶缘进针,注意进针时注射器长轴垂直于患者脸部平面,且针尖斜面朝向操作者,进针深度不可超过3.5cm，防止损伤神经组织。对于特殊患者如高度近视眼患者、甲状腺相关眼病患者，进针深度略深，同时谨防穿通眼球壁。

（2）进针过程中如出现进针阻力大的情况不可暴力进针。

（3）注射过程中如出现眼球迅速突出、眼睑绷紧，则为球后出血，应立即闭合眼睑，加压包扎，并通知医生配合处理。

（4）注射后如患者突感视物不见，可能发生中央动脉阻塞，应立即通知医生配合处理。

第十八节　颞浅动脉旁皮下注射技术

【知识概述】

颞浅动脉旁皮下注射复方樟柳碱注射液是临床上治疗缺血性视神经病变的主要方法之一。复方樟柳碱注射液治疗缺血性视神经病变的主要机制是通过注射部位颞浅动脉旁皮下自主神经末梢，调整脉络膜的神经活动，使脉络膜血管活性物质稳定在正常范围，从而改善脉络膜的血管活动，增加眼部血流灌注量，改善眼球供血状况。

视频2-18-1
颞浅动脉旁
皮下注射技术

【操作目的】

减少药物的用量、副作用，提高局部药物浓度、增强疗效。颞浅动脉通过脑膜中动脉与眼眶内动脉相连，此处注射比一般用药量小但效果明显、作用迅速、无副作用，对提高患者的视力有明显的作用。

【适应证】

缺血性、外伤性视神经病变，视网膜病变，脉络膜病变，睫状体痉挛，眼外肌麻痹，玻璃体混浊等。

【禁忌证】

（1）脑出血及眼出血急性期患者、有普鲁卡因过敏史患者禁用。

（2）青光眼、心房颤动者慎用。

（3）因精神因素或全身情况不能接受此项治疗者。

【操作技术规范流程】

1. 评估

（1）评估操作环境。

（2）评估患者眼部情况、全身情况（是否处于脑出血、眼出血急性期），心理状态、有无药物过敏史及合作程度。

（3）告知患者颞浅动脉旁皮下注射的目的、操作方法及注意事项，以取得其配合。

（4）查看患者是否填写特殊检查（治疗）同意书。

2. 操作前的准备

（1）操作人员准备：仪表端庄，服装整齐、干净；操作前洗净双手，戴口罩。

（2）患者准备：取仰卧位，头偏向健侧。

（3）物品准备：所需药物、2mL 注射器、4.5 号针头、无菌棉签、无菌棉球、75% 酒精、手部消毒液。

（4）环境要求与物品摆放标准：治疗室环境安静整洁，每日按要求进行紫外线照射消毒，物品按照护理部统一标准进行摆放。

3. 操作过程（图 2-18-1）

（1）认真接待患者，主动热情。

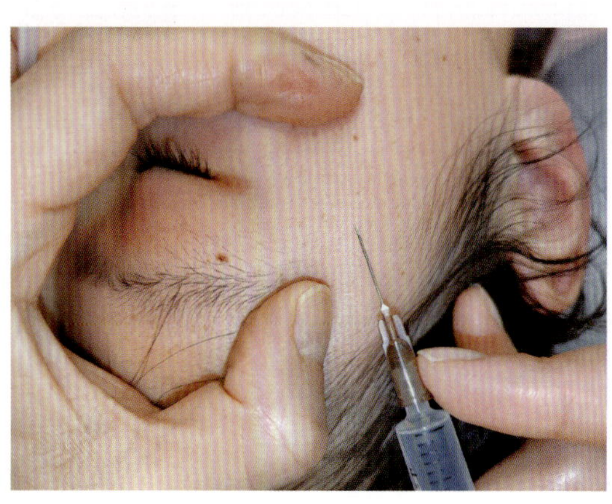

图 2-18-1 颞浅动脉旁皮下注射

（2）核对医嘱，患者姓名、眼别、年龄等。

（3）协助摆放患者体位。

（4）用 75% 酒精棉签消毒患眼颞侧皮肤。

（5）用棉签定位进针点（眉弓与下眶缘连线的交点），以 15°~30° 进针，抽取无回血后，用右手推药，左手持棉签在注射区域进行环形按摩。

（6）拔出针后，嘱患者用无菌棉球按压注射部位 5~10 分钟。

4. 操作后的处理

（1）整理用物，洗手，告知患者注意事项。

（2）正确记录内容，签字。

5. 注意事项

（1）推药速度不可过快。

（2）青光眼、心房纤颤的患者慎用。

6. 考核标准

科室：　　　　　姓名：　　　　　主考老师：　　　　　考核日期：

项目		总分	技术操作要求	评分等级 A	B	C	D	实际得分	备注
仪表		5	仪表端庄，服装、鞋、帽整洁、干净	3	2	1	0		
			洗手，无长指甲	2	1	0	0		
评估		10	患者病情、配合程度及眼部情况	3	2	1	0		
			讲解颞浅动脉旁皮下注射的目的及方法	4	3	2	1		
			与患者交流时态度和蔼，语言规范	3	2	1	0		
操作前的准备		10	物品齐全，放置合理	5	4	3	2		
			检查物品质量、标签、规格、有效期	5	4	3	2		
操作过程	安全与舒适度	10	环境整洁、安静、光线适宜	5	4	3	2		
			患者取仰卧位，头偏向健眼侧	5	4	3	2		
	颞浅动脉旁皮下注射过程	35	核对医嘱、姓名、眼别	5	4	3	2		
			铺临时盘、抽取药物方法正确	5	4	3	2		
			取用无菌物品方法正确	5	4	3	2		
			选择及消毒注射部位正确	5	4	3	2		
			注射方法、抽取回血方法正确	5	4	3	2		
			动作轻柔，患者无明显不适	5	4	3	2		
			告知患者注意事项	5	4	3	2		
操作后的处理		10	用物处理方法正确	5	4	3	2		
			洗手，签字	2	1	0	0		
			安置患者	3	2	1	0		
评价		20	对待患者态度和蔼，有耐心，操作过程中与患者有效沟通	5	4	3	2		
			操作过程无污染、熟练、准确、有序	5	4	3	2		
			用物处理方法正确	5	4	3	2		
			告知患者注意事项	5	4	3	2		
总分		100							

【操作难点与技巧解析】

1. 操作难点

（1）注射部位的选择，注射角度、深度非常重要，关系到治疗效果。

（2）掌握推药速度、推药力度，有助于药液的弥散和吸收。

（3）推药过程中如出现异常，掌握紧急处理方法能最大限度减少对患者的伤害。

（4）患者注射部位有皮丘或隆起可能使患者产生紧张、恐惧心理，做好相关宣教指导。

2. 技巧解析

（1）颞浅动脉旁皮下注射的部位是眉弓与下眶缘连线的交点，用棉签定位进针点，以15°~30° 进针，进针深度不超过 0.5cm，进针长度不超过 1cm。

（2）进针后一定要抽回血，确认无回血方可注射。若在穿刺过程中穿破血管，出现局部血肿时，应立即拔针，严格按照无菌技术要求加压包扎 24 小时，确定出血停止方可解除包扎，48 小时后方可热敷，促进淤血吸收。

（3）推药应慢，让麻药充分起作用，从而减轻患者的疼痛感和肿胀感。推药的同时，用左手持棉签在注射区域进行环形按摩。多次注射应更换注射部位。若注射部位有硬节，可在硬节处局部按摩或热敷。

（4）由于皮肤浅筋膜区分布较多的神经和血管，为减轻患者注射时的疼痛，可以为患者选取较细的针头，操作者一只手绷紧患者注射部位的皮肤，另一只手持针快速刺入穿刺部位的皮肤。

（5）注射后局部会出现皮丘或隆起，属于正常现象，通过按摩即可吸收，但要注意切忌用力按压和热敷，以防感染发生。

（6）部分患者注射后会有一过性眼皮沉重或一过性头晕现象，此时可嘱患者平卧，协助医生监测血压、呼吸及脉搏等生命体征。

第十九节 眶上神经封闭技术

【知识概述】

眶上神经痛（supraorbital neuralgia）是指眶上神经分布范围内（前额部）持续性或阵发性疼痛，也可在持续痛时阵发性加剧，眶上切迹处有明显压痛，常伴有视疲劳，眼球胀痛（看近物时加重），前额、眶内、两颞及头顶疼痛，时轻时重，或伴头晕、恶心，呕吐等症状。多见于成年人，是眼科的常见病。其病因较为复杂，可能与上呼吸道感染、副鼻窦炎、神经衰弱、屈光不正或视疲劳等有关。

【操作目的】

减轻眶上神经疼痛。

【适应证】

眶上神经疼痛患者。

【禁忌证】

（1）儿童。

（2）局部皮肤有炎症者。

（3）因精神因素或全身状况不能接受此项治疗者。

【操作技术规范流程】

1. 评估

（1）评估操作环境。

（2）评估患者眼部情况及眼周皮肤情况、心理状态、有无药物过敏史及合作程度。

（3）告知患者眶上神经封闭的目的、操作方法及注意事项，以取得其配合。

（4）查看患者是否填写特殊检查（治疗）同意书。

2. 操作前的准备

（1）操作人员准备：仪表端庄，服装整洁、干净，操作前用七步洗手法洁净双手，戴口罩。

（2）患者准备：取仰卧位。

（3）物品准备：所需药物、2mL 注射器、4.5 号针头、无菌盘、无菌棉签、75% 酒精、专用锐器盒、手部消毒液。

（4）环境要求与物品摆放标准：环境要求光线明亮，物品置于清洁治疗车上，抽取药液的注射器放置于无菌盘内。

3. 操作过程（图 2-19-1）

（1）认真接待患者，主动热情。

（2）核对患者姓名、性别、年龄、眼别，药物名称、浓度、剂量、有效期及特殊检查（治疗）同意书是否签字等。

（3）协助患者取仰卧位。

（4）用 75% 酒精消毒患眼眶缘皮肤。

（5）用棉签定位进针点（患眼鼻侧眶上缘切迹），垂直进针 1~1.5cm，抽取无回血后缓慢推药。

（6）注射完毕退出针头，嘱患者按压注射部位 5 分钟。

（7）告知患者注射时勿转动头部和眼球，以防误伤。

4. 操作后的处理

（1）整理用物，洗手，告知患者注意事项。

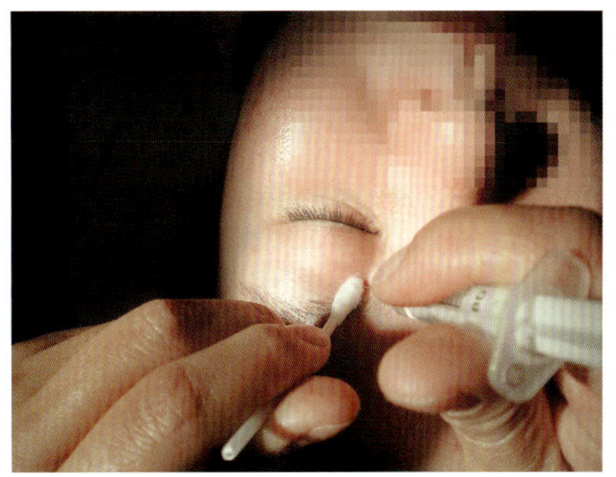

图 2-19-1　眶上神经封闭技术

（2）正确记录内容，签字。

5. 注意事项

（1）进针时切忌太快，以免损伤眼内组织。

（2）75% 酒精消毒时要防止酒精进入眼内，引起不适。

6. 考核标准

科室：　　　　　姓名：　　　　　主考老师：　　　　　考核日期：

<table>
<tr><th colspan="2" rowspan="2">项目</th><th rowspan="2">总分</th><th rowspan="2">技术操作要求</th><th colspan="4">评分等级</th><th rowspan="2">实际得分</th><th rowspan="2">备注</th></tr>
<tr><th>A</th><th>B</th><th>C</th><th>D</th></tr>
<tr><td colspan="2">仪表</td><td>5</td><td>仪表端庄，服装、鞋、帽整洁、干净
洗手，无长指甲</td><td>3
2</td><td>2
1</td><td>1
0</td><td>0
0</td><td></td><td></td></tr>
<tr><td colspan="2">评估</td><td>10</td><td>患者病情、配合程度及眼部情况
讲解眶上神经封闭的目的及方法
与患者交流时态度和蔼，语言规范</td><td>3
4
3</td><td>2
3
2</td><td>1
2
1</td><td>0
1
0</td><td></td><td></td></tr>
<tr><td colspan="2">操作前的准备</td><td>10</td><td>物品齐全，放置合理
检查物品质量、标签、规格、有效期</td><td>5
5</td><td>4
4</td><td>3
3</td><td>2
2</td><td></td><td></td></tr>
<tr><td rowspan="2">操作过程</td><td>安全与舒适度</td><td>10</td><td>环境整洁、安静、光线适宜
患者取仰卧位</td><td>5
5</td><td>4
4</td><td>3
3</td><td>2
2</td><td></td><td></td></tr>
<tr><td>眶上神经封闭过程</td><td>35</td><td>核对医嘱、姓名、眼别
铺临时盘、抽取药物方法正确
取用无菌物品方法正确
选择及消毒注射部位正确
注射方法、抽取回血方法正确
动作轻柔，患者无明显不适
告知患者注意事项</td><td>5
5
5
5
5
5
5</td><td>4
4
4
4
4
4
4</td><td>3
3
3
3
3
3
3</td><td>2
2
2
2
2
2
2</td><td></td><td></td></tr>
<tr><td colspan="2">操作后的处理</td><td>10</td><td>用物处理方法正确
洗手，签字
安置患者</td><td>5
2
3</td><td>4
1
2</td><td>3
0
1</td><td>2
0
0</td><td></td><td></td></tr>
<tr><td colspan="2">评价</td><td>20</td><td>对待患者态度和蔼，有耐心，操作过程中与患者有效沟通
操作过程无污染、熟练、准确、有序
用物处理方法正确
告知患者注意事项</td><td>5
5
5
5</td><td>4
4
4
4</td><td>3
3
3
3</td><td>2
2
2
2</td><td></td><td></td></tr>
<tr><td colspan="2">总分</td><td>100</td><td></td><td></td><td></td><td></td><td></td><td></td><td></td></tr>
</table>

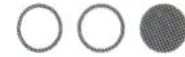

【操作难点与技巧解析】

1. 操作难点 进针部位的选择和进针深度应严格掌握,防止损伤眼内组织。

2. 技巧解析

(1)正确选取进针部位,即患眼鼻侧眶上缘切迹处,用棉签定位进针点,垂直进针1~1.5cm,抽取无回血后方可缓慢推药。

(2)进针和拔针时切忌太快,以免损伤眶内组织。

第二十节 A 型肉毒毒素注射技术

【知识概述】

眼睑及面肌痉挛是一种以主动肌和拮抗肌不协调而产生阵发性或持续性收缩导致的运动障碍性疾患。近年来,A 型肉毒毒素已成为眼睑痉挛、面肌痉挛的主要一线治疗药物。

视频 2-20-1 A 型肉毒毒素注射技术

【操作目的】

缓解肌肉痉挛。

【适应证】

(1)眼睑痉挛需要 A 型肉毒毒素注射治疗的患者。

(2)面肌痉挛需要 A 型肉毒毒素注射治疗的患者。

【禁忌证】

(1)A 型肉毒毒素药物过敏的患者。

(2)精神障碍或全身状况不能接受此项治疗者。

(3)不愿配合治疗的患者。

【操作技术规范流程】

1. 评估

(1)评估操作环境。

(2)评估眼部注射部位皮肤正常,无红肿、破溃。评估心理状态、有无药物过敏史及合作程度。

(3)告知患者 A 型肉毒毒素注射的目的、操作方法及注意事项,以取得其配合。

(4)查看患者是否填写特殊检查(治疗)同意书。

2. 操作前的准备

（1）操作人员准备：仪表端庄，服装整洁、干净，操作前洗净双手，戴口罩。

（2）患者准备：取仰卧位。

（3）物品准备：A 型肉毒毒素药物、生理盐水、2mL 一次性注射器、一次性无菌胰岛素注射器（1mL）、无菌盘、无菌棉签、安尔碘皮肤消毒剂、专用锐器盒、手部消毒液。

（4）环境要求与物品摆放标准：环境要求光线明亮，必要时可以局部灯光照明。物品置于清洁治疗车上，抽取药液的注射器放置于无菌盘内。

3. 操作过程（图 2-20-1）

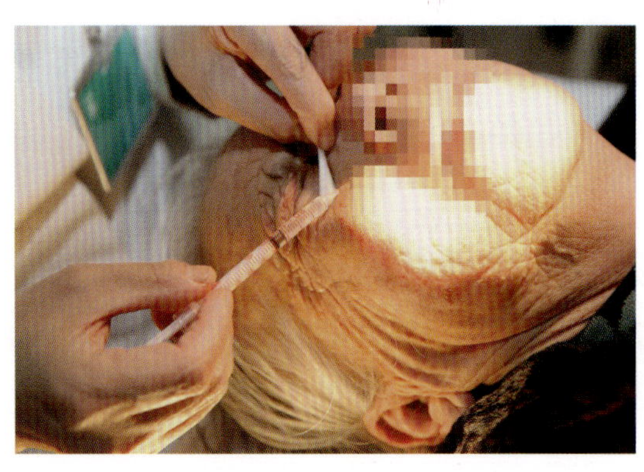

图 2-20-1 A 型肉毒毒素注射技术

（1）认真接待患者，主动热情。

（2）核对患者姓名、性别、年龄、注射部位，药物名称、浓度、剂量、有效期及特殊检查（治疗）同意书是否签字。

（3）协助患者取仰卧位。

（4）A 型肉毒毒素药物配制：100U 的 A 型肉毒毒素药物溶于 2mL 生理盐水中配制成 50U/mL 的 A 型肉毒毒素药液。如配制浓度为 5U/0.1mL 药液，直接抽取 50U/mL 药液（取 1mL 胰岛素注射器，通常抽取 20 格药液，4 格 =0.1mL）。如配制浓度为 2.5U/0.1mL 药液，再加 1 倍生理盐水稀释（取 1mL 胰岛素注射器，通常抽取 14 格药液，再抽取生理盐水 14 格，4 格 =0.1mL），放置于无菌盘备用。

（5）操作者严格遵医嘱，保持注射针头与皮肤成 15°~30° 进针，缓慢注射。

（6）注射完毕退出针头，观察有无出血等情况，必要时增加注射部位按压时间。

（7）告知患者注射过程中的注意事项：注射时嘱患者头部勿转动，以防误伤；注射时疼痛感明显，嘱患者应配合治疗，如有特殊情况及时告知护士。

4. 操作后的处理

（1）整理用物，洗手，告知患者注意事项。

（2）正确记录内容，签字。

5. 注意事项

（1）注射时嘱患者头部勿转动，以防误伤。

（2）告知患者 A 型肉毒毒素注射时疼痛感明显，应配合治疗，如有特殊情况及时告知护士。

（3）注射上睑时，针头切勿向眼睑中央注射，以免损伤提上睑肌，造成患者一过性上睑下垂。

（4）注射时避开血管，对于有出血倾向或出血明显的患者，增加按压时间。

（5）A 型肉毒毒素注射后，对患者做好药物作用和可能出现的不良反应等相关宣教。

6. 考核标准

科室：　　　　姓名：　　　　主考老师：　　　　考核日期：

项目		总分	技术操作要求	评分等级				实际得分	备注
				A	B	C	D		
仪表		5	仪表端庄，服装、鞋、帽整洁、干净 洗手，无长指甲	3 2	2 1	1 0	0 0		
评估		10	患者病情、配合程度及眼部情况 讲解 A 型肉毒毒素注射的目的及方法 与患者交流时态度和蔼，语言规范	3 4 3	2 3 2	1 2 1	0 1 0		
操作前的准备		10	物品齐全，放置合理 检查物品质量、标签、规格、有效期	5 5	4 4	3 3	2 2		
操作过程	安全与舒适度	10	环境整洁、安静、光线适宜 患者取仰卧位	5 5	4 4	3 3	2 2		
	A 型肉毒毒素注射过程	35	核对医嘱、姓名、性别、年龄、注射部位、剂量、浓度 铺无菌盘、抽取药物方法正确 取用无菌物品方法正确 药物配制浓度正确 进针角度适宜 注射方法正确、动作轻柔，患者无明显不适 告知患者注意事项	5 5 5 5 5 5 5	4 4 4 4 4 4 4	3 3 3 3 3 3 3	2 2 2 2 2 2 2		
操作后的处理		10	用物处理方法正确 洗手，签字	5 5	4 4	3 3	2 2		
评价		20	对待患者态度和蔼，有耐心，操作过程中与患者有效沟通 操作过程无污染、熟练、准确、有序 用物处理方法正确 告知患者注意事项	5 5 5 5	4 4 4 4	3 3 3 3	2 2 2 2		
总分		100							

【操作难点与技巧解析】

1. 操作难点

（1）患者头部制动非常重要，注射时疼痛明显，注意患者的配合度。

（2）注射上睑时，保持注射部位精准，以免损伤提上睑肌。

（3）对于注射部位毛细血管丰富或服用抗凝药物的患者，注射时易造成出血。

2. 技巧解析

（1）注射时切忌患者头部乱动，提前做好相关指导。为减少患者疼痛反应，可于注射前在注射部位敷麻药。

（2）注射上睑时，准确选取注射部位，且针头不能朝向眼睑中央注射，以免损伤提上睑肌，造成患者一过性上睑下垂。

（3）注射时避开血管，对于有出血倾向或出血明显的患者，增加按压时间。

（4）注射后，对患者做好药物作用和可能出现的不良反应等相关宣教。

第二十一节 倒睫拔除技术

【知识概述】

倒睫是指睫毛位置异常并倒向眼球，刺激角膜、结膜，造成眼部疼痛、畏光、流泪及异物感等不适。以少数、分散、粗硬的倒睫而无明显睑内翻者为宜，可行倒睫拔除技术。

【操作目的】

清除位置异常的睫毛，解除患者的不适症状。

【适应证】

（1）不伴有睑内翻的少量倒睫。

（2）已经进行睑内翻矫正者，但仍有少量倒睫。

【禁忌证】

（1）大量倒睫。

（2）明显睑内翻者。

【操作技术规范流程】

1. 评估

（1）评估操作环境。

（2）评估眼部倒睫情况。

（3）告知患者拔倒睫的目的、操作方法及注意事项，以取得其配合。

2. 操作前的准备

（1）操作人员准备：仪表端庄，服装整齐、干净，修剪指甲，操作前洗净双手，戴口罩。

（2）患者准备：取仰卧位。

（3）物品准备：无菌盘（临时盘）、无菌棉签、拔毛镊、手部消毒液。

（4）环境要求与物品摆放标准：操作环境安静、整洁、光线适宜，操作前半小时停止打扫，减少人员走动，物品齐全、摆放合理。

3. 操作过程（图 2-21-1）

（1）认真接待患者，主动热情。

（2）核对医嘱，患者姓名、眼别。

（3）协助患者取仰卧位。

（4）嘱患者睁眼，向拔除睫毛的相反方向注视，用拔毛镊轻轻拔除睫毛，用棉签轻轻擦拭。

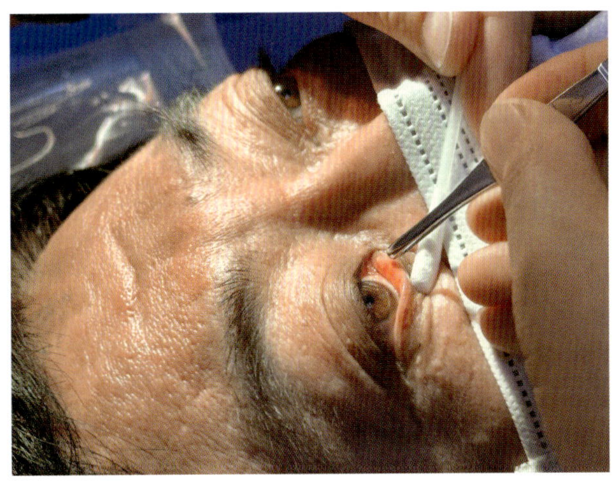

图 2-21-1　倒睫拔除术

4. 操作后的处理

（1）整理用物，洗手，告知患者注意事项。

（2）正确记录内容，签字。

5. 注意事项

（1）做好眼部护理，保持患处干燥、清洁，切忌用手揉搓眼睛，避免引起感染。

（2）若眼睛出现不适，及时进行自检，如用手电筒侧照眼睛表面进行观察，若仍有睫毛反方向生长，需要到医院就诊。

6. 考核标准

科室： 姓名： 主考老师： 考核日期：

项目		总分	技术操作要求	评分等级 A	B	C	D	实际得分	备注
仪表		5	仪表端庄，服装、鞋、帽整洁、干净	3	2	1	0		
			洗手，无长指甲	2	1	0	0		
评估		10	患者病情、配合程度及眼部情况	3	2	1	0		
			讲解拔除倒睫的目的及方法	4	3	2	1		
			与患者交流时态度和蔼，语言规范	3	2	1	0		
操作前的准备		10	物品齐全，放置合理	5	4	3	2		
			检查物品质量、标签、规格、有效期	5	4	3	2		
操作过程	安全与舒适度	10	环境整洁、安静、光线适宜	5	4	3	2		
			患者取仰卧位头偏向患眼侧	5	4	3	2		
	拔除倒睫的过程	35	核对医嘱、姓名、眼别	5	4	3	2		
			协助患者体位正确	5	4	3	2		
			铺临时盘，盘中物品摆放合理	5	4	3	2		
			取用无菌物品方法正确	5	4	3	2		
			拔除方法正确	5	4	3	2		
			动作轻柔，患者无明显不适	5	4	3	2		
			告知患者注意事项	5	4	3	2		
操作后的处理		10	用物处理方法正确	5	4	3	2		
			洗手，签字	2	1	0	0		
			安置患者	3	2	1	0		
评价		20	对待患者态度和蔼，有耐心，操作过程中与患者有效沟通	5	4	3	2		
			操作过程无污染、熟练、准确、有序	5	4	3	2		
			用物处理方法正确	5	4	3	2		
			告知患者注意事项	5	4	3	2		
总分		100							

【操作难点与技巧解析】

1. 操作难点

（1）倒睫难以拔出。

（2）由于操作不当夹伤睑缘，造成患者不适。

2. 技巧解析　操作时先将睑缘固定，拔除时拔毛镊要紧贴倒睫根部，将倒睫夹住后再进行拔除。

第二十二节　巴氏定位技术

【知识概述】

为确定眼内异物的位置，多采用X线巴氏定位方法，即摄片前眼内放入巴氏定位器，通过巴氏定位器上的铅点判断异物位置。巴氏定位器由透射线材质制作，在其上有4个铅点，摄片时需要将4个铅点位放置于角膜缘的3:00、6:00、9:00、12:00位置。

【操作目的】

确定异物在患者眼内的位置。

【适应证】

眼内异物的X线定位。

【禁忌证】

精神障碍或全身状况不适合者。

【操作技术规范流程】

1. 评估

(1) 评估操作环境。

(2) 评估患者眼部情况及合作程度。

(3) 告知患者巴氏定位技术的目的、操作方法及注意事项，以取得其配合。

2. 操作前的准备

(1) 操作人员准备：仪表端庄，服装整齐、干净；操作前用七步洗手法洗净双手；戴口罩。

(2) 患者准备：取坐位。

(3) 物品准备：表面麻醉剂、无菌盘（无菌镊1把、巴氏定位器1个）、抗生素滴眼液。

(4) 环境要求与物品摆放标准：环境干净整洁、光线充足。物品摆放合理。

3. 操作过程（图2-22-1）

(1) 认真接待患者，核对患者的基本信息，告知患者操作步骤及目的，消除患者的紧张情绪。对于患儿，指导或请另一名护士帮助患儿家长约束患儿，确保操作安全。

(2) 核对医嘱，门诊患者姓名、年龄、眼别等基本信息。

(3) 协助患者坐位。

（4）滴表面麻醉剂2~3次，每次间隔5分钟及以上，滴药后嘱患者轻闭双眼2~3分钟。

（5）操作者左手将患眼上睑向上牵拉，嘱患者向下方注视，暴露上穹隆部，右手将巴氏定位器上部放入上穹隆部，松开上睑，同时将下睑向下牵拉，嘱患者患眼向上注视，暴露下穹隆部，再将巴氏定位器下部放入下穹隆部。使整个定位器完全进入眼内，定位器的内环与角膜缘相吻合，调整定位器上4个点的位置，使之位于3:00、6:00、9:00、12:00位置。

（6）嘱患者勿转动眼球，勿用力闭眼、挤眼、揉眼，立即前往影像科摄片。

（7）患者摄片完毕后，患眼再滴入表面麻醉剂1次。

（8）患者向下注视，用拇指或示指向上牵拉上睑并固定于上眼眶，将巴氏定位器上部暴露，用无菌镊夹住巴氏定位器上部，同时嘱患者向上注视，随着眼球转动的力量将定位器取出。

（9）滴抗生素滴眼液。

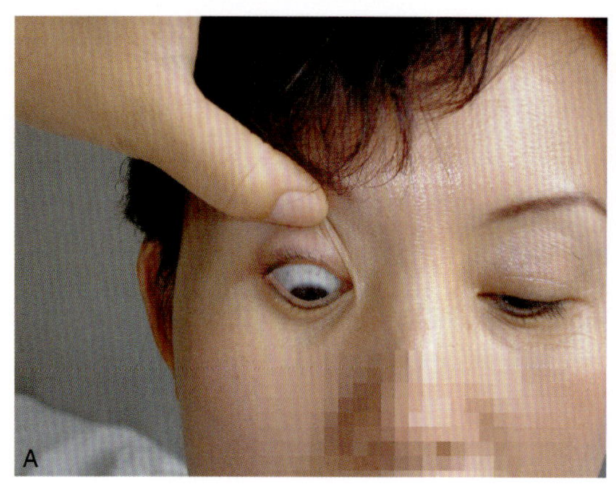

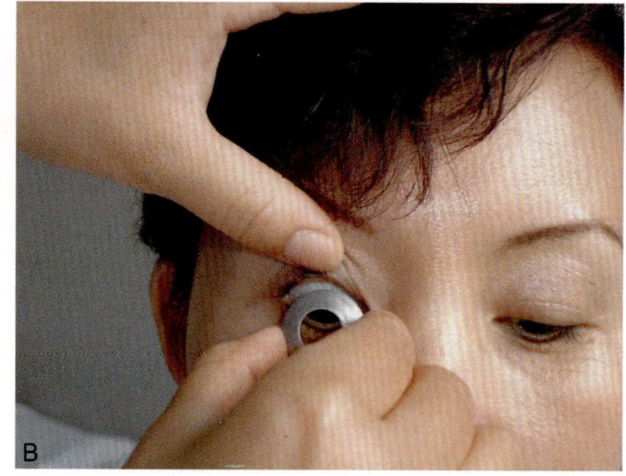

图2-22-1 巴氏定位技术

A. 左手牵拉上睑，同时向下注视，暴露上穹隆；B. 右手将巴氏定位器上部放入上穹隆部，同时向下牵拉下睑，患者向上注视，再将巴氏定位器下部放入下穹隆部。

4. 操作后的处理

（1）整理用物，洗手，重点告知患者30分钟内勿用力揉眼，以免引起角膜上皮擦伤。

（2）正确记录内容，签字。

5. 注意事项

（1）嘱患者取出巴氏定位器30分钟内不要揉眼，以免引起角膜上皮擦伤。

（2）操作过程中动作轻柔，避免损伤角膜。

（3）定位器上4个点定位要准确，分别为3:00、6:00、9:00、12:00位置。

6. 考核标准

科室：　　　　姓名：　　　　主考老师：　　　　考核日期：

项目		总分	技术操作要求	评分等级				实际得分	备注
				A	B	C	D		
仪表		5	仪表端庄，服装、鞋、帽整洁、干净 洗手，无长指甲	3 2	2 1	1 0	0 0		
评估		10	患者病情、配合程度及眼部情况 讲解巴氏定位的目的及方法 与患者交流时态度和蔼，语言规范	4 3 3	3 2 2	2 1 1	1 0 0		
操作前的准备		10	物品齐全，、放置合理 检查物品质量、标签、规格、有效期	5 5	4 4	3 3	2 2		
操作过程	安全与舒适度	10	环境整洁、安静、光线适宜 患者取坐位	5 5	4 4	3 3	2 2		
	巴氏定位过程	35	核对医嘱、姓名、眼别 滴表面麻醉剂方法正确 取用无菌物品方法正确、无污染 放置定位器方法正确 告知患者注意事项和拍片后需要取出 取出定位器方法正确 再告知患者注意事项	5 5 5 5 5 5 5	4 4 4 4 4 4 4	3 3 3 3 3 3 3	2 2 2 2 2 2 2		
操作后的处理		10	用物处理方法正确 洗手，签字 安置患者	5 2 3	4 1 2	3 0 1	2 0 0		
评价		20	对待患者态度和蔼，有耐心，操作过程中与患者有效沟通 操作过程无污染、熟练、准确、有序 用物处理方法正确 告知患者注意事项	5 5 5 5	4 4 4 4	3 3 3 3	2 2 2 2		
总分		100							

【操作难点与技巧解析】

1. 操作难点　放入定位器和取出定位器时，如果操作不当会损伤角膜。

2. 技巧解析

（1）动作需要轻柔，放置前做好健康指导，取得患者配合。

（2）放入定位器前，需要确定影像科是否已做好准备，患者放入定位器后，应减少眼球转动，以免定位器对准的点位偏差。与影像科交接，防止定位器意外掉落。拍片后，患者需返回眼科尽快取出定位器。

（3）正确的操作方法：操作者用左手将患者上睑向上牵拉，嘱患者向下方注视，一定要充分暴露上穹隆部，用右手将巴氏定位器上部放入上穹隆部，松开上睑的同时将下睑向下牵拉充分暴露下穹隆，嘱患者缓慢由向下注视改为向上转动眼球，再将巴氏定位器下部放入下穹隆部。整个定位器完全进入眼内后，调整定位器上 4 个点的位置动作要轻柔，使定位器上的 4 个孔分别对准 3：00、6：00、9：00、12：00 位置。

第二十三节 眼部雾化熏蒸操作技术

【知识概述】

视频 2-23-1 眼部雾化熏蒸操作技术

眼部雾化熏蒸是利用超声波作为动力，通过超声波雾化器振动破坏药物的表面张力，将药物雾化成细微的分子形成雾滴充于密闭的眼罩内，使其均匀、持续、全面地作用于患者的角膜和结膜。加热装置可以持续对管路中的雾气进行加热，使进入雾化眼罩的雾气温度恒定在 40~43℃，治疗时间 10~15 分钟。

【操作目的】

使黏稠度增高的睑酯重新具有流动性，利于睑酯排出以改善或恢复睑板腺功能。

【适应证】

视疲劳导致的干眼、视频终端综合征人群、老年水液缺乏型干眼、睑板腺堵塞或睑板腺部分缺损退化的干眼人群、黏蛋白功能障碍干眼人群。

【禁忌证】

眼表炎症等眼表疾病患者、眼部有严重炎症的患者、皮肤破损患者、精神障碍患者。

【操作技术规范流程】

1. 评估

（1）评估操作环境。

（2）评估患者眼部情况及合作程度。

（3）告知患者雾化熏蒸的目的、操作方法及注意事项，以取得其配合。

（4）评估雾化熏蒸仪器运行是否正常，管路有无破损，管路与仪器连接是否紧密。

2. 操作前的准备

（1）操作人员准备：仪表端庄、服装整洁、干净，操作前洗手，佩戴口罩。

（2）患者准备：取坐位。

（3）物品准备：雾化机、雾化眼罩、波纹管路、生理盐水、无菌棉签、无菌纱布、手部消毒液。

（4）环境要求与物品摆放标准：环境安静、整洁、光线充足、适宜操作。

3. 操作过程（图 2-23-1）

（1）认真接待患者，主动热情。

（2）严格执行“三查十对”制度，核对患者相关信息及治疗项目。

（3）告知患者治疗的目的、方法及注意事项，以取得其配合，患者取坐位，用无菌棉签为患者清洁眼周皮肤及眼睑分泌物。

（4）在超声雾化水槽内加入生理盐水至刻度线上（中药熏蒸时将中药药液 15~20mL 倒入一次性药杯内，置于水槽内）

（5）打开制氧机和雾化机检查氧流量在 4~5L/min，设定治疗温度、时间。用“Y”形波纹管路连接雾化机和雾化眼罩，治疗时间一般为 10~15 分钟（如中药熏蒸可增加至 20 分钟），观察出雾量及出雾温度是否正常。

（6）为患者戴好雾化眼罩，调整管路出雾口方向对准镜片，治疗过程中嘱患者正常睁眼、眨眼。

（7）治疗结束后，摘下雾化眼罩，用无菌纱布为患者清洁眼周、睑缘水迹及分泌物。

（8）操作完毕后关闭雾化机，告知患者注意事项。

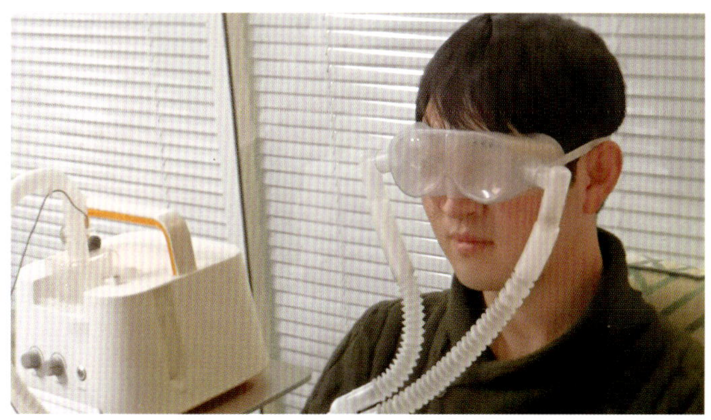

图 2-23-1　眼部雾化熏蒸操作技术

4. 操作后的处理

（1）整理用物，洗手，雾化眼罩、波纹管路浸泡于 500mg/L 的 84 消毒液中，30 分钟后取出晾干。

（2）正确记录内容，签字。

5. 注意事项

（1）水槽内的蒸馏水一定不低于刻度线。

（2）眼罩尽量贴近眼部，避免漏气，治疗过程中患者尽量睁眼，正常眨眼。

（3）设备的工作环境温度必须保持在 25℃ ± 2℃，温度传感器必须连接到波纹管上，设备温度设置为 25~37℃，加热管温度叠加后，相应眼部温度可恒温在 40~43℃。

（4）波纹管雾化进口插入眼罩，请朝向眼罩镜片方向喷发，波纹管在患者脸部先向前延伸再向下弯折为宜。

（5）雾化眼罩、波纹管路使用后用 500mg/L 84 液消毒浸泡 30 分钟，彻底冲洗、晾干。水浴槽中的水每天工作结束后换掉。

（6）制氧机定期更换空气滤网，一般 2 周或 1 个月左右更换一次。

6. 考核标准

科室：　　　　姓名：　　　　主考老师：　　　　考核日期：

项目		总分	技术操作要求	评分等级				实际得分	备注
				A	B	C	D		
仪表		5	仪表端庄，服装、鞋、帽整洁、干净	3	2	1	0		
			洗手，无长指甲	2	1	0	0		
评估		10	患者病情、配合程度及眼部情况	4	3	2	1		
			讲解雾化熏蒸的目的及方法	3	2	1	0		
			与患者交流时态度和蔼，语言规范	3	2	1	0		
操作前的准备		10	物品齐全，仪器处于备用状态	5	4	3	2		
			检查物品质量、标签、规格、有效期	5	4	3	2		
操作过程	安全与舒适度	10	环境整洁、安静、光线适宜	5	4	3	2		
			患者取坐位	5	4	3	2		
	雾化熏蒸过程	35	核对医嘱、姓名、眼别	5	4	3	2		
			清洁眼周及眼睑分泌物方法正确	5	4	3	2		
			超声雾化水槽内加入灭菌注射用水或中药的方法及量正确	5	4	3	2		
			设置治疗时间、温度正确	5	4	3	2		
			连接 Y 形管、雾化机、眼罩方法正确	5	4	3	2		
			为患者佩戴眼罩准确，调整管路出雾口方向	5	4	3	2		
			观察与沟通，交代注意事项	5	4	3	2		
操作后的处理		10	用物处理方法正确	5	4	3	2		
			洗手，签字	2	1	0	0		
			安置患者	3	2	1	0		

续表

项目	总分	技术操作要求	评分等级				实际得分	备注
			A	B	C	D		
评价	20	对待患者态度和蔼,有耐心,操作过程中与患者有效沟通	5	4	3	2		
		操作过程无污染、熟练、准确、有序	5	4	3	2		
		用物处理方法正确	5	4	3	2		
		告知患者注意事项	5	4	3	2		
总分	100							

【操作难点与技巧解析】

1. 操作难点　雾化管路出雾口方向要准确。

2. 技巧解析

(1)为患者戴雾化眼罩时尽量贴紧眼部,“Y”形波纹管路不可延伸过长或压折以免影响出雾量及出雾温度。

(2)强调眼罩内管路出雾口应对准镜片方向,避免雾气直吹患者眼部引起眼干等不适。

(3)治疗整个过程中嘱患者正常睁眼、眨眼,确保治疗效果。

第二十四节　眼睑缘深层清洁技术

【知识概述】

睑缘清洁是睑缘炎、睑板腺功能障碍等疾病的主要物理治疗方式之一,它是指通过清洁液、清洁湿巾或清洁仪器等清除睑缘部的异常分泌物和坏死组织(死皮、残渣、碎屑等),从而解除睑板腺开口阻塞,维持睑板腺的正常生理功能,恢复眼表稳态。

【操作目的】

清除睑缘分泌物及致病菌,从而改善患者睑缘及眼表状况。

【适应证】

(1)各类原因所致的睑缘炎(如脂溢性睑缘炎、细菌性睑缘炎、螨虫感染、睑板腺功能障碍等)。

(2)干眼。

(3)睑板腺功能障碍。

【禁忌证】

（1）睑缘明显破溃、炎症进行期患者。

（2）治疗前使用抗生素。

（3）对清洁液成分过敏。

【操作技术规范流程】

1. 评估

（1）评估操作环境。

（2）评估患者眼部情况（有无急性炎症、睑缘皮肤有无破损）、精神状态及合作程度。

（3）告知患者睑缘深层清洁的目的、操作方法及注意事项，以取得其配合。

（4）评估睑缘清洁仪运行是否正常。

2. 操作前的准备

（1）操作人员准备：仪表端庄，服装整洁、干净，操作前洗手，佩戴口罩。

（2）患者准备：取仰卧位。

（3）物品准备：睑缘清洁仪、专用刷头、睑缘清洁液、盐水棉签、医用棉签、无菌纱布、换药弯盘、盐酸丙美卡因滴眼液、抗生素滴眼液、手部消毒液。

（4）环境要求与物品摆放标准：环境安静、整洁、光线充足，物品摆放合理。

3. 操作过程（图 2-24-1）

（1）认真接待患者，主动热情。

（2）核对患者相关信息及治疗项目。

（3）用盐水棉签为患者清洁眼周皮肤及眼睑分泌物，并结膜囊内滴盐酸丙美卡因滴眼液，并嘱患者闭目 5 分钟。

（4）连接睑缘清洁仪，安装专用刷头，避免污染，安装好后打开开关测试机器运转情况。将睑缘清洁液倒入换药弯盘，刷头完全浸泡在清洁液内 15 秒，待完全浸湿。

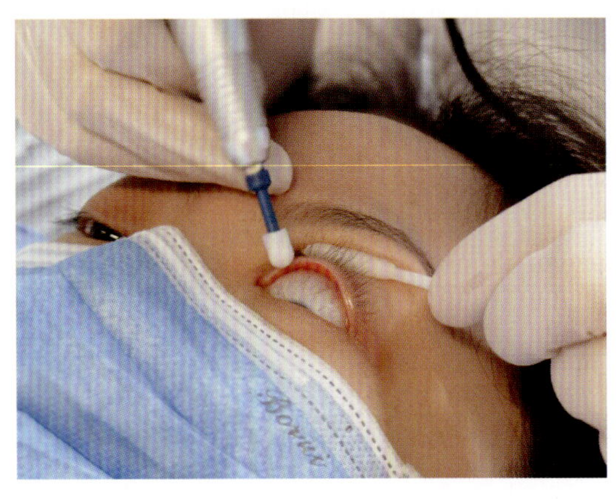

图 2-24-1 眼睑缘深层清洁技术

（5）使用无菌纱布压住下睑向下轻轻拉，露出下睑缘，打开清洁仪，用握笔式手法握住清洁仪手柄前端，刷头顶端接触睑缘，在睫毛根部进行清洁，由内眦向外眦均匀移动刷头，持续 15~20 秒，重复动作 2~4 次。以同样的方式清洁上睑睫毛根部。嘱患者闭眼，清洁睫毛根部 2 次，以彻底清除睑缘生物膜、过多油性分泌物、鳞屑、痂皮等异物。操作过程中刷头避免碰触角膜，以免造成角膜损伤。

（6）完成一侧眼睑清洁后关闭开关，更换全新刷头，再次将刷头完全浸泡在清洁液内15秒，待完全浸湿。以上述方法为患者进行对侧眼清洁。

（7）完成双眼清洁后，使用生理盐水冲洗患者眼部皮肤残留物，睑缘处涂抹抗生素眼膏。

（8）操作完毕后关闭睑缘清洁仪。

4. 操作后的处理

（1）整理用物，洗手，告知患者注意事项。

（2）正确记录内容，签字。

5. 注意事项

（1）因操作过程需要滴表面麻醉剂，故操作后至少30分钟内不要揉眼，以免造成角膜上皮损伤。

（2）操作过程中动作轻柔、准确，固定好上下睑，避免损伤角膜、结膜等。

（3）若两只眼进行清洁，需要更换刷头。

（4）操作过程中若发现刷头卷入异物（如患者脱落的睫毛），须重新更换刷头后再继续操作。

6. 考核标准

科室：　　　　姓名：　　　　主考老师：　　　　考核日期：

项目		总分	技术操作要求	评分等级				实际得分	备注
				A	B	C	D		
仪表		5	仪表端庄，服装、鞋、帽整洁、干净	3	2	1	0		
			洗手，无长指甲	2	1	0	0		
评估		10	患者病情、配合程度及眼部情况	4	3	2	1		
			讲解眼睑深层清洁的目的及方法	3	2	1	0		
			与患者交流时态度和蔼，语言规范	3	2	1	0		
操作前的准备		10	物品齐全，仪器处于备用状态	5	4	3	2		
			检查物品质量、标签、规格、有效期	5	4	3	2		
操作过程	安全与舒适度	10	环境整洁、安静、光线适宜	5	4	3	2		
			患者取仰卧位	5	4	3	2		
	深层清洁过程	35	核对医嘱、姓名、眼别	5	4	3	2		
			清洁眼周皮肤及眼睑分泌物	5	4	3	2		
			滴麻药方法正确	5	4	3	2		
			连接安装仪器熟练、准确、无污染	5	4	3	2		
			准备药液、浸泡刷头方法、时间正确	5	4	3	2		
			操作手法准确，清洁操作熟练	5	4	3	2		
			观察与沟通，交代注意事项	5	4	3	2		

续表

项目	总分	技术操作要求	评分等级				实际得分	备注
			A	B	C	D		
操作后的处理	10	用物处理方法正确	5	4	3	2		
		洗手，签字	2	1	0	0		
		安置患者	3	2	1	0		
评价	20	对待患者态度和蔼，有耐心，操作过程中与患者有效沟通	5	4	3	2		
		操作过程无污染、熟练、准确、有序	5	4	3	2		
		用物处理方法正确	5	4	3	2		
		告知患者注意事项	5	4	3	2		
总分	100							

【操作难点与技巧解析】

1. 操作难点

（1）清洁刷头时浸泡清洁液的量要适中，以免操作过程中过多的清洁液进入患者眼睛引起不适。

（2）操作过程中清洁刷头触碰患者结膜及角膜，可致结膜、角膜损伤。

2. 技巧解析

（1）清洁刷头的清洁液取出量要适中，过多的清洁液进入眼内易引起不适。

（2）操作过程中要准确、沉稳，避免刷头触碰角膜，造成角膜损伤。

（3）操作时清洁刷头在同一位置清洁停留时间不宜超过 3 秒。

（4）操作过程中患者出现疼痛等异常，应立即停止操作。

（5）操作过程中若发现刷头卷入异物（如患者脱落的睫毛），须重新更换刷头后再继续操作。

第二十五节　强脉冲光治疗技术

视频 2-25-1
强脉冲光治疗

【知识概述】

强脉冲光（intense pulsed light，IPL）是一种非相干、脉冲式、高强度、宽波长、连续性的光，其发射波长范围为 500~1 200nm。IPL 治疗干眼的原理是通过选择性光热和热辐射效应，减少炎症因子，软化睑酯，有助于改善睑板腺功能，同时封闭睑缘异常扩张血管，减少炎症介质和细菌及螨虫生长。

【操作目的】

改善干眼患者睑板腺阻塞程度、睑缘炎症和泪膜质量，减少细菌及螨虫生长，控制炎症，治疗螨虫性睑缘炎，防止睑板腺囊肿形成和复发。

【适应证】

干眼、睑板腺功能障碍、睑缘炎、睑板腺囊肿。

【禁忌证】

青光眼（高眼压）、严重的日光性皮炎、系统性红斑狼疮、单纯复发性疱疹、皮肤癌、精神异常、癫痫、孕妇、服用光敏性药物者（异维A酸、四环素等）、严重糖尿病、严重心脏病、服用抗凝血药物者及有出血障碍者、放化疗半年内的患者严禁强脉冲光治疗。面部美容项目1个月内禁止行强脉冲光治疗。面部假体植入患者、行永久或半永久整形患者、脂肪注射或其他皮肤充填者禁止行强脉冲光治疗。

【操作技术规范流程】

1. 评估

（1）评估操作环境。

（2）评估眼部情况（有无急性炎症、睑缘皮肤有无破损）、面部情况（颜面治疗区域皮肤有无破损、红肿、炎症等）、全身情况（年龄、意识状态、合作程度、自理能力、心理反应、精神状态）及合作程度。

（3）告知患者强脉冲光治疗的目的、操作方法及注意事项，以取得其配合。

（4）评估强脉冲光治疗仪运行是否正常。

2. 操作前的准备

（1）操作人员准备：仪表端庄、服装整洁、操作前洗手，佩戴口罩。

（2）患者准备：取仰卧位，卸妆洁面。治疗前2周不能有暴晒史。

（3）物品准备：强脉冲光治疗仪、医用超声耦合剂、压舌板、眼保护罩、纸巾、无菌纱布、防护眼罩、表面麻醉剂、抗生素滴眼液、75%酒精纱布、手部消毒液。

（4）环境要求：密闭，不透光。

3. 操作过程（图2-25-1）

（1）认真接待患者，主动热情。

（2）核对患者姓名、性别、年龄、治疗部位、治疗模式及能量。

（3）打开强脉冲光治疗仪，设定治疗模式，按照患者皮肤颜色调节合适的参数，选择能量范围14~16J/cm^2。

（4）协助患者取仰卧位，滴表面麻醉剂，为患者清洁眼睑治疗区分泌物及皮肤油脂，按照患者皮肤颜色调节合适的参数，选择能量范围 14~16J/cm^2。协助患者佩戴眼保护罩，嘱患者治疗过程中保持闭眼。

（5）用压舌板在患者上、下睑及测试区皮肤涂抹医用耦合剂，厚度 2~3mm。

（6）治疗开始时，先在患者测试区皮肤处进行测试治疗，观察局部皮肤的敏感度，根据患者的疼痛主诉及测试后的皮肤情况适度调整治疗能量。将治疗头紧贴患者上睑皮肤，由内眦向外眦移动，治疗 4~5 个点位，重复治疗 2 遍。用同样的方法治疗下睑。治疗过程中及时询问患者感受，在鼻翼等痛觉敏感部位适当放慢激光扫描速度，以减轻不适感。

（7）治疗结束，用纸巾擦净患者眼部耦合剂，取出眼保护罩，滴抗生素滴眼液，同时观察治疗区皮肤情况。

（8）关机，用酒精纱布消毒治疗头及仪器手柄。

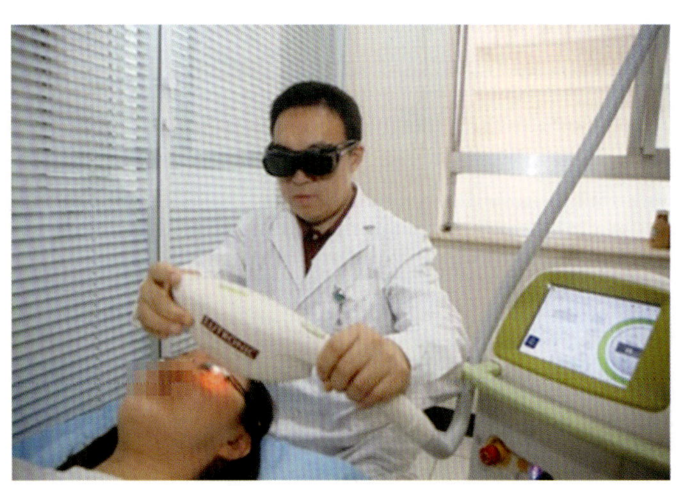

图 2-25-1 强脉冲光治疗技术

4. 操作后的处理

（1）整理用物，洗手，告知患者注意事项。

（2）治疗头、防护眼镜、强脉冲光手柄用 75% 酒精棉擦拭，金属眼罩用 500mg/L 的 84 消毒液浸泡 20 分钟。

（3）正确记录治疗部位、模式、能量，签字。

5. 注意事项

（1）使用设备时限制人员进入治疗室，遮挡治疗室所有的门窗以防光泄漏，治疗室外悬挂警示牌。

（2）治疗前 2 周不能有暴晒史，治疗当天摘掉隐形眼镜，面部卸妆。

（3）操作前评估患者的面部皮肤，瘢痕体质属禁忌。清洗面部，去除粉底、防晒霜、隔离霜等遮光物质。

（4）患者和操作者佩戴专用金属防护眼罩和防护镜。

（5）操作后可能会出现皮肤灼伤，光敏感反应或炎症性色素沉着等情况，可给予冷敷，做好防晒。

（6）皮肤护理：①治疗前患者应清洁面部，卸妆；②操作前激光区域涂医用超声耦合剂，涂抹要均匀，厚度 2~3mm；③操作中根据患者面部颜色，选择合适的能量，避免触及睫毛和眉毛，以免造成永久脱落；④术后治疗区皮肤冷敷 20 分钟，观察皮肤情况，涂抹 SPF 30 以上的防晒霜保护皮肤；⑤治疗后注意防晒（尤其治疗后 1 周内），可采取减少户外活动时间、打伞、戴帽、戴墨镜、外用防晒霜等措施；⑥治疗后 1 周内，用凉水轻柔洗脸并外用无刺激保湿护肤品；⑦避免面部按摩、外用祛角质护肤品，避免使用美白、祛斑等功能性护肤品，避免蒸桑拿等出汗多的活动；⑧治疗后 1 周内，建议每 2 天外用一次面膜。

6. 考核标准

科室：　　　　姓名：　　　　主考老师：　　　　考核日期：

<table>
<tr><th colspan="2" rowspan="2">项目</th><th rowspan="2">总分</th><th rowspan="2">技术操作要求</th><th colspan="4">评分等级</th><th rowspan="2">实际得分</th></tr>
<tr><th>A</th><th>B</th><th>C</th><th>D</th></tr>
<tr><td colspan="2">仪表</td><td>5</td><td>仪表端庄，服装、鞋、帽整洁、干净
洗手，无长指甲</td><td>3
2</td><td>2
1</td><td>1
0</td><td>0
0</td><td></td></tr>
<tr><td colspan="2">评估</td><td>10</td><td>了解患者年龄、病情、眼部情况、合作程度
讲解 IPL 治疗的目的及方法
与患者交流时态度和蔼，语言规范</td><td>3
4
3</td><td>2
3
2</td><td>1
2
1</td><td>0
1
0</td><td></td></tr>
<tr><td colspan="2">操作前的准备</td><td>10</td><td>检查机器外观、线路连接情况、激光手柄无损坏
启动机器、参数设置方法正确
操作人员佩戴激光防护镜</td><td>3
2
5</td><td>2
1
4</td><td>1
0
3</td><td>0
0
2</td><td></td></tr>
<tr><td rowspan="2">操作过程</td><td>安全与舒适度</td><td>10</td><td>环境整洁、安静、舒适、避光
协助患者摆好体位
清洁治疗区域皮肤</td><td>3
3
4</td><td>2
2
3</td><td>1
1
2</td><td>0
0
1</td><td></td></tr>
<tr><td>IPL 操作过程</td><td>35</td><td>核对患者姓名、检查项目、眼别
为患者佩戴金属保护罩方法正确
选择 IPL 部位准确
IPL 操作手法正确
术后患者皮肤冷敷方法正确
激光手柄及探头清洁、放置方法正确
操作完毕后告知患者注意事项</td><td>5
5
5
5
5
5
5</td><td>4
4
4
4
4
4
4</td><td>3
3
3
3
3
3
3</td><td>2
2
2
2
2
2
2</td><td></td></tr>
</table>

续表

项目	总分	技术操作要求	评分等级				实际得分
			A	B	C	D	
操作后的处理	10	观察治疗区皮肤情况 用物处理方法正确,洗手	5 5	4 3	3 1	2 0	
评价	20	对待患者态度和蔼,有耐心,操作过程中与患者有效沟通 操作过程无污染、熟练、准确、有序 用物处理方法正确 告知患者注意事项	5 5 5 5	4 4 4 4	3 3 3 3	2 2 2 2	
总分	100						

【操作难点与技巧解析】

1. 操作难点

(1)激光治疗对房间的选择有一定要求。

(2)强脉冲光治疗操作不当会导致眼部受到伤害,掌握规范的操作流程尤为重要。

2. 技巧解析

(1)激光治疗应选择相对密闭的治疗空间,激光治疗时减少人员走动,遮挡门窗,防止光泄漏,操作时注意保护操作者和患者眼睛,戴防护眼镜和金属眼罩,任何人不得直视 IPL 手柄光发射的末端。

(2)激光扫描过程中,操作者要嘱患者闭眼,扫描时避开患者毛发和色素痣等严重色素沉积区域。

(3)操作时,发射探头务必紧贴患者面部皮肤,以免漏光及减弱伤害。

(4)操作后可能会出现皮肤灼伤、光敏感反应或炎症性色素沉着等情况,可给予冷敷,做好防晒。

第二十六节 眼部冷敷技术

【知识概述】

冷敷是一种易操作、范围广、可随时进行的辅助治疗方法。冷敷可使破裂的小血管收缩,减少血液渗入周围软组织而产生的肿胀,可有效减轻肿胀压迫神经末梢所带来的疼痛,从而起到消肿、镇痛和降温的作用。

【适应证】

（1）眼睑或其他组织急性外伤、出血早期。

（2）急性炎症眼痛剧烈者。

（3）强脉冲光治疗后。

【禁忌证】

（1）角膜炎或角膜溃疡患者。

（2）虹膜睫状体炎患者。

【操作技术规范流程】

1. 评估

（1）评估操作环境。

（2）评估眼部情况（有无急性炎症、睑缘皮肤无破损）、面部情况（颜面治疗区域皮肤有无破损、红肿、炎症等）、全身情况（年龄、意识状态、自理能力、心理反应、精神状态）及合作程度。

（3）告知患者冷敷治疗的目的、操作方法及注意事项，以取得其配合。

2. 操作前的准备

（1）操作人员准备：仪表端庄，服装整洁、干净，操作前洗净双手，戴口罩。

（2）患者准备：取坐位或仰卧位。

（3）物品准备：治疗巾、眼垫、化学冰袋或人造冰。

3. 操作过程（图 2-26-1）

（1）认真接待患者，主动、热情。

（2）核对医嘱，患者姓名、性别、年龄、眼别。

（3）用眼垫遮盖眼部，用治疗巾双层包裹化学冰袋或人造冰，也可使用专用冰罩放置于眼部，冷敷 20 分钟，每日 2 次。

（4）操作完毕后观察患者眼部周围的皮肤情况。

（5）告知患者注意事项。

4. 操作后的处理

（1）整理用物，洗手，告知患者注意事项。

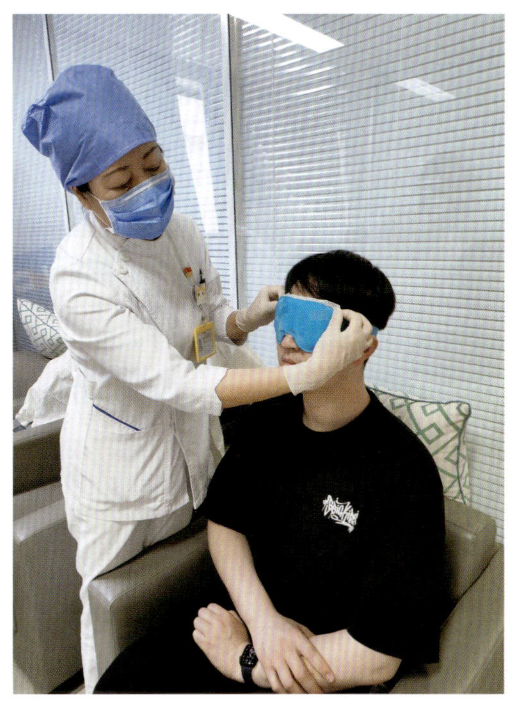

图 2-26-1　眼部冷敷技术

（2）正确记录，签字。

5. **注意事项** 冷敷过程中注意观察，防止皮肤冻伤，可眼睑部周围皮肤涂少量凡士林。

6. **考核标准**

科室： 姓名： 主考老师： 考核日期：

<table>
<tr><th colspan="2" rowspan="2">项目</th><th rowspan="2">总分</th><th rowspan="2">技术操作要求</th><th colspan="4">评分等级</th><th rowspan="2">实际得分</th></tr>
<tr><th>A</th><th>B</th><th>C</th><th>D</th></tr>
<tr><td colspan="2" rowspan="2">仪表</td><td rowspan="2">5</td><td>仪表端庄，服装、鞋、帽整洁、干净</td><td>3</td><td>2</td><td>1</td><td>0</td><td rowspan="2"></td></tr>
<tr><td>洗手，无长指甲</td><td>2</td><td>1</td><td>0</td><td>0</td></tr>
<tr><td colspan="2" rowspan="3">评估</td><td rowspan="3">10</td><td>了解患者年龄、病情、眼部情况、合作程度</td><td>3</td><td>2</td><td>1</td><td>0</td><td rowspan="3"></td></tr>
<tr><td>讲解眼部冷敷治疗的目的及方法</td><td>4</td><td>3</td><td>2</td><td>1</td></tr>
<tr><td>与患者交流时态度和蔼，语言规范</td><td>3</td><td>2</td><td>1</td><td>0</td></tr>
<tr><td colspan="2" rowspan="2">操作前的准备</td><td rowspan="2">10</td><td>物品齐全，处于备用状态</td><td>5</td><td>4</td><td>3</td><td>2</td><td rowspan="2"></td></tr>
<tr><td>取坐位或仰卧位</td><td>5</td><td>4</td><td>3</td><td>2</td></tr>
<tr><td rowspan="10">操作过程</td><td rowspan="3">安全与舒适度</td><td rowspan="3">10</td><td>环境整洁、安静、舒适、避光</td><td>3</td><td>2</td><td>1</td><td>0</td><td rowspan="3"></td></tr>
<tr><td>协助患者摆好体位</td><td>3</td><td>2</td><td>1</td><td>0</td></tr>
<tr><td>检查治疗区域皮肤</td><td>4</td><td>3</td><td>2</td><td>1</td></tr>
<tr><td rowspan="7">眼部冷敷操作</td><td rowspan="7">35</td><td>核对患者姓名、检查项目、眼别</td><td>5</td><td>4</td><td>3</td><td>2</td><td rowspan="7"></td></tr>
<tr><td>为患者佩戴冰敷眼罩方法正确</td><td>5</td><td>4</td><td>3</td><td>2</td></tr>
<tr><td>冰袋包裹正确</td><td>5</td><td>4</td><td>3</td><td>2</td></tr>
<tr><td>放置位置正确</td><td>5</td><td>4</td><td>3</td><td>2</td></tr>
<tr><td>冷敷时间正确</td><td>5</td><td>4</td><td>3</td><td>2</td></tr>
<tr><td>防冻措施正确</td><td>5</td><td>4</td><td>3</td><td>2</td></tr>
<tr><td>操作完毕后告知患者注意事项</td><td>5</td><td>4</td><td>3</td><td>2</td></tr>
<tr><td colspan="2" rowspan="2">操作后的处理</td><td rowspan="2">10</td><td>观察治疗区皮肤情况</td><td>5</td><td>4</td><td>3</td><td>2</td><td rowspan="2"></td></tr>
<tr><td>用物处理方法正确，洗手</td><td>5</td><td>3</td><td>1</td><td>0</td></tr>
<tr><td colspan="2" rowspan="4">评价</td><td rowspan="4">20</td><td>对待患者态度和蔼，有耐心，操作过程中与患者有效沟通</td><td>5</td><td>4</td><td>3</td><td>2</td><td rowspan="4"></td></tr>
<tr><td>操作过程无污染、熟练、准确、有序</td><td>5</td><td>4</td><td>3</td><td>2</td></tr>
<tr><td>用物处理方法正确</td><td>5</td><td>4</td><td>3</td><td>2</td></tr>
<tr><td>告知患者注意事项</td><td>5</td><td>4</td><td>3</td><td>2</td></tr>
<tr><td colspan="2">总分</td><td>100</td><td></td><td></td><td></td><td></td><td></td><td></td></tr>
</table>

【操作难点与技巧解析】

1. **操作难点** 操作观察不到位有冻伤的危险。

2. **技巧解析** 冷敷前做好防冻伤措施，眼睑部周围皮肤可以涂少量凡士林。掌握好冷敷时间，不超过20分钟，以免冻伤皮肤。

第二十七节　眼部泪腺注射技术

【知识概述】

泪腺位于眼眶颞上泪腺窝内，是主要的泪器分泌系统，其主要功能是分泌泪液。泪腺注射技术是眼科护理操作技术之一，是将药物注射于泪腺的方法，达到治疗泪腺炎的目的。

【适应证】

泪腺炎性假瘤。

【禁忌证】

因全身因素或全身情况不能进行此项治疗者。

【操作规范及流程】

1. 评估

（1）评估操作环境。

（2）评估患者眼部情况及配合程度。

（3）告知患者泪腺注射的方法及目的，取得患者的理解与配合，并签署同意书。

2. 操作前的准备

（1）操作人员准备：操作者仪表端庄，服装整洁、干净，操作前洗手，戴口罩。

（2）患者准备：取仰卧位。

（3）物品准备：表面麻醉剂、所需药物、一次性注射器、一次性 TB 针头、无菌棉块、粘膏、手部消毒液。

3. 操作过程

（1）认真接待患者，主动热情。

（2）核对患者姓名、年龄、性别、眼别，注射用药及特殊检查（治疗）同意书是否签字。

（3）滴表面麻醉剂 2 次，每次 1~2 滴，间隔 5~10 分钟。

（4）注射时护士面对患者，轻轻分开患者上睑外眦部眼睑，嘱患者向斜下方注视。此时可观察到脱垂的泪腺，护士手持注射器针尖朝上轻轻刺入泪腺，将药物缓慢推入泪腺部。

（5）药液注射完毕后拔出针头，用棉块按压进针部位 5 分钟，观察有无出血。

（6）进针、拔针时注意避开患者角膜以免误伤。

4. 操作后的处理

（1）整理用物，洗手，告知患者注射后的注意事项。

（2）正确记录，签字。

5. 注意事项

（1）进针时不要用力过猛以免刺穿眼睑。

（2）进针、拔针时注意避开患者角膜以免误伤。

6. 考核标准

科室：　　　　姓名：　　　　主考老师：　　　　考核日期：

<table>
<tr><th colspan="2" rowspan="2">项目</th><th rowspan="2">总分</th><th rowspan="2">技术操作要求</th><th colspan="4">评分等级</th><th rowspan="2">实际得分</th></tr>
<tr><th>A</th><th>B</th><th>C</th><th>D</th></tr>
<tr><td colspan="2">仪表</td><td>5</td><td>仪表端庄，服装、鞋、帽整洁、干净
洗手，无长指甲</td><td>3
2</td><td>2
1</td><td>1
0</td><td>0
0</td><td></td></tr>
<tr><td colspan="2">评估</td><td>10</td><td>患者病情、配合程度及眼部情况
讲解泪腺注射的目的及方法
与患者交流时态度和蔼，语言规范</td><td>3
4
3</td><td>2
3
2</td><td>1
2
1</td><td>0
1
0</td><td></td></tr>
<tr><td colspan="2">操作前的准备</td><td>10</td><td>物品齐全，放置合理
检查物品质量、标签、规格、有效期</td><td>5
5</td><td>4
4</td><td>3
3</td><td>2
2</td><td></td></tr>
<tr><td rowspan="2">操作过程</td><td>安全与舒适度</td><td>10</td><td>环境整洁、安静、光线适宜
患者取仰卧位</td><td>5
5</td><td>4
4</td><td>3
3</td><td>2
2</td><td></td></tr>
<tr><td>泪腺注射过程</td><td>35</td><td>核对医嘱、姓名、眼别
铺临时盘、抽取药物方法正确
取用无菌物品方法正确
选择及消毒注射部位正确
注射方法、抽取回血方法正确
动作轻柔，患者无明显不适
告知患者注意事项</td><td>5
5
5
5
5
5
5</td><td>4
4
4
4
4
4
4</td><td>3
3
3
3
3
3
3</td><td>2
2
2
2
2
2
2</td><td></td></tr>
<tr><td colspan="2">操作后的处理</td><td>10</td><td>用物处理方法正确
洗手，签字
安置患者</td><td>5
2
3</td><td>4
1
2</td><td>3
0
1</td><td>2
0
0</td><td></td></tr>
<tr><td colspan="2">评价</td><td>20</td><td>对待患者态度和蔼，有耐心，操作过程中与患者有效沟通
操作过程无污染、熟练、准确、有序
用物处理方法正确
告知患者注意事项</td><td>5
5
5
5</td><td>4
4
4
4</td><td>3
3
3
3</td><td>2
2
2
2</td><td></td></tr>
<tr><td colspan="2">总分</td><td>100</td><td></td><td></td><td></td><td></td><td></td><td></td></tr>
</table>

 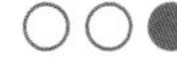

【操作难点与技巧解析】

1. 操作难点　寻找泪腺穿刺点。操作不当易致角膜、结膜损伤。

2. 技巧解析

（1）寻找泪腺方法：左手轻轻分开患者上睑外眦部眼睑，同时嘱患者向斜下方注视，此时可观察到脱垂的泪腺，右手持注射器针尖朝上轻轻刺入泪腺，将药物缓慢推入泪腺部。

（2）进针和拔针不可过快、过猛，以免碰伤角膜、眼睑。

第二十八节　泪道塞植入技术

【知识概述】

泪道塞植入技术是近年来比较推崇且有效治疗泪液蒸发过强所致的干眼的主要方法之一。它可以暂时或永久性减少泪液的引流，达到湿润眼表、减少不适症状的目的。

【适应证】

（1）泪液蒸发过强所致的干眼。

（2）预防眼部手术后由于干眼引起的并发症。

【禁忌证】

（1）对植入物过敏者。

（2）继发于泪小管阻塞的慢性溢泪。

（3）伴或不伴脓性分泌物的泪囊炎。

【操作技术规范流程】

1. 评估

（1）评估操作环境。

（2）评估患者眼部情况及配合程度。

（3）告知患者泪道塞植入的方法及目的，取得患者的理解与配合，并签署同意书。

2. 操作前的准备

（1）操作人员准备：操作者仪表端庄，服装整洁、干净，操作前洗手，戴口罩。

（2）患者准备：取仰卧位。

（3）物品准备：表面麻醉剂、抗生素滴眼液、一次性泪道冲洗器、泪点扩张器、泪道塞、专用泪道塞镊、无菌棉签、手部消毒液。

3. 操作过程（图 2-28-1）

（1）认真接待患者，主动热情。

（2）核对患者姓名、年龄、性别、眼别，泪道塞型号、有效期及患者知情同意书和签字情况。

（3）植入前滴表面麻醉剂 2 次，每次 1~2 滴，间隔 5~10 分钟。

（4）操作者轻轻分开患者上睑，充分暴露上泪点，泪点扩张器扩张泪点，用泪道塞镊夹取泪道塞并准确植入泪小管中，再用一次性泪道冲洗针头将泪道塞送至泪小管的水平部。然后，进行下泪点的植入，植入时应下拉下睑，充分暴露下泪点，按照同样的方法植入泪道塞，嘱患者使劲挤眼并观察泪道塞是否被挤出或移位，如无，则点抗生素滴眼液。用同样方法进行另一只眼的植入。

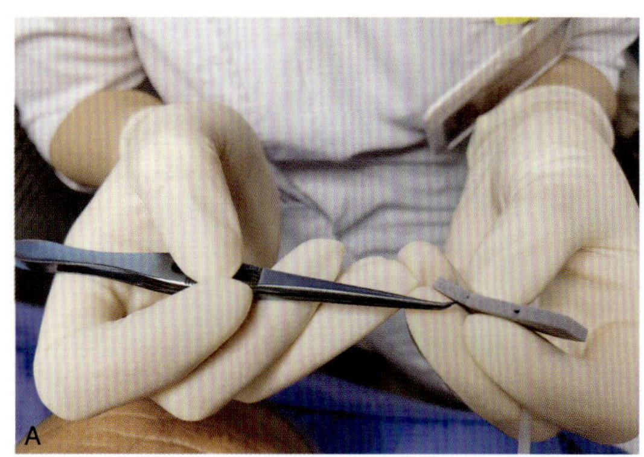

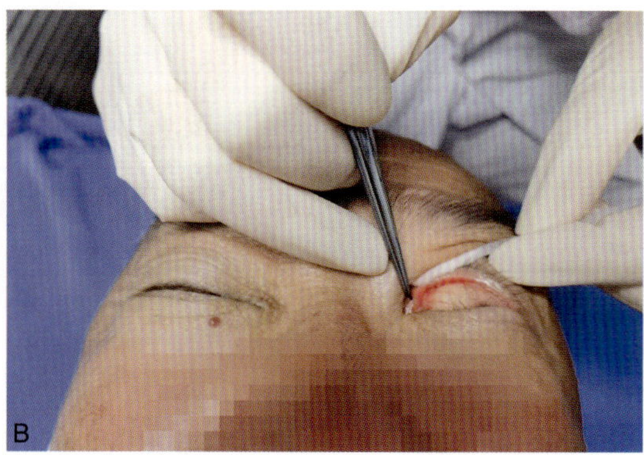

图 2-28-1 泪道塞植入术

A. 用专用泪道塞镊夹取泪道塞；B. 将泪道塞植入泪小管。

4. 操作后的处理

（1）整理用物，洗手，告知患者泪道塞植入后的注意事项。

（2）正确记录，签字。

5. 注意事项

（1）操作过程中注意植入泪道塞或拔出针头时应慢、准，避免损伤泪道或周围角膜、结膜。

（2）动作轻柔，夹取泪道塞时注意准确、力度适宜，防止泪道塞未夹住丢失或夹取过紧不易送入泪小管。

（3）泪道塞植入后禁止用力揉眼，以免泪道塞脱落。

（4）半年内禁止冲洗泪道。

（5）操作后将泪道塞的条形码粘贴于病历中。

6. 考核标准

科室：　　　　姓名：　　　　主考老师：　　　　考核日期：

<table>
<tr><th colspan="2" rowspan="2">项目</th><th rowspan="2">总分</th><th rowspan="2">技术操作要求</th><th colspan="4">评分等级</th><th rowspan="2">实际得分</th></tr>
<tr><th>A</th><th>B</th><th>C</th><th>D</th></tr>
<tr><td colspan="2">仪表</td><td>5</td><td>仪表端庄，服装、鞋、帽整洁干净
洗手，无长指甲</td><td>3
2</td><td>2
1</td><td>1
0</td><td>0
0</td><td></td></tr>
<tr><td colspan="2">评估</td><td>10</td><td>了解患者年龄、病情、眼部情况、合作程度。
讲解泪道塞植入的目的及方法
与患者交流时态度和蔼、语言规范</td><td>3
4
3</td><td>2
3
2</td><td>1
2
1</td><td>0
1
0</td><td></td></tr>
<tr><td colspan="2">操作前的准备</td><td>10</td><td>物品齐全，且处于备用状态
检查物品质量、标签、规格、有效期</td><td>5
5</td><td>4
4</td><td>3
3</td><td>2
2</td><td></td></tr>
<tr><td rowspan="2">操作过程</td><td>安全与舒适度</td><td>10</td><td>环境整洁、安静、舒适、避光
协助患者摆好体位
检查泪道及周围皮肤</td><td>3
3
4</td><td>2
2
3</td><td>1
1
2</td><td>0
0
1</td><td></td></tr>
<tr><td>眼部泪道塞植入操作</td><td>35</td><td>核对患者姓名、医嘱，确认泪道冲洗结果
为患者滴表面麻醉剂方法正确
暴露泪点方法准确
泪点扩张器使用方法正确
植入泪道塞方法正确
为患者滴抗生素滴眼液方法正确
操作完毕后告知患者注意事项</td><td>5
5
5
5
5
5
5</td><td>4
4
4
4
4
4
4</td><td>3
3
3
3
3
3
3</td><td>2
2
2
2
2
2
2</td><td></td></tr>
<tr><td colspan="2">操作后的处理</td><td>10</td><td>观察泪道塞植入后泪道部位的情况
洗手，签字</td><td>5
5</td><td>4
3</td><td>3
1</td><td>2
0</td><td></td></tr>
<tr><td colspan="2">评价</td><td>20</td><td>对待患者态度和蔼，有耐心，操作过程中与患者有效沟通
操作过程无污染、熟练、准确、有序
用物处理方法正确
告知患者注意事项</td><td>5
5
5
5</td><td>4
4
4
4</td><td>3
3
3
3</td><td>2
2
2
2</td><td></td></tr>
<tr><td colspan="2">总分</td><td>100</td><td></td><td></td><td></td><td></td><td></td><td></td></tr>
</table>

【操作难点与技巧解析】

1. 操作难点

（1）泪道塞微小，夹取时容易丢失。

（2）泪点凸起或泪点过小，不易操作。

（3）泪道塞植入位置深浅不易确定。

2. 技巧解析

（1）操作前，打开泪道塞包装，注意不要暴力拆开，避免污染泪道塞。

（2）泪点凸起或泪点过小，先用泪点扩张器扩张泪点。

（3）夹取泪道塞时使用专用泪道塞镊并注意力度适中，不可过松或过紧，以免导致泪道塞脱落或丢失、变形。

（4）充分掌握泪道解剖结构，并能准确将泪道塞送入泪小管的水平部。

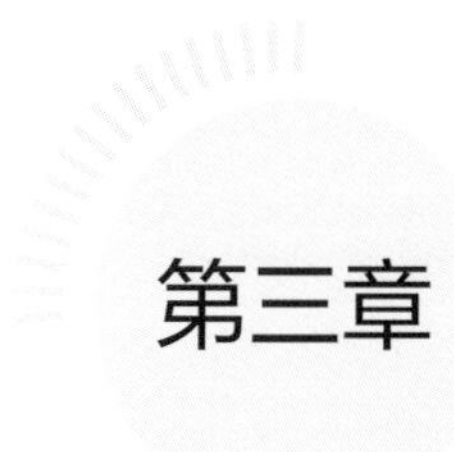

第三章

同仁眼科手术室技术操作难点与护理风险预警

第一节　外眼手术前眼部清洁消毒技术

【知识概述】

眼科外眼手术包括眼外伤、斜视、上睑下垂、角膜、结膜手术等。在眼科疾病中，需要外眼手术的疾病相对比较简单，大多数是在眼周皮肤、角结膜等部位，故手术前进行皮肤及结膜囊的彻底清洁非常重要。手术前进行预防性的清洁能够降低感染的发生率。

【操作目的】

消灭手术切口及其周围皮肤上的细菌，预防感染。

【适应证】

适用于各类外眼手术前准备。

【禁忌证】

（1）全身状况不能配合者。

（2）精神因素及智力障碍不能配合者。

【操作技术规范流程】

1. 评估

（1）评估环境是否适宜操作。

（2）评估患者的眼部情况、合作程度。

（3）告知患者外眼手术前消毒的目的、方法及注意事项，以取得其配合。

2. 操作前的准备

（1）操作人员准备：①操作人员穿手术室专用刷手衣、手术室专用拖鞋；②操作人员戴一次性帽子（头发全部遮挡）、一次性医用外科口罩（口、鼻全部遮挡）；③操作人员双手不能佩戴任何饰物及手表，指甲不能过长，不能染指甲。

（2）患者准备：进手术室脱掉外衣，穿一次性手术衣、一次性鞋套，取坐位。女性患者如脸上有化妆品，应嘱其先清洁面部后再进入手术间。

（3）物品准备：表面麻醉剂、抗生素滴眼液、记号笔（用于区别术眼和非术眼）、10% 肥皂水、75% 酒精、生理盐水（500mL）、一次性输液器、棉签、受水器、一次性垫巾、浸泡桶（内盛 500mg/L 的 84 消毒液）、医用垃圾桶、酒精灯、无菌眼垫。

（4）环境要求与物品摆放标准：将物品放在清洁的治疗车上，上层放置无菌及清洁用品，下层放置浸泡桶及医用垃圾桶等相对污染物品。

3. 操作过程

（1）操作人员着装整齐，戴好帽子、口罩，备齐用物，洗手。

（2）用记号笔标记术眼，核对医嘱，患者姓名、眼别。

（3）术眼结膜囊滴表面麻醉剂 2~3 次，每次间隔 3~5 分钟。

（4）打开瓶装生理盐水，用酒精灯环形烧灼消毒瓶口，连接输液器，排气备用。

（5）在患者术眼侧肩部铺一次性垫巾，受水器紧贴术眼侧面颊部，用棉签蘸 10% 肥皂水擦洗术眼及周围皮肤（上至眉弓 3cm，下至鼻唇沟，内侧过鼻中线，外侧至耳前线），应多次反复擦洗眉毛，直至洗净为止。

（6）翻转上、下睑，用生理盐水充分冲洗上、下穹隆部及眼球表面，最后冲洗眼部皮肤，范围同上，再次核对眼别。

（7）用棉签擦净眼部及周围皮肤后，移开受水器，将污水倒入医用垃圾桶，受水器放入浸泡桶。

（8）核对眼别后，术眼滴抗生素滴眼液，再用 75% 酒精棉签消毒皮肤，最后遮盖无菌眼垫，取下患者肩上一次性垫巾放入医用垃圾桶中。

4. 操作后的处理

（1）整理用物，洗手，告知患者清洁消毒后的注意事项。

（2）正确记录内容，签字。

5. 注意事项

（1）严格执行查对制度，如患者存在意识不清或沟通障碍等因素，不能清楚表达手术眼别时，应查看病历，并与手术医生及家属进行核对。

（2）大、中型手术和内眼手术者，洗眼的生理盐水用量为 250mL，小型手术者用量减半，天冷时生理盐水要加温。

（3）为眼球壁不完整的外伤患者洗眼时，不要用力压迫眼球，动作宜轻柔，以免眼内容物脱出。

（4）洗眼完毕，嘱患者不要触摸术眼、揉眼，以免角膜擦伤和污染手术野。

6. 考核标准

科室：　　　　　姓名：　　　　　主考老师：　　　　　考核日期：

项目		总分	技术操作要求	评分等级				实际得分	备注
				A	B	C	D		
仪表		5	仪表端庄，服装、鞋、帽整洁、干净	5	4	3	2		
评估		10	患者年龄、病情、合作程度及眼部情况	4	3	2	1		
			讲解眼部清洁消毒操作的目的及方法	3	2	1	0		
			与患者交流时态度和蔼，语言规范	3	2	1	0		
操作前的准备		10	物品齐全，放置合理	5	4	3	2		
			检查物品质量、标签、规格、有效期	5	4	3	2		
操作过程	安全与舒适度	10	环境整洁、安静、光线充足	3	2	1	0		
			认真接待患者	3	2	1	0		
			协助患者摆好正确体位	4	3	2	1		
	眼部清洁消毒操作过程	35	核对患者姓名、眼别、手术名称	5	4	3	2		
			铺治疗巾方法正确	2	1	0	0		
			滴表面麻醉剂方法正确，无污染	5	4	3	2		
			10% 肥皂水擦拭范围正确	5	4	3	2		
			冲洗术眼顺序正确（皮肤 - 上、下穹隆 - 眼球表面 - 皮肤）	5	4	3	2		
			眉毛处反复清洗	3	2	1	0		
			取用无菌物品方法正确	5	4	3	2		
			滴抗生素滴眼液方法正确	2	1	0	0		
			75% 酒精消毒术眼方法正确	3	2	1	0		
操作后的处理		10	用物处理方法正确	4	3	2	1		
			洗手	3	2	1	0		
			合理安置患者	3	2	1	0		
评价		20	对待患者态度和蔼，有耐心，操作过程中与患者有效沟通	5	4	3	2		
			操作过程无污染	5	4	3	2		
			操作熟练有序	5	4	3	2		
			用物处理方法正确	5	4	3	2		
总分		100							

【操作难点与技巧解析】

1. 操作难点

（1）老年人、儿童、残疾人等特殊人群，操作时不易配合。

（2）翻转上、下睑有一定难度。

（3）冲洗结膜囊的生理盐水温度应适宜，避免加重患者不适。

2. 技巧解析

（1）做好评估和查对，如患者为老年人、儿童、残疾人等特殊人群，在不能清楚表达手术眼别时，应查看病历，并与手术医生及家属进行核对，同时须有另一人协助完成此项操作。

（2）翻转上、下睑是眼科护理专科操作的基本功，须多次练习，掌握技巧，方可成功。

（3）洗眼的生理盐水用量为250mL，天冷时可将生理盐水加温。

（4）为眼球壁不完整的外伤患者洗眼时，操作者动作宜轻柔，禁止用力压迫眼球，以免眼内容物脱出。

（5）洗眼完毕，嘱患者不要触摸术眼、揉眼，以免角膜擦伤和污染手术野。

第二节 内眼手术前眼部清洁消毒技术

【知识概述】

眼科内眼手术包括白内障、青光眼、玻璃体、视网膜手术等。在眼科疾病中，需要内眼手术的疾病，其操作区域相对比较复杂，故对此区域的清洁非常重要。手术前进行预防性的清洁能够降低感染的发生率。

【操作目的】

消灭手术切口及其周围皮肤上的细菌，预防感染。

【适用证】

适用于各类内眼手术前准备。

【禁忌证】

（1）全身状况不能配合者。

（2）精神因素及智力障碍不能配合者。

【操作技术规范流程】

1. 评估

（1）评估环境是否清洁。

（2）评估患者的眼部情况、合作程度。

（3）告知患者手术前消毒的目的、方法及注意事项，以取得其配合。

2. 操作前的准备

（1）操作人员准备：①操作人员穿手术室专用刷手衣、手术室专用拖鞋；②操作人员戴一次性帽子（头发全部遮挡）、一次性医用外科口罩（口、鼻全部遮挡）；③操作人员双手不能佩戴任何饰物及手表，指甲不能过长，不能染指甲。

（2）患者准备：进手术室脱掉外衣，穿一次性手术衣、一次性鞋套，取坐位。女性患者如脸上有化妆品应嘱其先清洁面部后再进入手术间。

（3）物品准备：表面麻醉剂、抗生素滴眼液、记号笔（用于区别术眼和非术眼）、10% 肥皂水、75% 酒精、生理盐水 500mL、一次性输液器、棉签、受水器、一次性垫巾、浸泡桶（内盛 500mg/L 的 84 消毒液）、医用垃圾桶、酒精灯。

（4）环境要求与物品摆放标准：将物品放在清洁的治疗车上，上层放置无菌及清洁用品，下层放置浸泡桶及医用垃圾桶等相对污染物。

3. 操作过程

（1）操作人员着装整齐，戴好帽子、口罩，备齐用物，洗手。

（2）用记号笔标记术眼，核对医嘱，患者姓名、眼别。

（3）术眼结膜囊滴表面麻醉剂 2~3 次，每次间隔 3~5 分钟。

（4）打开瓶装的生理盐水，用酒精灯环形烧灼消毒瓶口，连接输液器，排气备用。

（5）在患者术眼侧肩部铺一次性垫巾，受水器紧贴术眼侧面颊部，用棉签蘸 10% 肥皂水擦洗术眼及周围皮肤（上至眉弓 3cm，下至鼻唇沟，内侧过鼻中线，外侧至耳前线），应多次反复擦洗眉毛至洗净为止，然后用生理盐水冲净。

（6）翻转上、下睑，用生理盐水充分冲洗上、下穹隆部及眼球表面，最后冲洗眼部皮肤，范围同上，再次核对眼别。

（7）用棉签擦净眼部及周围皮肤后，移开受水器，将污水倒入医用垃圾桶，受水器放入浸泡桶。

（8）核对眼别后，术眼滴抗生素滴眼液，用 75% 酒精棉签消毒皮肤，取下患者肩上的一次性垫巾，放入医用垃圾桶中。

4. 操作后的处理

（1）整理用物，洗手，告知患者注射后的注意事项。

（2）正确记录内容，签字。

5. 注意事项　同外眼手术前眼部清洁消毒技术。

6. 考核标准　同外眼手术前眼部清洁消毒技术。

【操作难点与技巧解析】

1. 操作难点

(1)老年人、儿童、残疾人等特殊人群,操作时不易配合。

(2)翻转上、下睑有一定难度。

(3)冲洗结膜囊的生理盐水,温度应适宜,避免加重患者不适。

2. 技巧解析 同外眼手术前眼部清洁消毒技术。

第三节 手术前备皮操作技术

一、剪睫毛操作技术

【知识概述】

睑缘有前唇和后唇。前唇钝圆,有2~3行排列整齐的睫毛,毛囊周围有皮脂腺及变态汗腺(Moll腺),开口于毛囊。

【操作目的】

避免手术中遮挡视野,预防感染。

【适应证】

各类眼科手术并需要剪除睫毛者。

【禁忌证】

不配合者(婴幼儿及精神障碍者)。

【操作技术规范流程】

1. 评估

(1)评估操作环境是否干净、整洁,能否为患者提供舒适的操作空间。

(2)评估患者的年龄、病情、合作程度及眼部情况。

(3)告知患者剪睫毛的目的及注意事项,以取得其配合。

2. 操作前的准备

(1)操作人员准备:操作人员穿手术室专用刷手衣、手术室专用拖鞋,戴一次性帽子(头发全部遮盖)、一次性医用外科口罩(口、鼻全部遮挡)。操作人员双手不能佩戴任何饰物及手表,指甲不能过长且不能染指甲。

(2)患者准备:进手术室脱掉外衣,穿一次性鞋套,取坐位。

（3）物品准备：抗生素滴眼液或者眼膏、记号笔（用于区别术眼和非术眼）、棉签、消毒眼用弯剪、弯盘、医用垃圾桶。

（4）环境要求与物品摆放标准：将物品放在清洁的治疗车上，上层放置无菌及清洁用品，下层放置医用垃圾桶等相对污染物品。

3. 操作过程（图 3-3-1）

（1）操作人员服装整齐，戴好帽子、口罩，备齐用物，洗手。

（2）核对眼别，用记号笔对术眼进行标记。

（3）在消毒好的眼用弯剪上涂抗生素眼膏，用棉签将其涂匀。

（4）嘱患者取坐位。操作者用左手持无菌棉签将患者上睑分开，右手持弯剪沿睫毛根部剪断上睑睫毛，弯剪尖朝上，用棉签擦拭弯剪及剪下的睫毛，尽量避免睫毛掉入结膜囊。

（5）将用过的弯剪单独放入另一弯盘中，棉签等医用垃圾放入医用垃圾桶。

（6）用大量抗生素滴眼液滴术眼，如有睫毛掉入结膜囊，将其冲出。

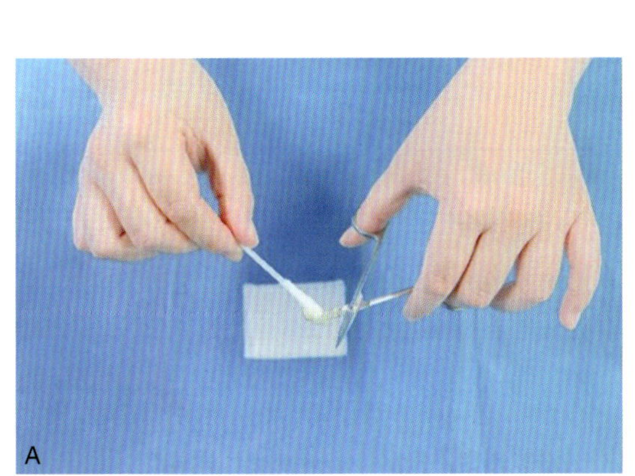

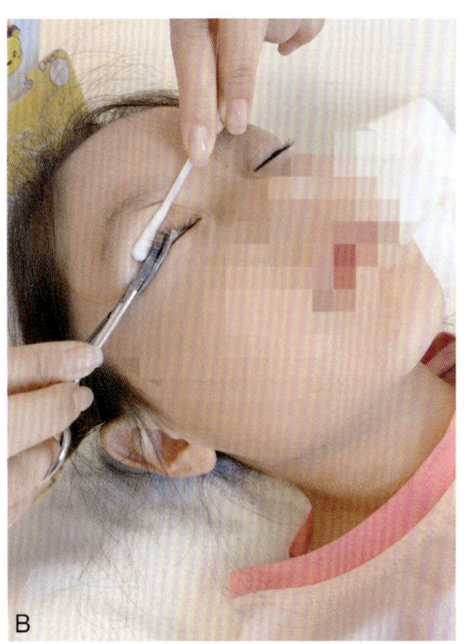

图 3-3-1 剪睫毛操作技术

A. 弯剪上涂抗生素眼膏；B. 剪睫毛的规范操作。

4. 操作后的处理

（1）整理用物，洗手，告知患者剪睫毛的注意事项。

（2）正确记录内容，签字。

5. 注意事项

（1）严格执行查对制度，如患者意识不清或沟通障碍，不能清楚表达手术眼别时，应查看病历，并与手术医生及家属进行核对。

（2）操作时动作应轻柔，切忌损伤患者眼部皮肤，以免影响手术。

（3）剪掉睫毛后，患者眼部会有不适感，应向患者做好解释工作。

（4）操作过程中，尽量避免睫毛掉入患者结膜囊内，如不慎掉入，嘱患者不要揉眼，应立即冲洗结膜囊。

（5）不配合的患儿需全麻后剪睫毛。

6. 考核标准

科室：　　　　姓名：　　　　主考老师：　　　　考核日期：

项目		总分	技术操作要求	评分等级				实际得分	备注
				A	B	C	D		
仪表		5	仪表端庄，服装、鞋、帽整洁干净	5	4	3	2		
评估		10	患者年龄、病情、合作程度及眼部情况	4	3	2	1		
			讲解手术前备皮（剪睫毛）操作的目的及方法	3	2	1	0		
			与患者交流时态度和蔼，语言规范	3	2	1	0		
操作前的准备		10	物品齐全，放置合理	5	4	3	2		
			检查物品质量、标签、规格、有效期	5	4	3	2		
操作过程	安全与舒适度	10	环境整洁、安静、光线充足	3	2	1	0		
			认真接待患者	3	2	1	0		
			协助患者摆好正确体位	4	3	2	1		
	剪睫毛的操作过程	35	核对患者姓名、眼别、手术名称	5	4	3	2		
			标记眼别正确	5	4	3	2		
			取用无菌物品无污染	5	4	3	2		
			弯剪均匀涂抹大量抗生素眼膏	5	4	3	2		
			剪睫毛方法正确	5	4	3	2		
			滴抗生素滴眼液方法正确	5	4	3	2		
			操作轻柔，患者无明显不适	5	4	3	2		
操作后的处理		10	用物处理方法正确	4	3	2	1		
			洗手	3	2	1	0		
			合理安置患者	3	2	1	0		
评价		20	对待患者态度和蔼，有耐心，操作过程中与患者有效沟通	5	4	3	2		
			操作过程无污染	5	4	3	2		
			操作熟练有序	5	4	3	2		
			用物处理方法正确	5	4	3	2		
总分		100							

【操作难点与技巧解析】

1. 操作难点

（1）操作不当易损伤患者眼部皮肤，影响手术。

（2）操作过程中，剪断的睫毛容易掉入结膜囊中。

2. 技巧解析

（1）操作时严格按照操作流程及操作方法进行，使用弯剪时，弯剪尖朝上，以避免或减少眼部皮肤和眼球损伤。

（2）操作过程中，在弯剪背面均匀涂抹抗生素眼膏，确保剪睫毛的过程中，边剪边将剪断的睫毛粘住，以防睫毛掉入结膜囊内。

（3）操作时动作轻柔，沿着睑缘的睫毛根部剪，切忌损伤眼部皮肤。

（4）如果睫毛不慎掉入结膜囊内，嘱患者不要揉眼并及时进行结膜囊冲洗。

二、剃除眉毛操作技术

【知识概述】

眉毛由眉头、眉腰、眉峰、眉梢等四部分构成。眉头内端一般位于眶缘上面，其尾端在唇峰、鼻翼外缘与外眼角连线的延长线上。眉体一般较为平直，位于眶缘之上。

【操作目的】

预防手术后感染。

【适应证】

眼科手术并需要剃除眉毛者。

【禁忌证】

不配合者（儿童及精神障碍者）。

【操作技术规范流程】

1. 评估

（1）评估操作环境是否干净、整洁，能否为患者提供舒适的操作空间。

（2）评估患者的年龄、病情、合作程度及眼部情况。

（3）告知患者剃除眉毛的目的及注意事项，以取得其配合。

2. 操作前的准备

（1）操作人员准备：操作人员穿手术室专用刷手衣、手术室专用拖鞋，戴一次性帽子（头发全部遮盖）、一次性医用外科口罩（口、鼻全部遮挡）。操作人员双手不能佩戴任何饰物及手表，指甲不能过长，不能染指甲。

（2）患者准备：进手术室脱掉外衣，穿一次性鞋套，取坐位。

（3）物品准备：10% 肥皂水、抗生素眼膏、记号笔（用于区别术眼和非术眼）、75% 酒精、棉签、一次性剃须刀、医用垃圾桶。

（4）环境要求与物品摆放标准：将物品放在清洁的治疗车上，上层放置无菌及清洁用品，下层放置医用垃圾桶等相对污染物品。

3. 操作过程

（1）操作人员着装整齐，戴好帽子、口罩，备齐用物，洗手。

（2）用记号笔标记术眼，核对眼别。

（3）用棉签蘸 10% 肥皂水彻底擦拭术眼眉毛及周围皮肤。

（4）用一次性剃须刀将眉毛剃除干净。

（5）用棉签蘸 75% 酒精充分消毒。

4. 操作后的处理

（1）整理用物，洗手，告知患者剃除眉毛的注意事项。

（2）正确记录内容，签字。

5. 注意事项

（1）严格执行查对制度，如患者意识不清或沟通障碍，不能清楚表达手术眼别时，应查看病历，并与手术医生及家属进行核对。

（2）操作时动作应轻柔，切忌损伤患者眼部皮肤，以免影响手术。

（3）操作过程中，尽量避免眉毛掉入患者结膜囊内，如不慎掉入，嘱患者不要揉眼，应及时冲洗结膜囊。

（4）不配合的患儿需全麻后剃除眉毛。

6. 考核标准

科室： 姓名： 主考老师： 考核日期：

项目	总分	技术操作要求	评分等级				实际得分	备注
			A	B	C	D		
仪表	5	仪表端庄，服装、鞋、帽整洁、干净	5	4	3	2		
评估	10	患者年龄、病情、合作程度及眼部情况	4	3	2	1		
		讲解手术前备皮（剃除眉毛）操作的目的及方法	3	2	1	0		
		与患者交流时态度和蔼，语言规范	3	2	1	0		
操作前的准备	10	物品齐全，放置合理	5	4	3	2		
		检查物品质量、标签、规格、有效期	5	4	3	2		

续表

项目		总分	技术操作要求	评分等级				实际得分	备注
				A	B	C	D		
操作过程	安全与舒适度	10	环境整洁、安静、光线充足 认真接待患者 协助患者摆好正确体位	3 3 4	2 2 3	1 1 2	0 0 1		
	剃除眉毛操作过程	35	核对患者姓名、眼别、手术名称 标记眼别正确 取用无菌物品无污染 10% 肥皂水擦拭范围正确 剃除眉毛彻底且方法正确 75% 酒精消毒手术野方法正确 操作轻柔，患者无明显不适	5 5 5 5 5 5 5	4 4 4 4 4 4 4	3 3 3 3 3 3 3	2 2 2 2 2 2 2		
操作后的处理		10	用物处理方法正确 洗手 合理安置患者	4 3 3	3 2 2	2 1 1	1 0 0		
评价		20	对待患者态度和蔼，有耐心，操作过程中与患者有效沟通 操作过程无污染 操作熟练有序 用物处理方法正确	5 5 5 5	4 4 4 4	3 3 3 3	2 2 2 2		
总分		100							

【操作难点与技巧解析】

1. 操作难点　老年人、儿童、残疾人等特殊人群操作较难。

2. 技巧解析

（1）操作前认真评估患者，如患者意识不清、沟通障碍或为儿童等，可由家属陪伴配合。

（2）必要时需要麻醉后再进行此项操作。

三、剪鼻毛操作技术

【知识概述】

鼻毛是一种特殊的毛发，是一种触觉的辅助感受器，生长于鼻内，是呼吸系统疾患的第一道防线。鼻毛可以阻挡空气中的灰尘、细菌等，使人体得以吸入过滤后的干净的空气。

【操作目的】

预防感染,使手术视野清晰。

【适应证】

各类鼻部手术患者。

【禁忌证】

（1）全身状况不能配合者。

（2）精神因素及智力障碍不能配合者。

【操作技术规范流程】

1. 评估

（1）评估操作环境是否干净、整洁,能否为患者提供舒适的操作空间。

（2）评估患者的年龄、病情、合作程度及鼻部情况。

（3）告知患者剪鼻毛的目的及注意事项,以取得其配合。

2. 操作前的准备

（1）操作人员准备:操作人员着手术室专用刷手衣、手术室专用拖鞋,戴一次性帽子（头发全部遮盖）、戴一次性医用外科口罩（口、鼻全部遮挡）。操作人员双手不能佩戴任何饰物及手表,指甲不能过长,不能染指甲。

（2）患者准备:进手术室脱掉外衣,穿一次性鞋套,取坐位。

（3）物品准备:鼻毛器、棉签、生理盐水、医用垃圾桶。

（4）环境要求与物品摆放标准:环境整洁、安静、光线充足;确保鼻毛器可以正常使用。

3. 操作过程

（1）操作人员着装整齐,戴好帽子、口罩,备齐用物,洗手。

（2）核对患者床号、姓名及哪侧鼻孔。

（3）向患者解释操作目的,取得患者配合。

（4）协助患者取舒适体位。

（5）取一根棉签蘸取生理盐水将鼻毛清洁干净,注意动作要轻柔,不要过度用力,避免伤到鼻腔。

（6）按下鼻毛器开关,将鼻孔用力张开。

（7）将鼻毛器推入鼻孔,调节鼻毛器在鼻腔内部的位置,直至鼻毛被彻底清除,注意力度不要太大,避免损伤鼻腔皮肤。

（8）操作完毕将鼻毛器撤出。

4. 操作后的处理

（1）整理用物，洗手，告知患者剪鼻毛的注意事项。

（2）正确记录内容，签字。

5. 注意事项　操作时动作应轻柔，切忌损伤患者的鼻部皮肤，以免影响手术。

6. 考核标准

科室：　　　　姓名：　　　　主考老师：　　　　考核日期：

项目		总分	技术操作要求	评分等级				实际得分	备注
				A	B	C	D		
仪表		5	仪表端庄，服装、鞋、帽整洁干净	5	4	3	2		
评估		10	患者年龄、病情、合作程度及眼部情况 讲解手术前备皮（剪鼻毛）操作的目的及方法 与患者交流时态度和蔼，语言规范	4 3 3	3 2 2	2 1 1	1 0 0		
操作前的准备		10	物品齐全，放置合理 检查物品质量、标签、规格、有效期	5 5	4 4	3 3	2 2		
操作过程	安全与舒适度	10	环境整洁、安静、光线充足 认真接待患者 协助患者摆好正确体位	3 3 4	2 2 3	1 1 2	0 0 1		
	剪鼻毛操作过程	35	核对患者姓名、手术名称 查看鼻腔情况（有无分泌物、皮肤是否完整） 取用无菌物品无污染 清洁鼻腔方法正确 撑开鼻腔方法正确 使用鼻毛器方法正确 操作轻柔，患者无明显不适	5 5 5 5 5 5 5	4 4 4 4 4 4 4	3 3 3 3 3 3 3	2 2 2 2 2 2 2		
操作后的处理		10	用物处理方法正确 洗手 合理安置患者	4 3 3	3 2 2	2 1 1	1 0 0		
评价		20	对待患者态度和蔼，有耐心，操作过程中与患者有效沟通 操作过程无污染 操作熟练、有序 用物处理方法正确	5 5 5 5	4 4 4 4	3 3 3 3	2 2 2 2		
总分		100							

【操作难点与技巧解析】

1. 操作难点 老年人、儿童、残疾人等特殊人群配合度较低，操作较难。

2. 技巧解析

（1）操作前认真评估患者，如患者意识不清、沟通障碍或为儿童等，可由家属陪伴配合。

（2）必要时需要手术麻醉后再进行此项操作。

四、外科备皮操作技术

【知识概述】

备皮是指在手术的相应部位剃除毛发并进行体表清洁的手术准备，是对拟行外科手术的患者在术前进行手术区域的清洁工作。

【操作目的】

在不损伤皮肤完整性的前提下，减少皮肤细菌数量，降低手术后切口感染率。

【适应证】

需行外科手术治疗并遵医嘱进行备皮者。

【禁忌证】

不能配合及有精神障碍者。

【操作技术规范流程】

1. 评估

（1）评估环境是否清洁。

（2）评估患者的备皮部位情况、合作程度。

（3）告知患者术前备皮的目的及注意事项，以取得其配合。

2. 操作前的准备

（1）操作人员准备：操作人员穿手术室专用刷手衣、手术室专用拖鞋，戴一次性帽子（头发全部遮盖）、一次性医用外科口罩（口、鼻全部遮挡）。操作人员双手不能佩戴任何饰物及手表，指甲不能过长，不能染指甲。

（2）患者准备：进手术室脱掉外衣，穿一次性鞋套，体位根据备皮位置而定。

（3）物品准备：备皮刀、10% 肥皂水、75% 酒精、纱布、医用垃圾桶。

（4）环境要求与物品摆放标准：将物品放在清洁的治疗车上，上层放置无菌及清洁用品，下层放置浸泡桶及医用垃圾桶等相对污染物品。

3. 操作过程

（1）操作人员着装整齐，戴好帽子、口罩，备齐用物，洗手。

（2）记号笔标记备皮范围，核对医嘱，向患者解释操作目的，以取得患者配合。

（3）协助患者取舒适体位。

（4）用 10% 肥皂水清洁皮肤，清洁后用纱布擦拭干净。

（5）用一次性备皮刀沿一个方向进行操作，注意动作要轻柔，避免伤害皮肤。

（6）再次清洁皮肤。

4. 操作后的处理

（1）整理用物，洗手，告知患者外科备皮的注意事项。

（2）正确记录内容，签字。

5. 注意事项

（1）需要提前 3 天开始备皮并连续备皮 3 天，备皮后用无菌敷料遮盖。

（2）用一次性备皮刀沿一个方向进行操作，注意动作要轻柔，避免伤害皮肤。

6. 考核标准

科室：　　　　　　姓名：　　　　　　主考老师：　　　　　　考核日期：

项目		总分	技术操作要求	评分等级				实际得分	备注
				A	B	C	D		
仪表		5	仪表端庄，服装、鞋、帽整洁、干净	5	4	3	2		
评估		10	患者年龄、病情、合作程度及眼部情况	4	3	2	1		
			讲解外科备皮操作的目的及方法	3	2	1	0		
			与患者交流时态度和蔼，语言规范	3	2	1	0		
操作前的准备		10	物品齐全，放置合理	5	4	3	2		
			检查物品质量、标签、规格、有效期	5	4	3	2		
操作过程	安全与舒适度	10	环境整洁、安静、光线充足	3	2	1	0		
			认真接待患者	3	2	1	0		
			协助患者摆好正确体位	4	3	2	1		
	外科备皮操作过程	35	核对患者姓名、备皮部位、手术名称	5	4	3	2		
			用记号笔标记备皮部位方法正确	5	4	3	2		
			取用无菌物品无污染	5	4	3	2		
			10% 肥皂水擦拭范围正确	5	4	3	2		
			备皮范围和方法准确、彻底	5	4	3	2		
			75% 酒精消毒手术野方法正确	5	4	3	2		
			操作轻柔，患者无明显不适	5	4	3	2		

续表

项目	总分	技术操作要求	评分等级				实际得分	备注
			A	B	C	D		
操作后的处理	10	用物处理方法正确 洗手 合理安置患者	4 3 3	3 2 2	2 1 1	1 0 0		
评价	20	对待患者态度和蔼,有耐心,操作过程中与患者有效沟通 操作过程无污染 操作熟练、有序 用物处理方法正确	5 5 5 5	4 4 4 4	3 3 3 3	2 2 2 2		
总分	100							

【操作难点与技巧解析】

1. 操作难点　老年人、儿童、残疾人等特殊人群,操作较难。

2. 技巧解析

(1) 对老年人、儿童、残疾人等特殊人群,备皮时须由另一人协助完成此项操作。

(2) 备皮动作要轻柔,避免伤害皮肤,影响手术顺利进行。

第四节　外眼手术后换药操作技术

【知识概述】

外眼手术包括眼睑、泪器、眼附属器、眼眶、眼肌等部位的手术。外眼手术后换药大部分是眼部皮肤裂伤缝合、眼部小肿物切除术、倒睫术后及眼部脓肿切开引流术后等涉及急诊和择期手术后的定期换药操作技术。

【操作目的】

清除手术野分泌物,更换伤口敷料,保持伤口清洁,预防和控制感染,促进伤口愈合。

【适应证】

各类外眼手术后需要换药者。

【禁忌证】

无。

【操作技术规范流程】

1. 评估

（1）评估环境是否清洁。

（2）评估患者眼部及伤口情况。

（3）告知患者外眼手术后换药的目的和注意事项，以取得其配合。

2. 操作前的准备

（1）操作人员准备：仪表端庄，服装整齐、干净，操作前规范洗净双手，戴口罩。

（2）患者准备：取坐位或仰卧位。

（3）物品准备：75% 酒精、抗生素滴眼液或眼膏、无菌棉签、生理盐水、无菌眼垫、医用胶布。

（4）环境要求与物品摆放标准：环境整洁、安静、光线充足，物品齐全，放置合理。

3. 操作过程

（1）主动热情地接待患者。

（2）核对医嘱、患者姓名、患者眼别、手术名称及手术方式。

（3）协助患者取舒适坐位或仰卧位。

（4）双手解开患者绷带，轻轻取下眼垫。

（5）用生理盐水棉签清洁患者眼部，对分泌物多者，应用生理盐水冲洗，之后再用 75% 酒精消毒皮肤伤口。

（6）检查和判断患者伤口对合及缝线在位情况，有无出血、感染以及手术效果。

（7）结膜囊内滴入抗生素滴眼液或涂抗生素眼膏，并覆盖无菌眼垫。

4. 操作后的处理

（1）整理用物，洗手，并告知患者注意事项。

（2）正确记录内容，签字。

5. 注意事项

（1）操作时，严格遵循无菌操作原则。

（2）患者皮肤伤口若有脓液，应予拆除部分皮肤缝线，伤口内放置引流条，并连续换药直至伤口完全愈合。

（3）有睑内翻、倒睫者应注意观察矫正程度。

（4）常规眼部缝线术后 5~7 天拆除。

6. 考核标准

科室： 姓名： 主考老师： 考核日期：

<table>
<tr><th colspan="2" rowspan="2">项目</th><th rowspan="2">总分</th><th rowspan="2">技术操作要求</th><th colspan="4">评分等级</th><th rowspan="2">实际得分</th><th rowspan="2">备注</th></tr>
<tr><th>A</th><th>B</th><th>C</th><th>D</th></tr>
<tr><td colspan="2">仪表</td><td>5</td><td>仪表端庄,服装、鞋、帽整洁、干净</td><td>5</td><td>4</td><td>3</td><td>2</td><td></td><td></td></tr>
<tr><td colspan="2" rowspan="3">评估</td><td rowspan="3">10</td><td>患者年龄、病情、合作程度及眼部情况</td><td>4</td><td>3</td><td>2</td><td>1</td><td rowspan="3"></td><td rowspan="3"></td></tr>
<tr><td>讲解外眼手术后换药的目的及方法</td><td>3</td><td>2</td><td>1</td><td>0</td></tr>
<tr><td>与患者交流时态度和蔼,语言规范</td><td>3</td><td>2</td><td>1</td><td>0</td></tr>
<tr><td colspan="2" rowspan="2">操作前的准备</td><td rowspan="2">10</td><td>物品齐全,放置合理</td><td>5</td><td>4</td><td>3</td><td>2</td><td rowspan="2"></td><td rowspan="2"></td></tr>
<tr><td>检查物品质量、标签、规格、有效期</td><td>5</td><td>4</td><td>3</td><td>2</td></tr>
<tr><td rowspan="10">操作过程</td><td rowspan="3">安全与舒适度</td><td rowspan="3">10</td><td>环境整洁、安静、光线充足</td><td>3</td><td>2</td><td>1</td><td>0</td><td rowspan="3"></td><td rowspan="3"></td></tr>
<tr><td>认真接待患者</td><td>3</td><td>2</td><td>1</td><td>0</td></tr>
<tr><td>摆好正确体位</td><td>4</td><td>3</td><td>2</td><td>1</td></tr>
<tr><td rowspan="7">外眼手术后换药操作过程</td><td rowspan="7">35</td><td>核对患者姓名、眼别、手术名称</td><td>5</td><td>4</td><td>3</td><td>2</td><td rowspan="7"></td><td rowspan="7"></td></tr>
<tr><td>取用无菌物品无污染</td><td>5</td><td>4</td><td>3</td><td>2</td></tr>
<tr><td>75% 酒精消毒手术野方法正确</td><td>5</td><td>4</td><td>3</td><td>2</td></tr>
<tr><td>滴抗生素滴眼液或涂眼膏方法正确</td><td>5</td><td>4</td><td>3</td><td>2</td></tr>
<tr><td>观察手术野情况(缝线,有无出血、感染,矫正情况)</td><td>5</td><td>4</td><td>3</td><td>2</td></tr>
<tr><td>遮盖眼垫或包扎方法正确</td><td>5</td><td>4</td><td>3</td><td>2</td></tr>
<tr><td>操作轻柔,患者无明显不适</td><td>5</td><td>4</td><td>3</td><td>2</td></tr>
<tr><td colspan="2" rowspan="3">操作后的处理</td><td rowspan="3">10</td><td>用物处理方法正确</td><td>4</td><td>3</td><td>2</td><td>1</td><td rowspan="3"></td><td rowspan="3"></td></tr>
<tr><td>洗手,签字</td><td>3</td><td>2</td><td>1</td><td>0</td></tr>
<tr><td>合理安置患者</td><td>3</td><td>2</td><td>1</td><td>0</td></tr>
<tr><td colspan="2" rowspan="4">评价</td><td rowspan="4">20</td><td>对待患者态度和蔼,有耐心,操作过程中与患者有效沟通</td><td>5</td><td>4</td><td>3</td><td>2</td><td rowspan="4"></td><td rowspan="4"></td></tr>
<tr><td>操作过程无污染</td><td>5</td><td>4</td><td>3</td><td>2</td></tr>
<tr><td>操作熟练有序</td><td>5</td><td>4</td><td>3</td><td>2</td></tr>
<tr><td>用物处理方法正确</td><td>5</td><td>4</td><td>3</td><td>2</td></tr>
<tr><td colspan="2">总分</td><td>100</td><td></td><td></td><td></td><td></td><td></td><td></td><td></td></tr>
</table>

【操作难点与技巧解析】

1. 操作难点

(1)消毒手术野的方法及注意事项。

(2)伤口对合及缝线在位情况,有无出血、感染及手术效果的检查和判断。

2. 技巧解析

(1)操作时,严格遵循无菌操作原则。消毒伤口皮肤时,嘱患者轻闭双眼,以伤口为中心，由内向外螺旋式消毒，勿使酒精进入眼内，以免损伤角膜及眼内组织。

（2）患者皮肤伤口若有脓液，应予拆除部分皮肤缝线，伤口内放置引流条，并连续换药直至伤口完全愈合。有睑内翻、倒睫者应注意观察矫正程度。

（3）眼部缝线处如有血痂，用生理盐水棉签清除干净，便于缝线拆除。

第五节　巡回护士操作技术

【知识概述】

巡回护士是手术室工作的重要岗位之一，其工作内容主要包括全面负责患者出入手术室的安全；提供手术物品；与麻醉人员及手术医生密切配合，以确保手术顺利完成，它贯穿于整个手术过程。

【操作目的】

规范并落实临床工作，认真执行无菌技术操作规范流程，做好术中配合，确保手术顺利、安全进行。同时督促、检查手术人员的无菌操作，注意患者的安全，严防差错事故的发生。

【操作技术规范流程】

1. 评估　手术间环境干净、整洁，物品、仪器设备摆放合理，空气净化器开启 1 小时以上，温度维持在 22~25℃，湿度维持在 40%~60%。

2. 操作前的准备

（1）操作人员穿手术室专用刷手衣和手术室专用拖鞋。

（2）操作人员戴一次性帽子（头发全部遮挡）、一次性医用外科口罩（口、鼻全部遮挡）。

（3）操作人员双手不能佩戴任何饰物及手表，指甲不能过长，不能染指甲。

3. 操作过程

（1）做好手术间的清洁卫生及各项准备工作，如准备各种手术器械、药物、消毒的手术衣、治疗巾、手刷、敷料、手套等，包括全麻使用的吸引器、氧气，急救用物、药品，检查视网膜脱离手术、玻璃体切除手术、白内障手术所用的显微镜、无影灯、冷冻机、玻璃体切割机和超声乳化机运行情况等。

（2）查对：核对患者的腕带信息（姓名、性别、年龄、床号、住院号、过敏史）、手术眼别、手术名称、麻醉方式、禁食禁水情况、既往史，检查患者有无佩戴首饰、假牙、活动义齿、体内金属植入物，皮肤完整性，特殊病史等。严格培训手术前三方检查制度。

（3）检查并确认手术及麻醉同意书、化验单、特殊检查结果、术前及术中用药等。

（4）患者进入手术间，主动热情接待；做好术前、术后宣教；对儿童要注意其安全；协助医生做好术前的消毒工作；根据麻醉方式及手术方式开放静脉通路。

（5）协助医生穿手术衣；准备所需的器械；手术进行时巡视各手术台，密切注意手术程序和所需用物；准备手术椅，调节手术灯光；术中应注意患者病情变化及特殊情况的发生（全麻患儿按全麻护理常规巡视）。

（6）严格执行无菌操作，并监督手术人员无菌操作，如有违反者及时指出并整改。

（7）准确执行术中医嘱，治疗用药前重复医生的口头医嘱，做好“三查十对”。

（8）熟练掌握各种精密仪器的使用方法，具备排除仪器故障的能力。定期检查仪器设备运转是否正常。

（9）术中交谈时应注意低声细语，不要在患者面前讨论手术步骤。

（10）工作时间精神要集中。除特殊情况外，不得擅离手术室，必须离开时应另有护士代替工作。

4. 操作后的处理

（1）手术结束后协助医生包扎患者术眼，根据手术类别使用透明眼罩以保护术眼，并将换药单交予患者，协助患者出手术间。

（2）完整、正确、有效地填写各类手术记录单，术后放入病历。如有病理标本，应协助医生将其浸泡于 10% 甲醛溶液中，做好登记、送检。

（3）充分合理利用手术间，保证接台手术衔接得当。

（4）负责登记当天内、外眼手术，上报统计数字。

（5）手术间定期进行空气培养检测并记录结果。

5. 注意事项

（1）严格无菌操作并督促和监管其他医护人员的无菌操作，确保手术安全、顺畅。

（2）做好各个环节的查对工作，包括患者的相关信息、手术的相关信息、仪器设备耗材使用的相关信息等。

（3）术中密切观察患者病情变化，特别是全麻患者，注意观察其生命体征及意识情况。

（4）巡回结束后与其他岗位护士做好交接，确保患者安全。

【操作难点与技巧解析】

1. 操作难点　巡回护士熟知各类手术操作流程及所需的器械、物品；掌握仪器设备的使用方法及简单仪器设备故障的排除方法；具备处理和解决术中突发问题的能力；在保证无菌操作的同时，监督医生手术中的无菌操作，避免因操作问题引起患者眼部感染。

2. 技巧解析

（1）全面提升自身的操作技能，熟练掌握各类仪器设备的使用方法、故障排除方法，熟记手术步骤及操作流程以配合医生顺利完成手术。

（2）熟知各类器械名称，方便随时配合医生取用。具备慎独精神，严格执行无菌操作，对无菌有正确的概念，如发现问题应及时纠正，防止感染的发生。

第六节　器械护士操作技术

【知识概述】

器械护士不仅要具有丰富的专业知识和熟练的操作技能，还要有高度的责任心，全面负责器械的保管、清点、检查、保养，做好每日手术前的器械准备和手术后的整理工作。

【操作目的】

熟悉手术器械的用法、目的及用途，以便准确无误地配合手术，保证手术的顺利进行。

【操作技术规范流程】

1. 评估

（1）器械室环境干净、整洁，温度、湿度适宜（温度为22~25℃，湿度为40%~60%）。

（2）消毒设备运转正常且处于备用状态，无菌物品及器械均在有效期内。

2. 操作前的准备

（1）操作人员穿手术室专用刷手衣和手术室专用拖鞋。

（2）操作人员戴一次性帽子（头发全部遮挡）、一次性医用外科口罩（口、鼻全部遮挡）。

（3）操作人员双手不能佩戴任何饰物及手表，指甲不能过长，不能涂指甲油。

3. 操作过程

（1）保持室内清洁卫生，做好每天消毒隔离工作，杜绝手术感染发生。

（2）严格执行各项无菌操作流程，准备各种手术器械、敷料、注射器、缝合线等。

（3）严格执行查对制度，认真核对各种无菌物品的有效期、消毒指示卡的变色情况、无菌包的完整性。如发现过期物品应及时重新消毒，以免影响手术。

（4）加强责任心，主动和医生做好配合工作，工作中要有秩序，做到忙而不乱。

（5）对器械的保管和使用按手术器械保护规则执行。

（6）手术后清点各种器械，对于锐利、精密和贵重医疗器械应分别清洗、处理，打包后送供应室消毒。器械要定期检查、清点和保养。

（7）发现有损坏的器械及时修理、报损并记录。

（8）按手术通知单准备次日的手术器械。

（9）应定期监测各种消毒锅的工作状况是否正常并记录结果。

4. 操作后的处理

（1）负责手术后器械清点，锐利及精细器械物品应单独放置，以免损坏。

（2）负责手术后器械清洗、保养及维护，如手术为感染性手术，应视感染性质对术中所用物品器械进行相应处理。

（3）处理后的器械打包，统一送至供应室消毒灭菌。

（4）督促卫生员每日手术结束后清洁器械室环境。

5. 注意事项

（1）严格执行各项无菌操作流程并有效落实，确保手术用品安全。

（2）摆台时注意保持空间足够宽敞，杜绝污染发生。

（3）各种一次性用品、消毒物品在开包前务必检查有效期及包内消毒指示条，确保符合无菌要求。

【操作难点与技巧解析】

1. 操作难点　眼科精密器械及仪器配备用物种类繁多，且清洗、消毒方法不同。

2. 技巧解析　掌握眼科各类器械的名称、用途及清洗保养方法，避免人为损坏。熟知并掌握手术器械及用物的消毒方法，保证处于无菌状态。操作过程中严格无菌操作，杜绝污染发生。

第七节　手术器械的消毒与保养

【知识概述】

眼科手术器械以显微器械为主，作用端精密细小，多带有狭窄的内腔和缝隙，难以彻底清洗，残留的任何有机物均会在微生物的表面形成保护层，妨碍消毒灭菌因子与微生物的接触或延迟其作用，从而影响消毒与灭菌的效果。因此，在清洗、消毒、灭菌与保养手术器械的过程中，应严格规范操作，保证手术器械的灭菌效果和质量。

【医疗器械的消毒】

（1）对一般眼科手术器械首选采用高压蒸汽灭菌法进行消毒灭菌。

（2）不能采用高压蒸汽灭菌的器械采用低温环氧乙烷消毒灭菌。

【操作技术规范流程】

（1）外眼、角膜及其他眼表手术器械：预清洁（在手术间内立即对手术器械上的残留物使用无菌水进行清洁）→刷洗（打开器械的关节或连接部位，将其浸入冲洗液中，然后用刷子在液平面以下进行机械清洗，将器械上的碎屑和污迹等残留物清洗干净，直到手术器械外观清洁）→沥干→多酶清洗液浸泡→流动水冲洗→漂洗（使用大量无菌蒸馏水或无菌去离子水彻底漂洗手术器械）→擦干或干燥→打包→高压蒸汽灭菌。

（2）内眼手术器械

1）无内腔的手术器械：预清洁→刷洗（打开器械的关节或连接部位，将器械上的碎屑和污迹等残留物冲洗干净，若有必要则使用软毛清洁刷清洗器械外表面）→超声波振荡（精密或显微手术器械）→流动水冲洗→漂洗→擦干或干燥→打包→高压蒸汽灭菌。

2）带内腔的手术器械：预清洁→冲洗（流动水冲洗外部，用至少 120mL 水冲洗器械管腔，用至少 60mL 空气冲刷管腔）→擦干或干燥→打包→高压蒸汽灭菌。

（3）按制造商说明书合理配比多酶清洗液，遵守正确的使用浓度、稀释比例、剂量和使用有效期，根据浸泡器械的数量与污染程度等实际情况调整比例。清洗液每次使用后即更换。如酶浓度为 1∶7，浸泡时间为 5 分钟，根据浸泡器械的数量，多酶清洗液每 4 小时更换 1 次或根据使用频率和多酶清洗液的浑浊程度增加更换次数。

（4）器械清洗后由质量检查岗位人员对每件器械进行常规检查，目测器械是否清洁，必要时在光源放大镜下检查清洗质量和器械的性能。

（5）被特殊病原体污染的器械用 2 000mg/L 的 84 消毒液浸泡 30 分钟后，再按常规方法清洗、消毒灭菌。

（6）高压蒸汽灭菌仪器每周做嗜热芽胞杆菌实验，进行灭菌效果的监测。

【手术器械的维护及保养】

（1）每日手术完毕后，先将使用过的器械干燥处理，尤其注意器械接头和关节内面的清洁。然后将锐器械与钝器械分开放置。清点后，放入器械盒中。

（2）准备器械时，应仔细检查是否完好。发现器械性能问题应及时更换或维修。常用的器械应定期（每日）检查。

（3）凡不熟悉器械使用性能者切勿随便按动、拆卸。

【贵重精细器械的检查和保护】

（1）器械应设专人负责、管理，定期（1个月）检查其性能和保养。

（2）精密显微器械应加以保护，安装适当的防护罩/套，并将其放在专用器械盒中。

（3）常用的贵重精细器械每次用后要进行清点，如有缺失，应及时查找、上报。

（4）消毒和使用前应先检查性能，使用时严格执行规范操作，如发现异常应立即停止使用。

（5）手术完毕立即洗净，干燥后放回原处备用。

（6）不常用的器械需定时（每周）清洁保养并分别放置。

【眼科手术器械的清洗、消毒与灭菌原则】

（1）眼科手术具有手术时间短、数量多、器械周转快的特点，需要准备足够的器械进行周转，确保器械能进行充分的清洗、干燥、包装和重新灭菌。

（2）眼科器械复杂、精细且昂贵，在清洗、消毒、灭菌以及转运时应对其进行特殊保护，防止造成机械性损伤，如使用专用的带固定支架的篮筐，确保器械平稳转运。

（3）眼科器械与其他手术器械分开清洗，在指定清洗区域和指定清洗设备中进行处理。精细器械也可手工清洗，不得与其他器械混合装载。

第八节 眼科手术器械包

【知识概述】

手术器械包是手术中需要的基本器械，不同手术需要的手术器械也不同。为了满足术者要求，准确、顺利完成手术，同时提高备台的准确性和手术室的工作效率，我们将器械打包，下面对具体手术方式需要的手术器械进行介绍。

一、外眼手术器械包

1. 皮肤裂伤缝合术 外眼包、擦皮钳、持针器、有齿镊、弯剪、5-0缝线、生理盐水棉球、安尔碘棉球。

2. 睑缘缝合术 外眼包、擦皮钳、持针器、有齿镊、弯剪、5-0缝线。

3. 睑板腺囊肿切除术 外眼包、擦皮钳、刀柄、尖刀片、弯剪、有齿镊、睑板腺囊肿夹、刮匙。

4. 翼状胬肉切除术　外眼包、擦皮钳、显微有齿镊、显微虹膜恢复器、显微弯剪、开睑器、刀柄、圆刀片、烧灼球、显微持针器（如需转位，添加显微持针器、10-0 缝线）、BD 针头、2mL 注射器。

5. 睑内翻矫正术　成人：外眼包、擦皮钳、弯剪、刀柄、尖刀片、持针器、有齿镊、成型夹、HOTZ 板、7-0 缝线。儿童：外眼包、擦皮钳、弯剪、持针器、有齿镊、细管、4-0 缝线。

6. 外眦眼睑肿物切除术　外眼包、擦皮钳、刀柄、尖刀片、弯剪、有齿镊、持针器、6-0 缝线。

7. 睑裂切开术　外眼包、擦皮钳、刀柄、尖刀片、弯剪、有齿镊。

8. 泪小管切开术　外眼包、擦皮钳、泪小管切开刀、显微弯剪、显微有齿镊。

9. 结膜肿物切除术　外眼包、擦皮钳、显微有齿镊、显微弯剪、刀柄、尖刀片、显微持针器、开睑器、6-0（或 5-0）缝线。

10. 泪囊摘除术　内眼包、擦皮钳、巾钳、刀柄、尖刀片、弯剪、直剪、泪囊扩张器、泪点扩张器、耙子、剥离子、有齿镊、持针器、弯针头、小碗、探针、烧灼球、直蚊式钳、弯蚊式钳、2mL 注射器、5mL 注射器、5-0 缝线。

11. 泪小管吻合术　擦皮钳、巾钳、显微四样（显微有齿镊、显微无齿镊、显微剪、显微持针器）、弯剪、泪点扩张器、探针、腰麻管、泪道探针、针灸针、2mL 注射器、10mL 注射器、5-0 缝线、6-0 缝线。

12. 取环扎带术　外眼包、擦皮钳、弯剪、有齿镊、开睑器。

13. 取硅胶带术　外眼包、擦皮钳、刀柄、尖刀片、弯剪、有齿镊、持针器、开睑器、6-0 缝线。

二、内眼手术器械包

1. 角膜深层异物取出术　外眼包、擦皮钳、显微有齿镊、开睑器、1mL 注射器。

2. 前房穿刺术　外眼包、擦皮钳、15° 穿刺刀、显微有齿镊、显微虹膜恢复器、开睑器、1mL 注射器。

3. 前房冲洗术　内眼包、擦皮钳、巾钳、15° 穿刺刀、显微有齿镊、注吸针头、输血器、开睑器、注射器（2mL、10mL）。

4. 经巩膜睫状体光凝术　外眼包、擦皮钳、固定镊、开睑器、球后注射器、10mL 注射器、光凝线。

5. 义眼台取出术　外眼包、擦皮钳、刀柄、尖刀片、弯剪、有齿镊、持针器、开睑器、血管钳、串针、球后注射器、10mL 注射器、缝线。

6. 人工晶状体植入术 内眼包、擦皮钳、巾钳、15° 穿刺刀、3.2mm 穿刺刀、显微有齿镊、晶状体植入镊、晶状体推注器、显微开睑器、晶状体调位钩、弯针头、弯剪、注射器（1mL、2mL、5mL）。

7. 睫状体复位术 内眼包、擦皮钳、巾钳、弯剪、烧灼球、刀柄、刀片（多）、显微开睑器、显微四样（显微有齿镊、显微无齿镊、显微剪、显微持针器）、弯剪、规尺、注射器（2mL、5mL、10mL）、10-0 缝线。

8. 玻璃体注气、注药术 内眼包、擦皮钳、巾钳、弯剪、显微有齿镊、开睑器、输血器、注射器（1mL、2mL）。

9. 白内障超声乳化吸除联合人工晶状体植入术 内眼包、擦皮钳、巾钳、弯蚊式钳、弯剪、显微开睑器、显微有齿镊、晶状体调位钩、撕囊镊、晶状体植入镊、囊膜剪、劈核钩、15° 穿刺刀、3.0mm 穿刺刀、超声乳化手柄、超声乳化针头、扳子、注吸手柄、注吸针头、2mL 注射器、5mL 冲洗器。

10. 青光眼手术 青光眼包、擦皮钳、巾钳、显微弯剪、显微持针器、显微有齿镊、显微无齿镊、显微有齿镊、注射器（1mL、2mL、5mL、10mL）、缝线（10-0、8-0、5-0）。

11. 白内障囊外摘除术 青光眼包、擦皮钳、巾钳、显微四样（显微有齿镊、显微持针器、显微弯剪、显微无齿镊）、显微开睑器、15° 穿刺刀、刀柄、尖刀片、弯剪、圈套器、囊膜剪、注吸针头、撕囊镊、输血器、注射器（1mL、2mL、10mL）、10-0 缝线。

12. 角巩膜裂伤缝合术 青光眼包、擦皮钳、巾钳、显微四样（显微有齿镊、显微持针器、显微弯剪、显微无齿镊）、弯剪、注射器（2mL、5mL）、缝线（10-0、6-0）。

13. 眼球摘除术 青光眼包、擦皮钳、巾钳、弯剪、直剪、钢球、视神经剪、注射器（5mL、10mL），6-0 缝线、大量眼垫。

14. 前房成形术 青光眼包、擦皮钳、巾钳、显微四样（显微有齿镊、显微持针器、显微弯剪、显微无齿镊）、弯剪、刀柄、弯针头、注射器（1mL、2mL、10mL）。

15. 眼内异物取出术 青光眼包、擦皮钳、巾钳、显微四样（显微有齿镊、显微持针器、显微弯剪、显微无齿镊）、弯剪、刀柄、尖刀片。

16. 眼内容摘除术 青光眼包、擦皮钳、巾钳、弯剪、直剪、刀柄、尖刀片、大勺子。

17. 角膜移植术 青光眼包、擦皮钳、巾钳、显微四样（显微有齿镊、显微持针器、显微弯剪、显微无齿镊）、显微开睑器、弯剪、刀柄、尖刀片、小碗，注射器（2mL、5mL、10mL），10-0 缝线。

18. 义眼台植入术 青光眼包、擦皮钳、巾钳、弯剪、直剪、刀柄、尖刀片、钢球、10mL 注射器、6-0 缝线、大量眼垫。

19. **鼻腔泪囊吻合术**　吻合包、擦皮钳、巾钳、显微持针器、显微有齿镊、显微弯剪、弯剪、直剪、刀柄、尖刀片、注射器（5mL、10mL）、缝线（5-0、6-0），大量眼垫、棉签。

20. **斜视矫正术**　斜视包、擦皮钳、巾钳、弯剪、直剪、斜视钩、持针器、有齿镊、显微持针器、显微有齿镊、显微弯剪、5mL 注射器针头、缝线（6-0、8-0）。

21. **上睑下垂矫正术**　提睑包、擦皮钳、巾钳、刀柄、尖圆刀片、弯剪、直剪、5mL 注射器、缝线（4-0、6-0、5-0）、大量眼垫。

22. **常规视网膜脱离术**　视网膜脱离包、擦皮钳、巾钳、弯剪、直剪、刀柄、尖刀片、注射器（1mL、2mL、5mL）、缝线（5-0、6-0）。

第四章

同仁眼科急救处理技术操作难点与技巧解析

第一节　眼睑皮肤裂伤的急救处理

【知识概述】

眼睑皮肤薄而松弛，血液循环丰富，在受到外伤时可出现眼睑皮肤的全层裂伤，甚至深达肌层、睑板和睑结膜及周边组织。单纯眼睑皮肤裂伤包括：眼睑皮肤切割伤，由锐器所致；眼睑皮肤撕裂伤，由钝器所致；动物撕咬伤。患者多有钝挫伤史伴眼眶周围疼痛、皮下出血或血肿，常合并眼部其他损伤，如泪器损伤、角膜擦伤、眼球破裂伤等。对于新鲜的眼睑皮肤裂伤应尽早清创缝合，尽量保留可存活的组织，仔细对合，最大限度减少瘢痕形成和眼睑畸形。

【操作目的】

通过及时清洁伤口，去除可见异物，并进行缝合达到避免伤口感染的目的。

【适应证】

意识清醒、心肺功能良好、无手术禁忌证、能主动配合的皮肤裂伤者。

【禁忌证】

醉酒、意识障碍、心肺功能障碍、不愿接受缝合手术者。

【操作技术规范流程】

1. 评估

（1）评估操作环境是否适宜操作。

（2）评估患者的病情，伤口深度、清洁情况、有无异物等。

（3）评估患者的合作程度，讲解伤口冲洗、缝合的目的及方法，取得患者配合。

2. 操作前的准备

（1）操作人员准备：仪表端庄，衣服整齐、干净，操作前洗净双手，戴口罩。

（2）患者准备：取仰卧位。儿童不能手持受水器时，由家长辅助手持受水器。

（3）物品准备：生理盐水、10% 肥皂水、破伤风抗毒素注射液、注射器、洗眼装置、受水器、皮肤消毒剂（75% 酒精、安尔碘、过氧化氢溶液、聚维酮碘等）、无菌棉签或棉块、无菌眼垫、2% 利多卡因溶液、一次性无菌手套、无菌缝合包（孔巾、持针器、弯剪、牙镊、5-0 缝线）。

（4）环境要求与物品摆放标准：操作环境清洁、宽敞、明亮。物品摆放以不违反无菌操作原则、方便手术操作为宜。

3. 操作过程

（1）认真接待，主动热情。

（2）核对医嘱，患者姓名、性别、眼别、年龄，手术方式等。

（3）清理伤口：患者取仰卧位，操作者用无菌棉签蘸 10% 肥皂水充分擦拭伤口，嘱患者头向冲洗侧倾斜，将受水器紧贴在患侧的面颊部，由患者自持受水器，操作者用装有生理盐水的洗眼装置，距伤口 5~10cm 处彻底反复冲洗伤口，去除肉眼可见的异物，然后用无菌棉签或棉块擦净伤口，用 75% 酒精或安尔碘消毒伤口处皮肤（如伤口较深，应加用过氧化氢溶液彻底消毒伤口深部），消毒直径不小于 5cm。若为患儿，应在充分固定头部的情况下，进行以上操作，若患儿确实不能配合，医生与患儿家属沟通后，改为全麻后再进行清洁消毒。

（4）铺无菌台：打开无菌包，用无菌持物镊依次摆好缝合物品，包括孔巾、持针器、弯剪、有齿镊、5-0 缝线、无菌眼垫、无菌棉签或棉块。

（5）协助医生进行缝合。

（6）术中注意倾听患者主诉，并观察患者病情变化和用药后的反应。

（7）缝合完毕，告知患者术后注意事项、复诊时间。

4. 操作后的处理

（1）整理用物，洗手。

（2）遵医嘱给予患者注射破伤风抗毒素。

5. 注意事项

（1）详细了解患者的受伤情况，如因异物所致，清洗时注意有无异物存留。

（2）严格无菌操作，特别是伤口冲洗时，要防止洗眼装置碰触伤口造成污染。

6. 考核标准

科室：　　　　　姓名：　　　　　主考老师：　　　　　考核日期：

<table>
<tr><th colspan="2" rowspan="2">项目</th><th rowspan="2">总分</th><th rowspan="2">技术操作要求</th><th colspan="4">评分等级</th><th rowspan="2">实际得分</th><th rowspan="2">备注</th></tr>
<tr><th>A</th><th>B</th><th>C</th><th>D</th></tr>
<tr><td colspan="2">仪表</td><td>5</td><td>仪表端庄，服装、鞋、帽整齐、干净
洗手，无长指甲</td><td>3
2</td><td>2
1</td><td>1
0</td><td>0
0</td><td></td><td></td></tr>
<tr><td colspan="2">评估</td><td>10</td><td>患者年龄、病情、合作程度及眼部情况
讲解伤口冲洗、缝合的目的及方法
与患者交流时态度和蔼，语言规范</td><td>4
3
3</td><td>3
2
2</td><td>2
1
1</td><td>1
0
0</td><td></td><td></td></tr>
<tr><td colspan="2">操作前的准备</td><td>10</td><td>物品齐全，放置合理
检查物品质量、标签、规格、有效期</td><td>5
5</td><td>4
4</td><td>3
3</td><td>2
2</td><td></td><td></td></tr>
<tr><td rowspan="2">操作过程</td><td>安全与舒适度</td><td>10</td><td>环境整洁、安静、光线适宜
认真接待患者
协助患者摆好正确体位</td><td>3
3
4</td><td>2
2
3</td><td>1
1
2</td><td>0
0
1</td><td></td><td></td></tr>
<tr><td>眼睑皮肤裂伤急救处理操作过程</td><td>35</td><td>核对患者姓名、医嘱、眼别
患者头位摆放正确，铺垫巾方法正确
用 10% 肥皂水擦拭
受水器放置方法正确
洗眼装置与伤口距离适宜
生理盐水冲洗溶液用量符合要求
伤口冲洗全面和充分
擦干残留冲洗液
消毒伤口处皮肤，消毒直径不小于 5cm</td><td>5
5
5
3
3
3
3
3
5</td><td>4
4
4
2
2
2
2
2
4</td><td>3
3
3
1
1
1
1
1
3</td><td>2
2
2
0
0
0
0
0
2</td><td></td><td></td></tr>
<tr><td colspan="2">操作后的处理</td><td>10</td><td>用物处理方法正确
洗手，签字
合理安置患者，告知注意事项</td><td>4
3
3</td><td>3
2
2</td><td>2
1
1</td><td>1
0
0</td><td></td><td></td></tr>
<tr><td colspan="2">评价</td><td>20</td><td>对待患者态度和蔼，有耐心，操作过程中与患者有效沟通
操作过程无污染
操作熟练、有序、动作轻柔，患者无不适
用物处理方法正确</td><td>5
5
5
5</td><td>4
4
4
4</td><td>3
3
3
3</td><td>2
2
2
2</td><td></td><td></td></tr>
<tr><td colspan="2">总分</td><td>100</td><td></td><td></td><td></td><td></td><td></td><td></td><td></td></tr>
</table>

【操作难点与技巧解析】

1. 操作难点

（1）评估患者眼部伤口的深度、清洁情况、有无异物等。

（2）详细了解患者的受伤原因，评估患者是否意识清醒，有无不适主诉，如头晕、恶心、呕吐等。

（3）评估患者有无颜面部、四肢、躯干等部位出现骨折等损伤，生命体征及全身情况是否可以承受眼科手术。

（4）如冲洗结膜囊操作不当，易导致伤口二次伤害。

（5）洗眼装置末端接触患者伤口，易导致洗眼装置污染。

2. 技巧解析

（1）详细了解患者的受伤情况、受伤原因、严重程度，有无合并骨折，意识是否清醒，有无严重不适等，确保患者积极配合。

（2）冲洗结膜囊时注意操作轻柔，避免给受伤部位施加压力，引起二次伤害。冲洗液压力依据受伤性质调节，尽量冲洗干净。

（3）清洁伤口时注意无菌操作，防止污染洗眼装置，若疑有污染及时更换。

第二节　眼睑皮肤浅层爆炸伤的急救处理

【知识概述】

眼睑皮肤爆炸伤是由爆炸性物品爆炸造成的，爆炸产生大量碎片的同时产生高能冲击波，导致患者颜面部出现特殊面容，即面部浅表烧伤、水肿，大量异物嵌入皮肤及眼球表面，个别异物还可进入眼内且可能多种异物混杂。比较常见的眼睑皮肤爆炸伤包括火炮爆炸、膨胀气体爆炸、液体爆炸等。爆炸伤对身体的损伤范围广，致伤率和并发症发生率均明显高于其他类型的眼外伤。

【操作目的】

探查、清洁、缝合伤口，去除大块可见异物，避免伤口感染。

【适应证】

意识清醒、心肺功能良好、无手术禁忌证、能够主动配合者。

【禁忌证】

醉酒、意识障碍、心肺功能障碍、不愿接受缝合手术者。

【操作技术规范流程】

1. 评估

（1）评估操作环境是否适宜操作。

（2）评估患者的病情，伤口的深度、范围、清洁情况、有无异物等。

（3）评估患者的合作程度，讲解伤口处理的目的、方法和注意事项，取得患者配合。

2. 操作前的准备

（1）操作人员准备：仪表端庄，衣服整齐、干净，操作前洗净双手，戴口罩。

（2）患者准备：取仰卧位。若儿童不能配合者，由家长辅助配合。

（3）物品准备：生理盐水、10% 肥皂水、破伤风抗毒素注射液、注射器、洗眼装置、受水器、皮肤消毒剂（75% 酒精或聚维酮碘）、无菌棉签或棉块、无菌眼垫、2% 利多卡因溶液、10% 碘仿甘油、一次性无菌手套、无菌缝合包（孔巾、持针器、弯剪、有齿镊、5-0 缝线）。

（4）环境要求与物品摆放标准：操作环境清洁、宽敞、明亮。物品摆放以不违反无菌操作原则，方便手术操作为宜。

3. 操作过程

（1）认真接待，主动热情。

（2）核对医嘱，患者姓名、性别、眼别、年龄等。

（3）清理伤口：患者取仰卧位，操作者用无菌棉签蘸 10% 肥皂水充分擦拭伤口，嘱患者头向冲洗侧倾斜，将受水器紧贴在患侧的面颊部，由患者自持受水器，操作者用装有生理盐水的洗眼装置，距伤口 5~10cm 处冲洗伤口，后用无菌棉签或棉块擦净伤口。

（4）处理伤口：眼睑皮肤裂伤的处理方法同眼睑皮肤裂伤的急救处理。皮肤擦伤者应先用 75% 酒精消毒伤口，彻底清除污物和坏死组织。如有异物嵌入皮肤表面，应仔细检查伤口和伤道，先用无菌有齿镊尽可能将异物取出，然后用涂有 10% 碘仿甘油的无菌眼垫覆盖伤口，以减少创面渗血、渗液，防止伤口与敷料粘连。

（5）处理过程中，注意患者有无合并全身或其他部位的损伤，密切观察患者生命体征的变化，发现异常及时通知医生，并协助处理。

（6）需要缝合者，按照皮肤裂伤缝合要求协助医生进行缝合。

（7）处理完毕，告知患者注意事项和复诊换药时间。

4. 操作后的处理

（1）整理用物，洗手。

（2）遵医嘱给患者注射破伤风抗毒素。

5. 注意事项　同眼睑皮肤裂伤的急救处理。

6. 考核标准　同眼睑皮肤裂伤的急救处理。

【操作难点与技巧解析】

1. 操作难点

（1）爆炸伤的伤口一般不洁净，有许多细小的石块、炸药残留物等，难以清理。

（2）严重爆炸伤易合并全身损伤，观察患者意识、生命体征变化以及不适主诉等非常重要。

（3）如果冲洗结膜囊操作不当，易导致伤口二次伤害。

（4）洗眼装置末端接触患者伤口，易导致洗眼装置污染。

2. 技巧解析

（1）详细了解患者的受伤情况、受伤原因、严重程度、有无合并骨折、意识是否清醒、有无严重不适等，确保患者积极配合。

（2）爆炸伤冲洗时要反复查看是否冲洗干净、有无残留物质，不易冲洗的浅表异物可用有齿镊夹出。

（3）冲洗结膜囊时注意动作轻柔，避免给受伤部位施加压力，引起二次伤害。冲洗液压力依据受伤性质调节，尽量冲洗干净。

（4）清洁伤口时注意无菌操作，防止污染洗眼装置，若疑有污染及时更换。

第三节 泪小管断裂的急救处理

【知识概述】

泪小管断裂伤是眼科常见的急症之一。其原因多为外伤时眼睑内眦皮肤受到内眦韧带牵拉而破裂，并波及深部的泪小管使其断裂。泪小管断裂时泪点远离，冲洗泪道时水从伤口断端溢出。如不采取手术吻合可引起永久性溢泪，因此要尽可能行一期吻合术来恢复泪道的解剖学形态特征和生理功能。

【操作目的】

判断泪小管是否断裂，并通过手术将断裂的泪小管吻合，恢复其功能。

【适应证】

泪小管断裂、意识清醒、心肺功能良好、无手术禁忌证、能够主动配合者。

【禁忌证】

醉酒、意识障碍、心肺功能障碍、不愿接受泪小管吻合手术者。

【操作技术规范流程】

1. 评估

（1）评估操作环境是否适宜操作。

（2）评估患者的病情，伤口的深度、范围、清洁情况，泪小管断裂部位等。

（3）评估患者的合作程度，向其讲解泪小管吻合术的目的、方法和注意事项，取得患者配合。

2. 操作前的准备

（1）操作人员准备：仪表端庄，服装整齐、干净，操作前洗净双手，戴口罩。

（2）患者准备：取仰卧位。

（3）物品准备：生理盐水、10% 肥皂水、破伤风抗毒素注射液、注射器、洗眼装置、受水器、皮肤消毒剂（75% 酒精或聚维酮碘）、无菌棉签或棉块、无菌眼垫、2% 利多卡因溶液、一次性泪道冲洗器、一次性无菌手套、无菌缝合包（孔巾、持针器、弯剪、有齿镊、5-0 缝线、硬膜外导管）。

3. 操作过程

（1）认真接待，主动热情。

（2）核对医嘱，患者姓名、性别、眼别、年龄等。

（3）清理伤口：患者取仰卧位，操作者用无菌棉签蘸 10% 肥皂水充分擦拭伤口，嘱患者头向冲洗侧倾斜，将受水器紧贴在患侧的面颊部，由患者自持受水器，患儿不能手持受水器的，由家长辅助手持。操作者持装有生理盐水的洗眼装置头端，距伤口 5~10cm 处冲洗伤口，然后用无菌棉签或棉块擦净伤口，用 75% 酒精消毒伤口处皮肤，消毒面积的直径不小于 5cm。

（4）铺无菌台：打开无菌包，用无菌持物镊依次摆好缝合物品，包括孔巾、持针器、弯剪、牙镊、5-0 缝线、无菌眼垫、无菌棉签或棉块、冲洗针头、生理盐水、硬膜外管。

（5）协助医生进行缝合，术中注意倾听患者主诉，并观察患者用药后的反应。

（6）缝合完毕，告知患者注意事项。要特别告知患者硬膜外管用缝线固定在下睑皮肤，切忌自行拔管，如出现感染、管路滑脱、移位，应就近及时到医院就诊。注意保持眼部清洁，洗脸时注意防止硬膜外管脱落。告知患者复诊时间和具体地点。

4. 操作后的处理

（1）整理用物，洗手。

（2）遵医嘱给患者注射破伤风抗毒素。

5. 注意事项

（1）全面做好急救前的评估，包括眼局部和全身情况。

（2）严格无菌操作，做好急救配合。

（3）做好家属和患者的安抚工作。

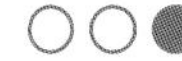

6. 考核标准

科室：　　　　姓名：　　　　主考老师：　　　　考核日期：

项目		总分	技术操作要求	评分等级				实际得分	备注
				A	B	C	D		
仪表		5	仪表端庄，服装、鞋、帽整齐、干净 洗手，无长指甲	3 2	2 1	1 0	0 0		
评估		10	患者年龄、病情、合作程度及眼部情况 讲解泪小管断裂伤急救处理的目的及方法 与患者交流时态度和蔼，语言规范	4 3 3	3 2 2	2 1 1	1 0 0		
操作前的准备		10	物品齐全，放置合理 检查物品质量、标签、规格、有效期	5 5	4 4	3 3	2 2		
操作过程	安全与舒适度	10	环境整洁、安静、光线适宜 认真接待患者 摆好正确体位	3 3 4	2 2 3	1 1 2	0 0 1		
	泪小管断裂急救处理操作过程	35	核对姓名、医嘱、眼别 检查无菌包、镊子罐质量、消毒日期 打开无菌包方法正确，无污染 取用无菌持物镊方法正确，无污染 用无菌持物镊夹取无菌物品方法正确 无菌台内物品放置顺序正确 物品准备齐全	5 5 5 5 5 5 5	4 4 4 4 4 4 4	3 3 3 3 3 3 3	2 2 2 2 2 2 2		
操作后的处理		10	用物处理方法正确 洗手，签字 合理安置患者，告知注意事项	4 3 3	3 2 2	2 1 1	1 0 0		
评价		20	对待患者态度和蔼，有耐心，操作过程中与患者有效沟通 操作过程无污染 操作熟练、有序、动作轻柔，患者无不适 用物处理方法正确	5 5 5 5	4 4 4 4	3 3 3 3	2 2 2 2		
总分		100							

【操作难点与技巧解析】

1. 操作难点

（1）泪小管断裂伤，伤口较深时，泪点会移位，冲洗泪道时不易发现。

（2）泪小管断裂伤后，冲洗泪道与正常泪道冲洗有很大不同，掌握准确的操作方法很重要。

（3）冲洗结膜囊时操作者手法应轻柔，不要给伤口施加压力，以免导致二次伤害。

（4）洗眼装置末端接触患者伤口易导致洗眼装置污染。

2. 技巧解析

（1）准确评估受伤部位、伤口深度并通过泪道冲洗找到泪小管断裂的具体部位。

（2）泪道冲洗时注意首先找到泪点并进针 1~2mm，沿水平方向向鼻侧进针，一般泪小管断裂者可在断端见针头外露，或沿水平方向向鼻侧进针推注生理盐水后，可见液体自皮裂处外溢，同时询问患者鼻腔及咽部有无液体流入，即可判断泪小管是否断裂。

（3）冲洗结膜囊时注意操作轻柔，避免给受伤部位施加压力引起二次伤害。冲洗液压力依据受伤性质调节，尽量冲洗干净。

（4）清洁伤口时注意无菌操作，防止污染洗眼装置，若疑有污染及时更换。

第四节　眼部化学性伤的急救处理

【知识概述】

眼部化学性伤是由化学物品的溶液、粉尘或气体直接刺激眼部引起。多发生在化工厂、实验室或施工场所，其中以酸、碱烧伤最为常见。眼部化学性伤及时、有效的处理和后续的紧急救治，对减少眼部组织破坏，挽救视功能极其重要。化学性伤中的酸烧伤、碱烧伤、毒气伤和热烧伤属于一级急救，应分秒必争地就地先行冲洗后，再进一步处理。

碱烧伤是指碱性化学物品的溶液、粉尘或气体接触眼部而引起的损伤。常见于氢氧化钠、生石灰、氨水等。碱能够溶解脂肪和蛋白质，与组织接触后很快渗透到深层和眼内，使细胞分解坏死。因此，碱烧伤的后果更加严重。

在酸烧伤中，由于酸为水溶性，而角膜上皮又具有亲脂性，故酸不易穿透角膜上皮层。但酸与泪液反应可引起表层组织的蛋白质凝固并释放出热量，对表层组织起到炭化作用而形成屏障，从而阻止酸进一步渗透。常见的酸有硫酸、亚硫酸、盐酸、醋酸等。

【操作目的】

通过紧急处理，减少化学物质对眼部组织的破坏，尽可能地挽救视功能。

【适应证】

化学性伤（酸性、碱性等）、意识清醒、心肺功能良好、无手术禁忌证、能够主动配合者。

【禁忌证】

无。

【操作技术规范流程】

1. 评估

（1）评估操作环境是否整洁、安静、光线适宜。

（2）评估患者的病情，致伤化学物的性质、浓度、温度、剂量，烧伤面积，致伤时间等。

（3）评估患者的合作程度，讲解化学性伤紧急处理的目的、方法和注意事项，取得患者配合。

2. 操作前的准备

（1）操作人员准备：仪表端庄，衣服整齐、干净，操作前洗净双手，戴口罩。

（2）患者准备：取仰卧位。

（3）物品准备：生理盐水或与致伤溶液相拮抗的液体（酸烧伤可使用2%碳酸氢钠溶液，碱烧伤可使用3%硼酸溶液）、洗眼装置、受水器、无菌棉签或棉块、无菌眼垫、表面麻醉剂。

3. 操作过程

（1）认真接待，主动热情。

（2）核对医嘱，患者姓名、性别、眼别、年龄等。

（3）患者取仰卧位，滴表面麻醉剂2~3次，头向冲洗侧倾斜，将受水器紧贴在洗眼一侧的面颊部，由患者自持。患儿不能手持受水器，由家长辅助。

（4）嘱患者睁开双眼，不能自行睁眼者，操作者应先用无菌棉签或棉块擦净眼部分泌物，再用左手分开患者上、下眼睑，充分暴露结膜，右手持装有生理盐水、2%碳酸氢钠溶液或3%硼酸溶液的洗眼装置头端，距眼球10~15cm处进行冲洗，冲洗时先使水流冲于面颊部，然后移至眼部进行结膜冲洗，距离由近至远以增大水的冲力。

（5）冲洗时嘱患者眼球向各方向转动，并分别翻转上、下眼睑，充分暴露眼睑、上下穹隆及结膜皱褶处、内外眦等，目的是彻底清除致伤物质。

（6）冲洗结膜囊的溶液用量在1 500mL以上，冲洗持续时间在10分钟以上。

（7）冲洗后用无菌干棉球擦净眼睑及面部的残余冲洗液，取下患者自持的受水器。

（8）冲洗完毕，告知患者注意事项、进一步治疗的方法和时间。

4. 操作后的处理

（1）整理用物，洗手。

（2）按照医疗物品处理要求进行物品消毒和分类。

5. 注意事项

（1）冲洗时要注意防止洗眼装置触及眼睑、睫毛。

（2）角膜裂伤或角膜溃疡的眼球，操作时勿施加压力，以防眼内容物脱出。

（3）冲洗应充分，冲洗时间和冲洗量必须达到规范要求。

6. 考核标准

科室：　　　　姓名：　　　　主考老师：　　　　考核日期：

项目		总分	技术操作要求	评分等级 A	B	C	D	实际得分	备注
仪表		5	仪表端庄，服装、鞋、帽整齐、干净	3	2	1	0		
			洗手，无长指甲	2	1	0	0		
评估		10	患者年龄、病情、合作程度及眼部情况	4	3	2	1		
			讲解结膜囊冲洗的目的及方法	3	2	1	0		
			与患者交流时态度和蔼，语言规范	3	2	1	0		
操作前的准备		10	物品齐全，放置合理	5	4	3	2		
			检查物品质量、标签、规格、有效期	5	4	3	2		
操作过程	安全与舒适度	10	环境整洁、安静、光线适宜	3	2	1	0		
			认真接待患者	3	2	1	0		
			摆好正确体位	4	3	2	1		
	眼睑皮肤裂伤急救处理的操作过程	35	核对患者姓名、医嘱、眼别	5	4	3	2		
			患者头位摆放正确，铺垫巾方法正确	5	4	3	2		
			用生理盐水、2% 碳酸氢钠溶液或 3% 硼酸溶液擦拭	4	3	2	1		
			受水器放置方法正确	3	2	1	0		
			暴露结膜充分	3	2	1	0		
			洗眼装置与伤口距离适宜	3	2	1	0		
			生理盐水冲洗溶液用量合理	3	2	1	0		
			冲洗结膜充分	3	2	1	0		
			冲洗眼睑充分	3	2	1	0		
			擦干残留冲洗液	3	2	1	0		
操作后的处理		10	用物处理方法正确	4	3	2	1		
			洗手，签字	3	2	1	0		
			合理安置患者，告知注意事项	3	2	1	0		
评价		20	对待患者态度和蔼，有耐心，操作过程中与患者有效沟通	5	4	3	2		
			操作过程无污染	5	4	3	2		
			操作熟练、有序、动作轻柔，患者无不适	5	4	3	2		
			用物处理方法正确	5	4	3	2		
总分		100							

【操作难点与技巧解析】

1. 操作难点

（1）眼部化学性伤需要紧急处理，对护理人员的相关急救知识和操作技能要求较高。

（2）对眼部伤和全身伤的观察以及患者的配合尤为重要。

（3）对化学性伤患者冲洗结膜囊要彻底，操作手法等对下一步救治起积极作用。

2. 技巧解析

（1）加强护理人员专业急救知识和急救技能的培训，确保独立工作的效果。

（2）提升专业评估能力，对复合伤的患者能够准确评估患者局部和全身的病情及变化。

（3）冲洗结膜囊时严格按照操作流程，同时注意受伤眼的每一个部位需冲洗彻底，特别是对结膜皱褶处，冲洗时还应注意有无异物等。操作手法应轻柔，减少对患者的二次伤害及其痛苦。

第五节　前房积血的急救处理

【知识概述】

外伤性前房积血是眼球受到钝性外力，引起虹膜上血管破裂、出血，积聚在前房里短时间难以吸收导致。积血吸收主要通过小梁网、Schlemm 管、巩膜静脉，少量出血且无其他并发症者，1~3 天可完全吸收，无须特殊治疗；但出血多或治疗不及时者，致血液长期淤积可引起继发性青光眼、葡萄膜炎、角膜血染、晶状体混浊等并发症，严重者可导致失明。

【操作目的】

及时处理前房积血，防止血液在前房长时间淤积引起并发症。

【适应证】

用于各种原因导致的前房积血。

【禁忌证】

无。

【操作技术规范流程】

1. 评估

（1）评估操作环境是否安静、整洁、光线适宜。

（2）评估患者的病情、导致前房积血的原因、出血情况、视力以及有无全身出血性疾病等。

（3）评估患者的合作程度，讲解前房积血紧急处理的目的、方法和注意事项，取得患者配合。

2. 操作前的准备

（1）操作人员准备：仪表端庄，衣服整齐、干净，操作前洗净双手，戴口罩。

（2）患者准备：取坐位或仰卧位。

（3）物品准备：无菌棉签或棉块、无菌眼垫、眼用5列绷带。

3. 操作过程

（1）认真接待，主动热情。

（2）核对医嘱，患者姓名、性别、眼别、年龄等。

（3）双眼包扎，即用眼垫遮盖双眼后，用绷带卷从右侧耳上开始在前额缠绕一圈，向下斜至对侧耳下，水平绕颈部，由右侧耳下向上斜过前额水平缠绕一圈，再向下斜至对侧耳下，如此重复斜绕数次，最后在前额水平缠绕固定。目的是限制眼球活动，同时指导患者半卧位安静休息。

（4）遵医嘱可给予患者止血药物，如云南白药（口服）、凝血酶（置于结膜囊）等。

（5）眼压高者使用降眼压药物，必要时可行前房穿刺术、前房冲洗术。

（6）密切随诊，完善超声生物显微镜检查（UBM）、眼超声等检查。

4. 操作后的处理

（1）整理用物，洗手，告知注意事项。

（2）按照医疗物品处理要求进行物品消毒和分类。

5. 注意事项 同双眼包扎法。

6. 考核标准 同双眼包扎法。

【操作难点与技巧解析】

1. 操作难点

（1）绷带包扎的操作方法和包扎后患者的舒适度。

（2）继发性青光眼、角膜血染时，眼压升高致患者严重不适，做好相应指导和病情观察尤为重要。

2. 技巧解析

（1）熟练掌握绷带包扎的操作方法，在包扎过程中随时观察患者情况，包扎后评估包扎的有效性和患者的舒适度。

（2）继发高眼压时，按照医嘱要求进行降眼压处理及对患者进行护理指导和心理安抚。

第六节　闭角型青光眼急性发作的急救处理

【知识概述】

闭角型青光眼是一种常见的青光眼类型，是由于患者的房角关闭，眼内的房水流出受阻所致。急性闭角型青光眼是一种严重的致盲性眼病。急性闭角型青光眼往往在情绪波动（如悲伤、愤怒）、精神刺激、用脑过度、极度疲劳、气候突变，以及暴饮暴食等情况下，睫状体毛细血管扩张，血管渗透压增加，房水增多，后房压力增高，眼压急剧升高而发作。

【操作目的】

及时处理因闭角型青光眼急性发作导致的高眼压，防止因持续高眼压造成的视力下降和视神经损伤。

【适应证】

各种原因导致的闭角型青光眼急性发作。

【禁忌证】

无。

【操作技术规范流程】

1. 评估

（1）评估操作环境是否安静、整洁、光线适宜。

（2）评估患者的病情、发作原因、眼部情况、全身情况等。

（3）评估患者的合作程度，讲解闭角型青光眼急性发作紧急处理的目的、方法和注意事项，取得患者配合。

2. 操作前的准备

（1）操作人员准备：仪表端庄，衣服整齐、干净，操作前洗净双手，戴口罩。

（2）患者准备：取坐位或仰卧位。

（3）物品准备：缩瞳剂（2% 毛果芸香碱滴眼液）、高渗剂（20% 甘露醇溶液、50% 甘油盐水、异山梨醇口服溶液）、碳酸酐酶抑制剂、无菌棉签或棉块、无菌眼垫、静脉输液物品一套。

3. 操作过程

（1）认真接待，主动热情。

（2）核对医嘱，患者姓名、性别、眼别、年龄等。

（3）缩瞳剂使用：不能自行睁眼者，操作者用无菌棉签或棉块擦净其眼周分泌物，左手持无菌棉签向下轻拉患者下眼睑，充分暴露结膜囊，右手持 2% 毛果芸香碱滴眼液，在结膜囊内滴入 1~2 滴，轻提上睑使药物均匀弥散在角结膜表面，每 5~10 分钟一次，每次滴药后嘱患者压迫内眦部 5 分钟。1 小时后眼压明显下降，需复测眼压，药效可持续 4~8 小时。

（4）碳酸酐酶抑制剂使用：口服乙酰唑胺 500mg，碳酸氢钠 2 片，或醋甲唑胺 50mg，1~2 小时产生降眼压效果，需复测眼压。

（5）高渗剂使用：遵医嘱静脉滴注 20% 甘露醇溶液 250mL 或口服 50% 甘油盐水 50~100mL 或口服异山梨醇口服溶液 50~100mL。使用高渗剂后嘱患者 3 小时内勿大量饮水避免影响药物效果，1 小时后眼压明显下降，需复测眼压。

（6）眼球按摩：患者取仰卧位，嘱其眼球向下方注视并轻闭双眼，操作者将双手示指指腹放在患者上睑穹隆处，交替按压，按摩时应稍加用力，以患者可以承受的力度为宜，按摩力度应由轻到重，每次 300 下，持续时间 1 小时，按摩结束后需要复测眼压。

4. 操作后处理

（1）整理用物，洗手，签字。

（2）告知患者注意事项：45 岁以上患者应用甘露醇前，应内科会诊以排除心脑血管疾病。糖尿病患者慎用甘露醇，禁用甘油盐水。眼球按摩时应确保患者角膜安全，防止角膜擦伤。

5. 注意事项

（1）45 岁以上患者应用甘露醇前，应内科会诊，以排除心脑血管疾病。

（2）糖尿病患者慎用甘露醇，禁用甘油盐水。

（3）眼球按摩时，应确保患者角膜安全，防止角膜上皮擦伤。

（4）滴眼药及静脉输液时，应按照规范要求进行。

6. 考核标准

科室：　　姓名：　　主考老师：　　考核日期：

项目	总分	技术操作要求	评分等级				实际得分	备注
			A	B	C	D		
仪表	5	仪表端庄，服装、鞋、帽整齐、干净 洗手，无长指甲	3 2	2 1	1 0	0 0		
评估	10	患者年龄、病情、合作程度及眼部情况 讲解眼球按摩的目的及方法 与患者交流时态度和蔼，语言规范	4 3 3	3 2 2	2 1 1	1 0 0		

续表

项目		总分	技术操作要求	评分等级				实际得分	备注
				A	B	C	D		
操作前的准备		10	物品齐全，放置合理	5	4	3	2		
			检查物品质量、标签、规格、有效期	5	4	3	2		
操作过程	安全与舒适度	10	环境整洁、安静、光线适宜	3	2	1	0		
			认真接待患者	3	2	1	0		
			协助患者摆好正确体位	4	3	2	1		
	眼球按摩操作过程	35	核对患者姓名、医嘱、眼别	5	4	3	2		
			告知患者注视方向	5	4	3	2		
			嘱患者轻闭双眼	5	4	3	2		
			双手示指放置位置正确	5	4	3	2		
			按摩方法力度适宜	5	4	3	2		
			按摩频率适宜	5	4	3	2		
			按摩次数适宜	5	4	3	2		
操作后的处理		10	用物处理方法正确	4	3	2	1		
			洗手，签字	3	2	1	0		
			合理安置患者，告知注意事项	3	2	1	0		
评价		20	对待患者态度和蔼，有耐心，操作过程中与患者有效沟通	5	4	3	2		
			操作过程清洁无污染	5	4	3	2		
			操作熟练、有序、动作轻柔，患者无不适	5	4	3	2		
			操作方法正确	5	4	3	2		
总分		100							

【操作难点与技巧解析】

1. 操作难点

（1）闭角型青光眼急性发作时会因房角突然关闭，眼压急剧升高而导致一系列不适症状和体征，患者剧烈眼痛、视力急剧下降、同侧偏头痛、眼眶胀痛、恶心、呕吐，甚至伴有体温升高、脉搏加快等。准确判断、尽快处理、减轻患者不适症状是护理人员的必备技能。

（2）眼球按摩时，对部位、手法、力度、频次、时间的掌握非常重要。

（3）紧急处理过程中，对病情的观察和相应指导要到位。

2. 技巧解析

（1）接诊闭角型青光眼急性发作的患者时，要急患者所急，想患者所想，积极准确地处理，尽量减少患者痛苦。

（2）急救处理过程中，做好相关知识的指导和心理安抚，确保患者积极配合，执行及时有效。

（3）眼球按摩时，注意严格规范操作，随时与患者沟通，及时发现问题并及时调整，注意操作的部位、手法、力度、频次、时间的准确性和持续性。

第七节 视网膜中央动脉阻塞的急救处理

【知识概述】

视网膜中央动脉阻塞为一种严重的突发眼病。由于视网膜中央动脉阻塞，其所供应的区域发生急性缺血，引起视网膜内层缺氧坏死，可造成难逆性视功能严重损害。操作者应熟练掌握视网膜中央动脉阻塞的急救处理技术，把握抢救时机，争分夺秒抢救患者的视力，将患者的痛苦降到最低，同时减轻患者的心理恐惧。任何年龄的视网膜动脉阻塞患者，都需要评估全身情况，排除颈动脉阻塞、巨细胞动脉炎、心脏疾病等情况。

【操作目的】

及时处理因视网膜中央动脉阻塞所致的急性缺血，防止视网膜缺氧坏死而造成难逆性视功能损害。

【适应证】

各种原因所致的视网膜中央动脉阻塞。

【禁忌证】

无。

【操作技术规范流程】

1. 评估

（1）评估操作环境是否安静、整洁、光线适宜。

（2）评估患者的病情、眼部情况、全身情况及心理状态等。

（3）评估患者的合作程度，讲解视网膜中央动脉阻塞紧急处理的目的、方法和注意事项，取得患者配合。

2. 操作前的准备

（1）操作人员准备：仪表端庄，衣服整齐、干净，操作前洗净双手，戴口罩。

（2）患者准备：取坐位或仰卧位。

（3）物品准备：血管扩张剂（亚硝酸异戊酯、硝酸甘油、妥拉唑林、阿托品注射液、葛根素注射液）、5% 葡萄糖注射液或 0.9% 氯化钠注射液、灭菌注射用水、氧气、5mL 注射器、球后注射器、输液器、吸氧管、皮肤消毒剂（75% 酒精、安尔碘）、无菌棉签或棉块、无菌眼垫、快速手消毒液。

3. 操作过程

（1）认真接待，主动热情。

（2）核对医嘱，患者姓名、性别、眼别、年龄等。

（3）协助患者取坐位，操作者打开亚硝酸异戊酯药瓶（0.2mL）放置在患者鼻前，嘱其吸入（或给予患者 1~2 片硝酸甘油，舌下含服）。

（4）遵医嘱球后注射阿托品 1mg（或妥拉唑林 25mg）。

（5）吸氧：患者取坐位或仰卧位，清洁鼻腔，向湿化器内注入灭菌注射用水，连接吸氧管，调节氧流量至 2~3L/min，将吸氧管置于患者鼻孔前。

（6）静脉给药：遵医嘱将葛根素注射液 400mg 加入 5% 葡萄糖注射液或 0.9% 氯化钠注射液中，静脉滴注。

4. 操作后的处理

（1）整理用物，洗手，签字。

（2）告知患者注意事项。

5. 注意事项

（1）严格执行无菌操作原则及查对制度。

（2）患者发生视网膜中央动脉阻塞时，应立即抢救，及时、准确用药。

（3）做好各个环节的健康指导及患者家属的健康教育。

6. 考核标准　同眼部球后注射技术、静脉滴注、吸氧法。

【操作难点与技巧解析】

1. 操作难点

（1）血管扩张剂使用过程中，及时观察患者眼部和全身情况尤为重要。

（2）球后注射操作技术是高风险操作技术，对于年资较低的医护人员操作风险较大。

（3）急救处理过程中，及时巡视和观察患者病情变化非常重要。

2. 技巧解析

（1）鼻吸入亚硝酸异戊酯时，再次确认剂量（0.2mL）并放置于患者鼻前，同时嘱患者全部吸入，从而起到扩张血管的作用，缓解动脉阻塞。此外，也可协助患者将 1~2 片硝酸甘油于舌下含服。

（2）严格掌握球后注射技术规范，确保患者安全：遵医嘱用球后注射器抽取阿托品 1mg（或妥拉苏林 25mg），患者取仰卧位，以 75% 酒精消毒下眼睑外侧眶缘皮肤，嘱患者向内上方注视，于下睑外 1/3 与中 1/3 相交处眶缘皮肤刺入，针头垂直进入约 1cm 后，再转向鼻上方倾斜向眶尖方向进针，总长 3~3.5cm，抽吸无回血方可注入药物。注射完毕，用无菌棉签覆盖进针处并用手掌压迫眼球部 3~5 分钟。

（3）中央动脉阻塞最主要的症状是视力突然下降，导致患者心理恐惧，不知所措。急救过程中做好相关知识的指导和心理安抚，并在急救过程中关注患者病情变化，包括全身情况。

第八节　视网膜中央静脉阻塞的急救处理

【知识概述】

视网膜中央静脉阻塞是最常见的视网膜血管病，也是致盲的眼病之一。本病发病率随年龄增大而增高，病因较复杂，常由多种因素造成，其中与全身心血管疾病关系密切，如本病合并高血压者占 60%~75%，合并视网膜动脉硬化者占 70%~90%。根据血管阻塞程度分为非缺血型和缺血型，荧光素眼底血管造影可见视网膜循环时间延长，黄斑可有弥漫荧光素渗漏或花瓣状渗漏。

【操作目的】

及时处理视网膜中央静脉阻塞，防止造成难逆性视功能损害。

【适应证】

各种原因所致的视网膜中央静脉阻塞。

【禁忌证】

无。

【操作技术规范流程】

1. 评估

（1）评估操作环境是否安静、整洁、光线适宜。

（2）评估患者的病情、发作原因、眼部情况、全身情况等。

（3）评估患者的合作程度，中央静脉阻塞紧急处理的目的、方法和注意事项，取得患者配合。

2. 操作前的准备

（1）操作人员准备：仪表端庄，衣服整齐、干净，操作前洗净双手，戴口罩。

（2）患者准备：取坐位或仰卧位。

（3）用品准备：抗凝剂（阿司匹林、双嘧达莫）、抗血管内皮生长因子（VEGF）药物（雷珠单抗、康柏西普）、糖皮质激素药物（地塞米松、泼尼松）、生理盐水、输液器、皮肤消毒剂（75% 酒精、安尔碘）、无菌棉签或棉块、无菌眼垫、快速手消毒液。

3. 操作过程

（1）认真接待，主动热情。

（2）核对医嘱，患者姓名、性别、眼别、年龄等。

（3）准确记录患者的视力情况，用药后定时复查并记录视力变化。

（4）准确记录患者的眼压情况，当患者出现高眼压时，及时配合医生用药或治疗，并及时复测记录眼压变化情况。

（5）应用抗凝剂的患者：用药过程中应注意保障给药的时间，全程监测凝血时间的检查回报。患者如有异常症状，及时联系医生，以免发生全身性出血。给药前后，应关注患者是否使用喹诺酮类药物、大环内酯类药物、抗病毒药物等可能与抗凝剂发生协同或拮抗作用的药物，并关注患者用药后的反应与凝血酶原时间的变化，如有异常及时联系医生，协助处置。

（6）应用抗 VEGF 药物的患者：注药前 3 天指导患者使用抗生素滴眼液，每天 4 次，并指导患者训练眼球向上、下、左、右 4 个方向转动及固视，以便术中配合。术前冲洗结膜囊，使用复方托吡卡胺滴眼液充分散瞳。注射后协助患者保持坐位至少 2 小时，避免抗 VEGF 药物沉积在黄斑区而影响视力。观察患者术后有无眼睛刺痛、流泪、胀痛，恶心，呕吐，视物变形和急剧视力下降等情况，注意患者是否发生角膜上皮擦伤、高眼压、视网膜色素上皮（RPE）撕裂等并发症，一旦出现应立即联系医生，及时采取措施。

（7）应用糖皮质激素药物的患者：①局部用药，尤其是用药时间超过 1 周的患者应密切观察眼压变化。一旦出现眼压升高应立即联系医生，及时采取措施。患者出院带药时做好出院药物指导，告知患者激素类滴眼液需遵医嘱逐步停药，不可长期使用，复查时需复测眼压，如有眼痛、眼胀等不适需要立即就医。②全身用药，用药之前应详细询问患者既往史，有无胃病、糖尿病、骨质疏松等疾病，应多注意观察患者使用糖皮质激素药物后的各种反应和化验结果，一旦出现异常应立即联系医生，及时采取措施。出院时应做好出院药物相关指导，糖皮质激素药物常规于晨起早餐后 30 分钟一次给予，可减轻药物的不良反应。停药需要逐渐减量，禁止突然停药和滥用。注意定期复查体重、血压、血钾、血糖和尿常规，嘱患者进食低盐、低糖、高蛋白、清淡、易消化的食物和含钾丰富的水果。

4. 操作后的处理

（1）整理用物，洗手，签字。

（2）告知患者注意事项。

5. 注意事项

（1）严格执行无菌操作原则及查对制度。

（2）患者发生视网膜中央静脉阻塞时，应立即抢救，及时、准确用药。

（3）做好各个环节的健康指导及患者家属的健康教育，特别针对在抗凝剂和糖皮质激素使用过程中的注意事项。

6. 考核标准 同结膜囊冲洗技术。

【操作难点与技巧解析】

1. 操作难点

（1）视网膜中央静脉阻塞急救处理过程中用药种类繁多，护理人员须具备过硬的综合技能才能准确、及时做好用药护理与配合。

（2）该病与心血管疾病关系密切，护理人员要具备相关疾病的处理能力。

（3）用药前观察应仔细、全面，特别是对化验检查结果和皮肤的观察。

（4）取得患者积极配合十分重要。

2. 技巧解析

（1）视网膜中央静脉阻塞与心血管疾病关系密切，所以做好患者的评估及用药指导十分必要。同时，护理人员要具备过硬的综合技能和专业知识，确保急救时的准确用药及护理配合。

（2）做好患者的心理护理、用药护理以及遵医嘱的依从性管理。

第九节 电光性眼炎的急救处理

【知识概述】

电光性眼炎是因眼睛的角膜上皮细胞和结膜吸收大量强烈的紫外线所引起的急性炎症，可由长时间在冰雪、沙漠、盐田、广阔水面作业、行走时未戴防护眼镜而引起，或由太阳、紫外线灯、电焊等强烈紫外线的照射而致。其潜伏期 6~8 小时，两眼突发烧灼感和剧痛，伴畏光、流泪、眼睑痉挛、头痛、眼睑及面部皮肤潮红和灼痛感、球结膜充血、水肿。经过治疗及休息可痊愈。

【操作目的】

及时处理因电光性眼炎所致的角膜上皮损伤,缓解相应不适症状。

【适应证】

各种原因导致的电光性眼炎。

【禁忌证】

无。

【操作技术规范流程】

1. 评估

(1)评估操作环境是否安静、整洁、光线适宜。

(2)评估患者的眼部及全身情况等。

(3)评估患者的合作程度、心理状况,讲解电光性眼炎紧急处理的目的、方法和注意事项,取得患者配合。

2. 操作前的准备

(1)操作人员准备:仪表端庄,服装整齐、干净,操作前洗净双手,戴口罩。

(2)患者准备:取仰卧位。

(3)物品准备:表面麻醉剂、抗生素眼膏或多黏菌素 B 眼膏、无菌眼垫。

3. 操作过程

(1)认真接待,主动热情。

(2)核对医嘱,患者姓名、性别、眼别、年龄等。

(3)协助患者取仰卧位,滴表面麻醉剂滴眼镇痛,共 3 次,每次间隔 5 分钟。

(4)镇痛后遵医嘱涂抗生素眼膏,用无菌眼垫遮盖。

4. 操作后的处理

(1)洗手,签字,告知患者注意事项,解释病情缓解患者的焦虑情绪。

(2)整理用物。

5. 注意事项

(1)滴眼药和眼部遮盖时按照滴眼药操作技术和眼部遮盖技术的操作规范进行落实。

(2)及时做好患者及家属的健康教育指导,减轻其思想负担和焦虑情绪。

6. 考核标准　同眼垫遮盖技术、滴滴眼液技术。

【操作难点与技巧解析】

1. 操作难点

(1)充分了解表面麻醉剂的作用以及副作用,做好用药指导。

(2)患者严重不适,不敢睁眼,配合度较差。

2. 技巧解析

(1)电光性眼炎潜伏期6~8小时,两眼突发烧灼感和剧痛,伴畏光、流泪、眼睑痉挛、头痛、眼睑及面部皮肤潮红和灼痛感、球结膜充血、水肿。患者严重不适,导致检查和治疗难以配合。首先,充分了解电光性眼炎发生的原因并遵医嘱及时给予表面麻醉剂滴眼,再检查患者角膜、结膜受伤情况,并遵医嘱给予进一步治疗。

(2)滴表面麻醉剂后,患者症状明显缓解,嘱患者遵照医嘱要求进行用药和休息,强调不能揉眼,防止造成人为角膜上皮擦伤,导致二次伤害。

第十节 眼球穿通伤的急救处理

【知识概述】

眼球穿通伤是指外界物体伤及眼球,致眼球外壁穿孔。穿孔仅限于角膜者称角膜穿通伤。穿孔仅限于巩膜者称巩膜穿通伤。角膜和巩膜同时穿孔者称角巩膜穿通伤。同一致伤物造成眼球壁两次穿孔者称眼球贯通伤。

【操作目的】

及时处理眼球穿通伤造成的出血和眼球破裂,防止因穿通伤所致的感染和视功能损害。

【适应证】

各种原因所致的眼球穿通伤。

【禁忌证】

无。

【操作技术规范流程】

1. 评估

(1)评估操作环境是否安静、整洁、光线适宜。

(2)协助医生评估患者的眼部情况、全身情况等。

(3)评估患者的合作程度、心理状况,讲解眼球穿通伤紧急处理的目的、方法和注意事项,取得患者配合。

2. 操作前的准备

(1)操作人员准备:仪表端庄,服装整齐、干净,操作前洗净双手,戴口罩。

(2)患者准备:取舒适体位或仰卧位。

(3)物品准备:眼科所有急救物品、专科检查仪器。

3. 操作过程

(1)迅速、主动、热情接诊。

(2)核对医嘱,患者姓名、性别、眼别、年龄等,并详细询问致伤原因、致伤时间、是否经过处理。

(3)检查视力并准确记录。

(4)遵医嘱清洁伤口,进行初步检查。检查时动作轻柔,注意不要施加压力。

(5)遵医嘱进行眼部止血、包扎。

(6)如需进行急诊手术,即可给予术前准备。

(7)如需住院,即刻进行相关入院检查和住院病房联系。

(8)全身症状严重者,应到相应科室会诊并注意生命体征的变化。

(9)协助医生与患者家属进行有效沟通,准确处理,使患者得到及时有效的诊治。

(10)遵医嘱肌内注射破伤风抗毒素血清。

4. 操作后的处理

(1)洗手,签字,做好各项健康指导,消除患者及家属紧张情绪,使其全力配合医生及时诊治。

(2)整理用物,医疗垃圾分类处理。

5. 注意事项

(1)认真、及时、有效地处理急诊患者。

(2)做好各项健康指导,消除患者及家属的紧张焦虑情绪,以便积极配合医生诊治。

(3)严格执行各项操作规范和流程,确保临床安全。

6. 考核标准　同内眼手术前眼部清洁消毒技术、眼部绷带包扎技术。

【操作难点与技巧解析】

1. 操作难点

(1)眼球穿通伤往往伴随眼内其他组织或身体其他部位的损伤,只有全面评估和检查患者,才能确保患者得到及时有效的救治。

(2)清洁伤口难度较大。

2. 技巧解析

（1）做好全面评估，按照首优、中优、次优进行处置。

（2）协助医生做好患者及家属的疾病健康教育指导，确保其积极、有效配合。

（3）详细了解致伤原因，确保急救工作准确和有效。

（4）清洁伤口时动作轻柔，切忌施加压力，以防止医源性伤害的发生。

（5）全身症状较重者，应密切观察生命体征变化，做好抢救前的准备工作。

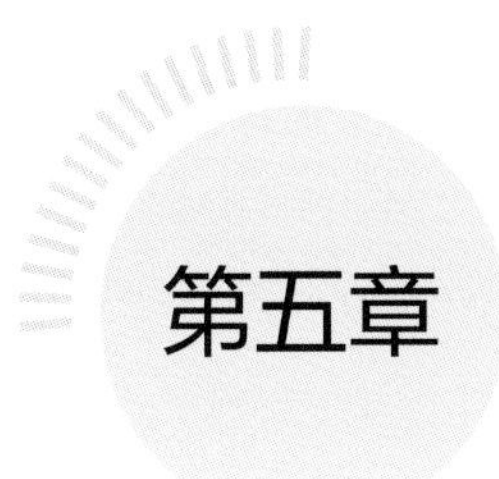

第五章

日间手术风险预警与管理

第一节　日间手术在同仁眼科的开展与现状

日间手术（ambulatory surgery 或 day surgery）的概念最早是由苏格兰格拉斯哥皇家儿童医院小儿外科医生 Nicoll（1864—1921）提出，但由于传统诊疗习惯和外科医生对术后安全和质量的担忧，当时并没能推动日间手术模式的开展和发展。

近 20 多年来，随着医学技术、麻醉技术的发展以及微创外科手术的大力开展，人们将日间手术模式引入其中，至此日间手术在许多国家得以快速展开。2003 年国际日间手术协会推荐日间手术的定义为：患者入院、手术和出院在一个工作日内完成的手术，不包括门诊手术。我国最早开展日间手术是香港地区，内地则开始于 20 世纪 80 年代，从 2005 年开始，上海、天津、武汉、成都等地的医院陆续开展日间手术。2013 年 3 月成立中国日间手术合作联盟（China Ambulatory Surgery Alliance，CASA），并正式推出符合中国特色的日间手术定义：患者在 1 天（24 小时）内完成入院、出院的手术或操作。有两点补充说明：①日间手术是对患者有计划地进行手术和操作，不包含门诊手术；②日间手术住院延期的患者指特殊病例由于病情需要延期住院的患者，住院最长时间不超过 48 小时。无论是国际日间手术协会还是中国日间手术合作联盟在定义日间手术之外，对医疗服务和设施也进行了界定，包括：具备一定资质和设备的日间手术中心；有专门的日间手术室；有必要的麻醉监护设施及术后恢复病床；有经验丰富的外科医生和麻醉医生密切协作；有沟通能力较强的专业护士做好术前、术后护理和随访；有保证 24 小时的急救制度等。

作为手术流程的再造和优化，日间手术的优点有两方面：一方面，对医院和医生而言，提高床位周转率和使用率，缩短患者的住院时间，充分利用医院的床位资源，降低医院内感染率；另一方面，对患者而言，缩短住院时间、治疗时间和手术等待时间，降低治疗费用，减轻患者家属的经济负担。其优势包括：①不受医院内可用床位数的限制，优化床位资源；②优化和提高医院整体运行效率，缩短患者术前等候时间；③手术时间安排上弹性更大；④整体住院费用降低，减轻患者负担；⑤术前检查和术后医疗更少，避免过度医疗。因此，目前在我国门诊患者和住院患者量不断增加的情况下，大力推行日间手术，既满足了广大人民群众日益增长的医疗需求，又最大程度合理化使用医院的床位资源，降低了平均住院日，更加符合未来医学和医疗机构的发展方向。

首都医科大学附属北京同仁医院（以下简称北京同仁医院）眼科作为我国日间手术合作联盟最初的参与者，自 2012 年 10 月开始自主探索开展日间手术，至今已有 10 余年，在结合科室优势和医院软硬件条件的基础上，选用院内建设日间手术中心的模式，并逐渐扩大日间手术规模和增加收治病种，使得日间手术比例逐年上升，现已达到 70% 以上。其特点有以下几方面：①患者来自全国各地，在院内设立日间手术中心方便患者诊治。②依托北京同仁医院的综合学科优势，使合并全身性疾病的患者能够更安全地进行手术。③依据现有的有限麻醉资源和手术室资源，院内设立日间手术中心可以方便日间患者术前等候、会诊，做到住院患者 - 日间患者手术更好的衔接。④日间手术中心分布于北京同仁医院三个院区，区域集中和同质化管理模式确保了硬件设施、运营流程、医疗护理服务的统一性和规范性，从而保证了日间手术患者的安全。

显著的优势和新型医疗服务模式，使更多的患者受益，也为患者带来了良好的手术体验。在探索和完善工作的同时，同仁眼科日间手术中心进一步完善日间手术医患的准入管理，针对病种进行流程再优化，完善术后复查预约、用药指导、术后留院观察、出院 / 转科等制度，将日间手术延伸护理服务内容进行精细化、个性化、专业化管理，为患者带来便捷、高效、安全的同时，也使同仁眼科的社会效益和经济效益达到双赢的效果。

截至目前，同仁眼科日间手术量已达 34 万余例，且在国内名列前茅，为国内日间手术的开展奠定了良好的临床基础以及提供了良好的借鉴。

第二节 日间手术护理风险预警

近年来，日间手术蓬勃发展，使越来越多的患者得到及时的救治，获得了良好的社会效益和经济效益。未来，进一步推动日间手术服务模式将是公立医院高质量发展的一项重点任务。在日间手术规模、数量不断扩大的同时，如何确保手术安全、高效运行，患者安全、满意，是我们重点关注的问题。风险预警是对可能发生的危机和风险进行提前预测和防范的一种管理手段。进行风险管理的首要任务是做好风险识别和风险评估，才能在工作中有效规避风险。

一、制度建设评估

1. 日间手术中心的各项规章制度是否完善有效、持续可行，有无规范的准入制度。

2. 不良事件上报管理制度是否健全且良性运转，有无非惩罚性的上报制度，发生不良事件后有无纠错和善后机制。

3. 各级各岗位人员有无明确的岗位职责和工作权限，各班次有无工作流程和工作内容。

4. 日间手术患者服务流程是否便捷、合理，患者出院后的延续性护理是否执行到位。

二、管理因素评估

1. 日间手术中心运行过程中，在监管质控上有无安全质量控制管理体系，是否能够专人负责，严格落实，实时监测不良事件。

2. 在人力配备方面，能否做到人员充足、结构合理、无超负荷工作。

3. 在培训考核方面，能否定期组织相关培训，方法有效，考核严格。

4. 在人员、科室协作方面，是否联系密切、相互辅助、相互支持。

5. 在风险控制方面，有无日间手术中心应急预案，并定期培训演练。

三、支持系统评估

1. 药品、器材是否做到质量合格、有数量保证、供应及时、严格效期管理。

2. 设备是否种类齐全、性能良好、定期检测维修。

3. 运营空间是否充足，有无日间患者与住院患者交叉混杂情况，区域内布局是否合理，标识是否清晰醒目。

4. 病房和检查室内物品摆放是否合理，轮椅和平车能否自由进出。

5. 有无为人类免疫缺陷病毒携带者、来自风险区患者等特殊患者设立的单独检查区和病房。

6. 信息系统是否有效通畅、功能完备。

7. 患者需要护送转运时，是否具有相应措施保障患者安全。

8. 医院环境是否安全、安静。

四、护理人员评估

1. 护理人员是否严格履行各项规章制度，尽岗位职责；是否工作严谨，责任心强，严格落实操作流程；能否耐心地为患者进行健康教育；有无安全风险防范意识。

2. 在压力面前，护理人员能否做好自我调适，无情绪化表现。

3. 在理论知识方面，是否全面掌握基本理论、基础及专科知识；在操作方面，基础操作是否规范、熟练，专科操作是否扎实过硬，能否全面准确地掌握护理新技术。

4. 护理人员的临床经验是否丰富，是否具有较强的应急能力和团结协作精神。

5. 护理文件的书写、记录是否客观据实，符合医院要求。

6. 护理人员工作质量是否符合标准，服务态度是否热情主动，能否运用合适的沟通技巧与患者进行有效沟通，让患者满意。

五、患者评估

有研究指出，需要对日间手术患者进行反复评估，最终标准应该以手术当天麻醉医生的现场评估为准。

1. 患者既往有无高血压、糖尿病或心脏病等基础疾病，是否规律用药，目前疾病控制情况，有无药物过敏史、麻醉史、激素使用史等，是否正在使用抗凝药物，有无上呼吸道感染症状，女性患者是否在月经期。

2. 手术当日，患者生命体征是否平稳，全身以及眼部检查是否齐全；患者腕带、手术预约单以及手术通知书上的信息是否一致，术眼标识是否准确清晰；护士是否遵医嘱为患者做好术前各项准备工作，如备皮、洗眼、术前用药。

3. 患者离院时，是否符合出院标准。有研究显示，日间手术患者更容易因为陌生的手术流程，担忧手术安全及术后康复问题而出现各种心理应激反应。

因此，我们应充分评估患者术前、术后的精神状态；评估患者对相关医学知识的了解情况，对医疗护理风险的认知及承受力，对疾病及相关治疗的态度；评估患者是否具有自身安全意识，如眼部卫生、对眼部异常变化的观察，并寻求帮助。

六、陪伴人员评估

陪伴人员能否在精神上以及经济上关心支持患者，能否督促并帮助患者提高治疗的依从性，能否在手术当日全程陪伴患者。

第三节 日间手术规避风险措施

基于日间手术中心的实际情况，加强安全管理，采取有效的风险防范措施，将差错事故降低到最低限度，确保患者安全，防范意外事故发生，将隐患消灭在萌芽状态，创造一个安全高效的医疗护理环境。

一、建立适合医院自身条件的日间手术管理模式

目前，我国日间手术运行的模式主要有集中管理、分散管理和混合管理。集中管理是设立独立的日间手术中心，配备独立的手术室和病房，由中心主任统一管理，多科患者汇集到日间手术中心，集中入院、手术和术后护理随访的一体化管理模式。分散管理是由开展日间手术的相应科室自行管理的一种模式。混合管理是医院设立独立的日间手术中心，护士长负责日常工作，各手术科室分别收治日间手术患者，医务处设专人管理，结合医院整体资源在大手术室统筹安排日间手术。关于这三种管理模式之间的成效比较尚无研究，世界卫生组织（WHO）在2007年规定，专有的日间手术中心应分开管理住院患者和日间手术患者，以避免日间手术与非日间手术所需的医疗卫生资源产生冲突，确保日间手术可以有效开展。各医院也可根据自身的医疗条件和体制，探索适合医院自身条件的日间手术管理模式。

二、推行日间手术准入制度

准入制度分手术准入、医护准入及患者准入三部分。手术准入原则：①纳入眼科日间手术的9种手术种类；②手术疗效确切，流程安全，程序相对固定，便于统一标准和管理；

③手术时间不超过 3 小时；④术后不需要特殊护理，能够迅速恢复进食、进水能力，疼痛、恶心和呕吐等症状可以良好控制，24 小时内可以离院。医护准入原则：①经过日间手术流程相关岗前培训，熟练掌握心肺复苏等急救技术；②各专科制订本专业日间手术医师准入标准；③具备良好的沟通能力。患者准入原则：①眼科疾病诊断明确，手术风险评估排除复杂和疑难病例；②患者全身情况较稳定，有重大疾病或重大手术史者、老年及儿童患者由麻醉医生或相应科室会诊；③患者意识清醒，行动方便，有家属陪伴和护理；④患者有联系电话并保持通畅，方便回院就诊及随访。

三、规范日间手术流程

日间手术与传统手术最大的不同在于术前检查和术前评估均在门诊完成，需要重新制订流程，明确各环节职责，实现无缝衔接。日间手术的基本流程包括患者门诊就诊、完善检查会诊、手术预约登记、手术当日入院、术前准备、手术、术后观察及健康教育、出院及出院后随访。日间手术中心对流程中各个环节的细节工作制订了统一的工作制度，包括日间手术管理制度、患者安全核查制度、手术预约流程、患者转交接制度、应急预案、随访制度等。

四、建立以护士为主导的术前管理模式

日间手术患者进行相关检查后，于手术日之前到日间手术登记处，由专职护士负责日间患者的审核和健康教育等工作。具体内容包括：①再次核查患者的各项术前检查和相关科室会诊记录；②再次与患者或家属核对手术信息，特别是手术眼别、麻醉方式和手术日期；③根据手术预约单上拟定的手术时间，告知患者来院时间；④进行健康教育，讲解术前抗生素滴眼液的使用、手术当日住院手续的办理以及术前注意事项；⑤询问患者既往史和药物过敏史，是否使用药物治疗，针对其目前情况给予指导，发现问题及时与手术医生联系；⑥关注患者心理状态，可使用焦虑量表进行测评。

五、开展患者围手术期精细化管理

1. 手术前一日　对患者或家属进行电话访视，确认手术时间、麻醉方式以及术前准备情况；对有基础疾病的患者了解近期血压、血糖等全身情况，排查是否服用抗凝药物，女性患者是否处于生理期等手术不耐受的情况。

2. 手术当日　患者入院后，医生为患者测量视力、眼压，进行裂隙灯检查，再次评估手术安全性，并对术眼进行手术标识；护士为患者测量生命体征，评估生活自理能力、跌倒/坠

床风险、皮肤完整性等。

3. 术后　持续、动态观察病情变化。对于入院时血压高，经休息、服药后血压符合手术要求的患者以及术中曾经出现过血压升高的患者，术后返回病房后立即测量血压，必要时持续心电监护。若患者病情稳定无特殊情况，术后观察 2~3 小时，经医护人员共同确认符合出院标准后即可离院，离院前叮嘱患者如果出现眼部疼痛、恶心、呕吐等不适可返回日间病房诊治或留院观察。若患者出现严重的眼部并发症或全身情况不佳，立即由日间治疗转为住院进行后续治疗。

六、提供安全的医疗服务环境

区域内摆放警示标识提高环境区域的安全性。根据空间设施的接待能力，制订手术量限制标准，防止由于手术过多，引起混乱和隐患的发生。在人流高峰时段，加强巡视及有效的健康指导，可配备保安或辅医员协助巡视管理，引导患者和家属顺序就医。此外，还可以通过智慧服务，利用信息平台等新技术、新设备更好地落实分时段诊疗，保障安全的同时还能改善医疗环境，给患者带来更好的就医体验。

七、加强日常监管与落实

设专人对日间手术中心的日常工作进行监管，严格遵守各项制度，认真履行岗位职责。加强对护理人员风险意识的培养，只有改变固有的思想观念，才能确保新制度有效实施。定期组织业务培训，提高专业素质，加强思想教育，提高医护人员的责任意识和风险意识，提高不良事件的应对能力。对运行过程中出现的不良事件进行及时分析讨论，制订有针对性的改进措施，加强环节质量控制。初期设立的岗位及人员配比，在实际工作中会出现许多不确定因素，如手术量日差异较大，手术患者的年龄、麻醉方式等每日也不同，要做好各级人员的调配和巡视，及时疏导和分流患者。

第四节　延续护理服务在眼科日间手术中的应用

延续护理又称过渡护理或延伸护理，指从患者入院评估到出院后的持续随访照护的过程。目前，国内外延续护理的实践模式主要包括基于医院的延续护理模式和基于社区的延续护理模式。日间手术患者通常在术后几小时内离院，因此应将患者的安全放在首位。为了确保手术的安全和质量，需要特别注意日间患者的选择、病史的收集和各项工作的准备。所以，延续护理不是从患者出院开始而是从患者术前评估开始。

一、日间患者术前评估

日间手术中心应设专职人员对患者进行术前评估。在术前对患者的全身情况和眼部病情进行全面的评估，是确保日间手术顺利完成的基础。对患者情况的评估分为两方面。一方面是社会因素评估，通过对患者及其家属讲解日间手术流程评估患者和家属对日间手术的意愿及配合程度。另一方面是患者因素评估，主要是协助主刀医生完成手术安全核查，内容包括术前检查、术前用药、相关科室会诊等是否符合手术要求。

二、日间手术前的健康教育

日间手术前的健康教育直接影响患者当日日间手术的配合与参与。由于患者及其家属在门诊与主刀医生沟通交流时间有限且缺乏对手术的认知，术前难免会出现紧张焦虑的心理，所以术前健康教育尤为重要。术前健康教育包括以下几方面：①疾病相关知识讲解，根据患者的知识水平向患者及其家属讲解手术所涉及的相关知识、手术大约的时长、术中配合等；②术前用药指导，了解患者是否有基础疾病，如高血压、糖尿病、心脏病等，以及是否正在服用药物，根据麻醉方式正确指导患者术前继续服用药物或停止服用药物，保证手术顺利进行；③饮食指导，根据麻醉方式正确指导患者饮食，局麻患者手术当日正常饮食但不可进食过饱，全麻患者术前应严格遵医嘱禁食、禁水；④生活指导，术前避免感冒，术前一日沐浴（注意保暖，以防着凉）、剪指甲（禁止涂抹指甲油），手术当日不佩戴任何饰品等；⑤心理护理，指导患者放松心情，术前保证充足睡眠，必要时可遵医嘱服用催眠药。

三、日间手术后的健康教育

眼科日间手术绝大多数患者术后无须过夜，根据术后恢复情况经医护人员评估后可离院回家休息。日间手术将以往需住院几天观察缩短为一天内完成。为了保证患者离院后的医疗质量与医疗安全，术后患者的安全管理尤为重要。患者出院后的管理主要有以下几方面。

1. 出院评估 患者出院评估是保障患者出院后医疗质量与医疗安全的重要举措，出院评估主要包括生命体征、恶心、呕吐、疼痛、活动能力等。

2. 术后健康宣教

（1）饮食：①局麻患者宜进食清淡、易消化的饮食，多吃蔬菜，避免辛辣、坚硬的食物，保持大便通畅；②全麻患者回病房后听从麻醉医生的指示，如无特殊要求，常规禁食、禁水 4~6 小时。术后第一餐要进食易消化的粥、面条等食物，以免引起胃部不适。

（2）体位：①局麻患者手术后可正常完成日常生活，如吃饭、如厕等；②全麻患者听从麻醉医生的指示，如无特殊要求，去枕平卧 4~6 小时。

（3）活动：手术后 3 个月内多休息，避免重体力劳动或剧烈运动，勿长时间弯腰低头、过度用力提举重物，1 个月内勿对手术眼施加压力，如揉眼。

（4）眼部护理：术后 2 周内为避免眼部感染，不要撩水洗脸及洗头，注意脏水勿进入眼内。

（5）术后用药：术后换药时间、地点及术后用药以专业医生交代为准。术眼于术后换药后遵医嘱滴抗生素滴眼液。

3. 出院随访　日间手术患者术后在院逗留时间短，虽然出院评估患者符合离院标准，但患者对在家出现的病情变化依然无法及时处理，所以出院后要开展定期随访是很有必要的。出院随访次数、间隔时间应根据患者病情决定。随访方式可以采用多种形式，目前我院主要采用门诊随访、电话随访、智能健康助手。随访人员由日间病房专职人员组成。随访内容主要包括患者术后是否按时正确用药、有无恶心呕吐、有无疼痛、术后饮食、活动情况，以及有基础疾病患者的情况，如高血压患者的血压变化、糖尿病患者的血糖变化等。随访主要针对的人群有全麻患者、有基础疾病患者、手术当日有特殊病情变化者。

第五节　日间手术中心护理管理

一、日间手术中心管理制度

1. 日间手术中心由日间手术中心负责人统一管理，医院领导、相关科室负责人及各级医护人员应尊重和支持其工作，共同做好管理工作。

2. 日间手术中心的门诊、病房、手术室要协调一致，听从领导统一安排，积极配合，共同完成日间手术中心的医疗护理工作。

3. 各级工作人员要严格遵守医院的各项规章制度，工作中严格执行医疗护理常规制度，确保医疗护理安全。

4. 各级工作人员在为患者服务过程中，要严谨认真，热情周到，保证日间手术顺利进行。

5. 各工作区域要备好抢救设备及药品，仪器要定期进行检查，随时保持备用状态。

6. 加强手术医生的管理。日间手术中心门诊阶段的医生要认真完成手术患者的术前准备，仔细核对 A/B 超，确保晶状体单信息正确（手术日期、姓名、眼别、人工晶状体类型、人工晶状体度数、预留度数）。

7. 落实分时预约制度，按预约先后顺序安排患者来院时间（每 15 位患者延后 1 小时）。认真查看化验单，妥善安排好乙肝、梅毒阳性等患者的手术时间。

8. 认真做好手术同意书的签字工作（同意书内容、抬头需要填写完整，患者签字，主刀医生签字，不能只盖章，确保左右眼别无误）。

9. 门诊护士长要合理安排护理班次。日间手术门诊阶段需有专人管理，认真做好手术患者术前的各项检查工作。护理人员要认真完成手术用药及相关事宜的宣教工作，有序做好当日手术患者的转运工作。

10. 门诊护士长要加强门诊医护人员术后换药管理，规范医院感染控制要求，严格监督检查。每位医护人员要认真按医院感染控制要求执行，杜绝医院内感染的发生。

11. 手术室护士长日间手术中心手术室的管理工作要严格。规范日间手术要求，保证手术顺利进行。

12. 日间手术中心手术室全体员工必须按照手术室规范要求执行，按照分工做好各自的工作，保证万无一失。

13. 日间手术中心手术室护士要认真做好手术核查工作。术前，核查门诊病历中患者的姓名、眼别、人工晶状体类型、人工晶状体度数、预留度数，核查手术同意书确保左右眼别无误，患者签字，手术医生签字。术后，门诊病历档案袋随患者返回病房。

14. 日间手术病房按病房统一要求，由护士长统一负责管理，进一步加强入院后手术患者的健康宣教，认真做好患者的术前准备工作。

15. 病房护士要及时与手术室沟通协调，做好患者的转运工作，保证手术有序进行，按计划完成。

16. 日间手术病房医生按照病房医生的统一要求，认真完成日间手术患者的医疗管理工作，对患者进行认真检查，及时完成住院病历的书写。

17. 病房护士长要监督、检查护士做好病历的整理工作，归纳完成完整的日间手术病历。

18. 日间手术中心在不断完善的过程中，要集中统一管理，不断改进，不断提升，为患者提供满意服务。

附 1：门诊管理制度

1. 门诊护士长是门诊的主要组织者和管理者，应协助门诊主任共同做好门诊管理。

2. 做好安全管理

（1）要经常对门诊工作人员、患者及其家属进行安全教育和管理，尤其是对当日手术患者的安全管理。

（2）定期检查门诊区设施、物品的使用情况，每日清点，保证其随时处于备用状态。

（3）医院内严禁吸烟，禁止使用明火。保持消防设施完好，固定放置，其周围不放置任何物品。保持防火通道、应急通道通畅，不堆放杂物。

（4）每日手术患者转运完毕后，整理用物，做好安全检查，及时上锁并做好交接。

（5）注意周围环境的管理，避免地面有水渍、杂物，以防患者滑倒摔伤。

3. 加强手术前后患者的健康教育管理，确保患者手术前按时用药，保证手术顺利进行。

4. 加强检查、监督，爱护公共设施，发现损坏及时维修。

5. 加强手术前各项检查、治疗的规范管理，严格按照流程和规范进行，保证医疗护理工作安全。

附 2：病房管理制度

1. 病区护士长全面负责病区的安全管理，发现安全隐患及时处理。

2. 病区有突发事件应急预案，有患者安全管理工作措施，标识清晰。

3. 病区内抢救设施固定放置，处于备用状态，专人管理，定期检查，定期考核。

4. 消防通道保持通畅，无障碍物。消防设施齐全，标识醒目，专人管理，定期检查，定期培训演练。

5. 保持病区地面清洁干燥，应急通道通畅，设施安全性高、功能完好。

6. 加强对家属的管理，发现可疑人员及时报告保卫处。

7. 对高风险患者，护士严密观察其病情变化并及时记录，做好交接。

附 3：手术室管理制度

1. 严格执行手术室准入制度，手术医生须按照医务处规定的手术权限进行手术，进入手术室的工作人员必须正确着装。更换专用拖鞋、手术室专用刷手衣，上衣扎进裤子内。正确佩戴口罩、帽子，头发不外露，剪短指甲。摘掉各种饰物如戒指、手镯、手表、长耳环等。不得将手机带入手术区域内。外出时应更换外出衣、外出鞋。每次手术完毕，手术衣裤、口罩、帽子、拖鞋必须放在指定地点。

2. 手术室应保持安静、整洁，禁止吸烟及大声谈笑与手术无关的话题。

3. 手术室内的药品、器械、敷料应由专人保管，定期查对，及时修理、补充，使用后放回固定位置。手术器械和设备应保持完好，无特殊情况不得外借。

4. 手术室大型仪器设备应固定放置，专人保管，定期维修、保养，并有记录。

5. 抢救车、除颤仪每日由专人负责清点、查对，保证其在有效期内并处于备用状态。

6. 日间手术通知单由门诊医生手术前一日中午12:00以前传送至手术室。日间全麻手术申请单一式4份送至手术室、麻醉科、恢复室及人工晶状体库，并安排次日全麻手术。

7. 因故更改、增加或暂停的手术，日间病房医生、主班护士应及时通知手术室准备间做好交班。

8. 日间病房医生为患者做好术眼标识，接手术患者入手术室前应遵守手术安全核查制度，严格核查日间手术患者的姓名、住院号、手术名称及手术部位标识，检查携带用物，全面评估患者全身情况。

9. 手术室护士应在手术开始前做好一切与手术相关的准备工作。

10. 严格遵守手术室各项规章制度，护士不得因个人原因擅自离岗或脱岗。

11. 以患者为中心，发生紧急情况时及时呼救，团结协作，密切配合医生做好危重患者的抢救工作。准确记录各项监测指标，随时观察病情变化，发现异常立即报告医生，采取积极有效的措施，做好配合工作。

12. 对日间手术的患者要做好详细登记，按医院规定每月上报科室日间手术例数。

13. 严格遵守无菌操作技术规程，区分手术切口等级，先做清洁伤口的手术，再做污染伤口的手术。

14. 手术结束后应及时清理手术间卫生，彻底擦拭血迹、污渍。每周进行一次彻底的卫生清扫。

15. 每季度做空气培养、物体表面培养、医务人员刷手培养、器械采样培养，每周进行各种灭菌锅的芽孢培养，结果异常应立即上报并采取有效措施。

16. 规范医用垃圾处理流程，所有垃圾分类处理。垃圾装载和运输须符合医院相关规定，有记录和签字，便于追溯。

17. 手术室护士长全面负责手术室安全，保持地面清洁干燥，消除患者安全隐患，确保消防通道保持通畅、无障碍物，消防设施齐全、标识醒目、专人管理、定期检查、定期培训演练。

二、日间病房工作流程

1. 患者在眼科门诊开具日间病房手术预约单和住院证并预约好手术日期。

2. 门诊专职护士为患者进行手术宣教，发放宣传材料。

3. 手术当天患者持住院证、手术预约单先到一日病房窗口交押金办理入院手续，后到日间病房做术前准备。

4. 专职护士认真做好接诊工作，包括：入院评估、生命体征监测、各项护理记录。

5. 专职护士遵医嘱执行手术前的准备和相关配合，如术眼滴散瞳药等。

6. 辅医员护送患者乘坐手术专梯至手术室，与手术室辅医员交接后等待手术。对于特殊患者，日间病房护士与手术室护士沟通后单独进行交接。

7. 手术完毕，由手术室辅医员将患者及其病历送至日间观察室后与专职护士进行交接。

8. 专职护士密切观察患者的病情变化，若患者有不适主诉及时通知主管医生进行下一步治疗，并填写病情变化护理记录单。

9. 专职护士在观察患者病情变化过程中应及时完成以下工作：术后宣教、查账、完善住院病历。

10. 专职护士为患者及时、准确地办理出院手续。

11. 告知患者换药时间，复诊时间、地点及复诊方式。

12. 整理病历，按照要求查质控、存放、归档。

13. 填写每日报表及患者信息汇总。

三、日间手术中心护理文件书写规范

（一）医嘱单书写规范

医嘱是医生在医疗活动中下达的医学指令，分为长期医嘱和临时医嘱（日间手术中心只有临时医嘱）。

1. 内容

（1）眉栏：由患者姓名、科别、病区、登记号、住院号、页码组成。

（2）医嘱栏：由起始日期和时间、医嘱内容、停止日期和时间、医生签名栏、执行时间、护士签名栏组成。

2. 书写要求

（1）处理医嘱后护士要在医嘱签字处签全名，同时处理若干医嘱时，护士可在第一个与最后一个医嘱后方签全名，中间用“· ·”表示。

（2）处理临时医嘱时均应填写执行日期、时间，精确到分钟。所有签名清楚，无涂改。

（3）即刻医嘱30分钟内执行（查证签字执行单、化验单）。

（4）临时医嘱取消时，应再打印医嘱单，确保医嘱单上有“取消”字样，表示医嘱停止执行。

（5）所有医嘱处理及执行时间均为24小时制。

（二）日间病房表格式护理记录单书写规范

1. 填写日间病房表格式护理记录单必须使用蓝黑签字笔记录。

2. 记录做到客观、真实、准确、及时，完整反映患者的病情变化，文字工整，字迹清晰，表述准确。

3. 修改处须签名及标注修改时间，并保持原记录清晰。

4. 眉栏内容齐全、清楚，包括姓名、住院号、年龄、性别、主要诊断、既往史、日期、过敏史。

5. 入院记录应有患者的生命体征（体温、脉搏、呼吸、血压）和体重（全麻患者）。

6. 检查（手术）后记录，要记录清楚患者检查（手术）、返回病房以及出院的时间，检查（手术）眼别，手术方式。术后评估患者情况，“生命体征”栏按实际测量情况填写体温、脉搏、呼吸、血压（≥3岁的患者测血压，<3岁的患儿不用填写血压栏），皮肤如有破损或异常要填写破损或异常的位置和面积。其余项目按照实际发生情况在对应的方框内画“√”。

7. 如表格中没有的其他情况可在备注栏内填写。

8. 全麻患者日间病房表格式护理记录单内的所有内容应逐一填写，不得有漏项、空项。

9. 护士记录后及时签全名。

（三）日常生活能力评估表书写规范

1. 填写日常生活能力评估表必须使用蓝黑签字笔。

2. 记录做到客观、真实、准确、及时，完整反映患者的病情变化，文字工整，字迹清晰，表述准确。

3. 修改处须签名，并保持原记录清晰。

4. 眉栏内容齐全、清楚，包括姓名、性别、年龄、科室、床号、住院号。

5. 按照日常生活能力评估表的项目内容逐项评估患者，并按患者实际情况进行评分填写。

6. 评估完毕后，填写好患者的总分、评定日期。

7. 日常生活能力评估表内的所有内容应逐一填写，不得有漏项、空项。

8. 护士记录后及时写评定日期及签全名。

（四）住院患者跌倒 / 坠床危险因素评估表书写规范

1. 填写住院患者跌倒 / 坠床危险因素评估表必须使用蓝黑签字笔。

2. 记录做到客观、真实、准确、及时，完整反映患者的病情变化，文字工整，字迹清晰，表述准确。

3. 修改处须签名，并保持原记录清晰。

4. 眉栏内容齐全、清楚，包括床号、姓名、年龄、性别、住院号。

5. 评估时间为患者新入院 24 小时内及病情发生变化时。

6. 当总分≥5 分时，须采取相应预防措施，并在相应的空格内填写。

7. 按照住院患者跌倒 / 坠床危险因素评估表的内容逐项评估患者并按患者实际情况进行评分填写，不得有空项及漏项。若有补充内容，可在“其他”一栏内具体注明。

8. 护士记录后及时签全名。

（五）手术患者交接记录单书写规范

1. 填写手术患者交接记录单须使用蓝黑签字笔。

2. 记录做到客观、真实、准确、及时，完整反映患者的病情变化，文字工整，字迹清晰，表述准确。

3. 修改处须签名，并保持原记录清晰。

4. 手术患者交接记录单眉栏处要逐项填写，不得有空项，内容齐全、清楚，包括科室、姓名、性别、年龄、床号、住院号、手术日期。

5. 在患者术前填写交接记录单时要根据患者实际内容逐项填写，不得有漏项、空项，如有过敏史要在横线处填写过敏药物的名称。如术前携带药品要在横线处填写药物名称。要填写好手术室接患者的时间并签全名。

6. 患者术后回病房，填写交接记录单时要认真评估患者，填写好患者的生命体征，其余项目按患者的实际情况逐项填写。要填写好患者到达病房的时间并签全名。

（六）日间手术患者信息表书写规范

1. 填写日间手术患者信息表须使用蓝黑签字笔。

2. 日间手术患者信息表眉栏处要填写好手术日期及床位号。

3. 根据患者的实际情况，评估患者的生命体征并填写于表内，其他按照表格内的内容逐项填写好，不得有漏项及空项。

4. 表格记录做到客观、真实、准确、及时，文字工整，字迹清晰，表述准确。

5. 修改处须签名，并保持原记录清晰。

（七）日间手术患者信息表（全麻）书写规范

1. 填写日间手术患者信息表（全麻）须使用蓝黑签字笔。

2. 日间手术患者信息表（全麻）眉栏处要填写好手术日期及床位号。

3. 根据患者的实际情况，评估患者的生命体征及体重并填写于表内，其他按照表格内的内容逐项填写好，不得有漏项及空项。如患者有过敏史，要填写好过敏药物的名称。

4. 表格记录做到客观、真实、准确、及时，文字工整，字迹清晰，表述准确。

5. 修改处须签名，并保持原记录清晰。

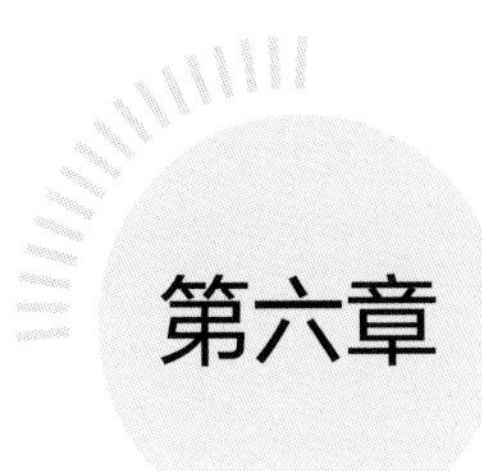

第六章

同仁眼科专科护理知识习题

第一节　名词解释

1. 视路
2. 视力
3. 视野
4. 瞳孔
5. 瞳孔对光反射
6. 瞳孔近反射
7. 泪点
8. 泪膜
9. 结膜
10. 前房
11. 前房角
12. 睑板下沟
13. 葡萄膜
14. 结膜囊
15. 黄斑
16. 视盘
17. 玻璃体
18. 生理盲点

19. 视交叉

20. 视神经

第二节 填空题

1. 人体视觉器官由____、____、______三部分组成。

2. 眼球壁分三层，即外层为______，中层为______，内层为______。

3. 正常成人的眼球前后径为____。

4. 角膜是位于眼球前极中央呈椭圆形的组织，横径为____~____，垂直径为____~____，角膜中央厚度为____~____，周边厚度约为____。

5. 组织学上角膜分为5层，分别是____________、__________、________、__________、__________，其中__________再生能力较强，损伤后能很快修复而不留瘢痕。

6. 角膜的生理特点是____、________、________。

7. 巩膜各处的厚度不同。______最厚，约1mm。直肌附着处____，只有0.3mm。

8. 眼球壁中层为葡萄膜，自前向后分为_______、______和______三部分，有____和____眼内组织的作用。

9. 虹膜的肌肉层包括_________和_________。

10. 呈环形分布于瞳孔缘部的虹膜基质层内的是_________，受_________支配，司____作用。

11. 瞳孔近反射为视近物时________，与____和____作用同时发生的现象，系大脑皮质的协调作用。

12. 睫状体主要由______和___________组成。

13. 房水由睫状体上皮组织生成，其主要作用是________和营养____、______、______。

14. 眼压是________对______的作用力。

15. 眼压的正常值是_______mmHg。

16. 眼压的影响因素有___________、_________和_________。

17. 脉络膜为葡萄膜后部，前起于_____，后止于_____，介于_____和____之间，含有丰富的____和_______，具有营养视网膜外层和遮光的作用。

18. 眼内容物包括____、______、______，它们的共同点是____，它们与____一并称为眼的________。

19. 房水具有维持___________和________的作用。

20. 前房角是____排出的主要通道。

21. 晶状体位于____和____后面,______前面,由晶状体悬韧带与______联系固定。

22. 眼眶为________的骨窝,成人眶深为_____mm,容积为_____mL。

23. 在眼眶深部视神经和外直肌之间,距眶尖约1cm处,有一__________,它含有感觉神经。在行内眼手术时,需施行球后麻醉以阻滞该神经节的功能。

24. 眼附属器包括____、____、____、______、____。

25. 眼睑从外到内分为5层,即______、__________、____、______、______。

26. 眼睑内有两种横纹肌,分别是________和________。其中________起________作用,_______起______的作用;还有一种平滑肌即______,起_________的作用。

27. 眼外肌是司_______的肌肉,每眼有__条眼外肌,即__条直肌,__条斜肌。

28. 泪器包括____和____两部分。

29. 泪道由____、______、____、______组成,是泪液的排出管道。

30. 正常状态下,泪液每分钟分泌____μL,如超过___倍,即使泪道正常亦会出现溢泪。

31. 视路起自______,止于大脑皮层枕叶______。

32. 视神经是指自____起至______,全长___mm。

33. 眼科用药的常见剂型有______、____、__________和________。

34. 眼部用药的给药方法包括________和________。

35. 为促进药液在眼部吸收,又不被冲溢出眼外,嘱患者滴眼药的最短时间间隔为___分钟。

36. 眼科常用________与利多卡因配合应用,以延长药物作用时间,减少药物用量。

37. 丙美卡因滴眼后___秒后即出现麻醉效果,可持续___分钟。

38. 氧氟沙星滴眼液对______________的抗菌活性最强。

39. 林可霉素用于____________引起的眼部感染。

40. ________用于细菌性眼内炎。

41. 阿糖胞苷在抑制病毒的同时抑制正常细胞,故____________,较少全身应用。

42. ________对革兰氏阴性菌作用强,对革兰氏阳性菌也有作用。

43. 双氯芬酸用于眼科的____________的抗炎治疗。与缩瞳剂不能同时使用,青光眼患者术前____小时停止滴用缩瞳剂。

44. 色甘酸钠的作用机制是稳定________的细胞膜,阻止肥大细胞脱颗粒,从而抑制组胺、5-羟色胺、慢反应物质的释放，有效治疗Ⅰ型变态反应。

45. ______________用于开角型青光眼和高眼压症，可预防氩激光小梁成形术后的高眼压以及无法应用β受体拮抗剂患者的高眼压。

46. 卡替洛尔为____________拮抗剂，通过抑制房水的产生而降低眼压。

47. 拉坦前列素用于____________，以及其他药物难以治疗或耐受的眼压过高患者的局部治疗。

48. 乙酰唑胺通过抑制睫状体细胞中的________，使 H_2CO_3 形成减少，由于渗透压作用使房水生成减少，从而降低眼压。

49. β受体拮抗剂在应用一段时间后，降压效果会减弱或消失，这称为______。

50. 谷胱甘肽局部点眼勿与______和________药物合用。

51. 吡诺克辛______不稳定，宜新鲜配制。

52. 玻璃酸钠具有良好的________治愈效果及丰富的保水性，可增强______的稳定性。

53. 一些难治性青光眼术后特别容易发生滤泡瘢痕化，导致手术失败，而__使这一难题得到解决。

54. 青光眼的分类有___________、___________、__________。

55. 结膜下注射的常用部位有______和__________。

56. 结膜按部位不同可分为______、______、__________。

57. 球后注射时针头应于下睑_____与_____相交处眶缘皮肤进针。

58. 颞浅动脉走行为____与______连线的交点。

59. 巴氏定位时，定位器放入眼内，其内环与______吻合，调整定位器位置，使之位于______、______、______、______。

60. 检查视力时，视力表的照明应____、______，可采用自然光照明。

61. 检查视力时，视力表与视力反光镜的距离为____。如无反光镜，则视力表需要与被检者相距___。

62. 检查视力时，受检者戴镜，应先检查________，再检查________。

63. 对视力不及0.1者，记录视力的公式为_____________________________。

64. 对视力为手动或光感的受检者，应在暗室中检查____及______。

65. 检查视力时，受检者头位要正，切忌____、____或_______________。

66. 视功能检查记录结果，患者能辨认记录为__，不能辨认记录为__。

67. 常用的斜视检查法包括_________、__________、__________和________。

68. 对于角膜白斑、角膜葡萄肿、圆锥角膜和扁平角膜等引起角膜曲度明显改变者可采取____检查眼压。

69. 采用Schiötz眼压计测量法记录数值为____________________=换算后的眼压值。

70. 基础Schirmer试验应将专用试纸具有弧度的一端夹持于下睑______处结膜囊内。

71. 在滴用散瞳剂后应压迫______3分钟，可减少药液经____进入______吸收引起中毒反应的发生。

72. 使用滴眼液时应先滴刺激性___的药物，再滴刺激性___的药物。

73. 采集结膜囊细菌标本时，左手将患眼下睑向下牵拉，充分暴露并固定，以棉拭子在___________轻轻擦拭，并旋转360°。

74. 泪道X线造影时注入泪道的造影剂浓度为________，注射量为________。

75. 冲洗结膜囊的适宜水温为________，一次冲洗量不少于______。

76. 取结膜结石时，尖刀斜面____，___挑开结膜上的结石，以减少出血。

77. 眼部脓肿手术前、后切勿挤压脓头，以免感染扩散而引起_____和_____等严重并发症。

78. 耳尖放血穿刺时不可过深，防止损伤______。

79. 睑板腺按摩后半小时内不要揉眼，以免引起___________。

80. 睑板腺按摩时嘱患者应向_____________方向注视。

81. 球后注射后，如患者突感视物不见，可能发生___________。

82. 眶上神经封闭注射时，应先用棉签定位进针点______________，垂直进针1~1.5cm。

83. 角膜缘金属环定位技术中，将金属环放置在角膜上，使之与______吻合，定位器开口要对准____位置，分别在____、____、____处将金属环固定在角膜缘的结膜上。

84. 眼部角膜烧灼技术中，应使用特制的小棉签蘸取______涂于溃疡处。

85. 慢性泪囊炎患者在冲洗泪道前，操作者应先用棉签挤压_____，排出___内的积液、积脓。

86. 角膜铁质异物取出后，如仍留有铁锈环，可____天后待周围组织____，更易取出。

87. 急性结膜炎或眼部分泌物较多时不宜遮盖，以免局部温度____促进细菌繁殖，且不利于分泌物排出。

88. 涂眼膏时，检查是否有____压向睑裂内，刺激角膜，引起角膜上皮擦伤和疼痛、不适。

89. 单眼包扎时，不可将______遮挡，也不可包扎过紧，以免局部循环障碍，引起患者____、____。

90. 标本采集时应注意，在使用抗生素之前刮取标本，以提高____检出率，标本采集后应在______内送至化验室。

91. 外睑腺炎切开引流时用尖刀在皮肤波动最明显处，做一与睑缘____的切口，排出脓液。脓肿未形成时，不可过早切开，以防________。

92. 内睑腺炎切开引流时用尖刀在睑结膜面脓点最明显处做____于睑缘的切口，排出脓液，用棉签拭净。

93. 泪囊部脓肿切开引流时，刀刃应按照________切开，排出脓液。

94. 单眼包扎时用绷带卷从______耳上在前额缠绕一圈后，拉紧至______耳上，斜经______，由患侧耳下经患眼斜至健侧前额2~4圈，再经前额水平缠绕。

95. 皮肤缝线拆除后，患者______内不要沾水，以免感染。

96. 眼部球结膜下注射时可能会伤及结膜血管，引起__________，应做好相关宣教。

97. 眼球周围筋膜注射时要观察眼部情况，如果眼睑肿胀、眼球突出，则提示____症状，应立即拔针并进行加压包扎等相应处理。

98. 眼部球后注射时，用球后注射专用针于下睑外1/3与中1/3交界处眶缘皮肤刺入，垂直进针1cm后再转向鼻上方倾斜，向____方向进针。

99. 进行角膜溃疡烧灼时，不可烧灼恢复期角膜溃疡者和已形成瘢痕者，必要时用__________指示溃疡面。

100. 小睑裂四联症包括______、________、__________和__________。

第三节 选择题

单项选择题：每一道习题下方有A、B、C、D、E五个备选答案，请从中选择一个最佳答案。

1. 小角膜是指角膜直径小于（　　）

A. 9mm　　B. 10mm

C. 10.5mm　　D. 11mm

E. 12mm

2. 正常成人眼轴长约（　　）

A. 22mm　　B. 23mm

C. 24mm
D. 25mm
E. 26mm

3. 下列关于泪器的说法，错误的是（ ）
A. 泪腺分泌泪液
B. 泪道排出泪液
C. 泪小管连接泪点和泪囊
D. 泪囊位于内眦深处
E. 鼻泪管开口于下鼻道后方

4. 下列关于角膜的说法，错误的是（ ）
A. 角膜是无色透明的组织
B. 角膜组织本身无血管
C. 角膜表层含有大量的感觉神经末梢
D. 角膜内皮具有角膜 - 房水屏障的功能
E. 角膜基质损伤后可以再生

5. 黄斑中心凹视力最敏锐是由于（ ）
A. 黄斑中心凹神经纤维比较密集
B. 黄斑中心凹有大量的视锥细胞
C. 黄斑中心凹是神经纤维汇总区
D. 黄斑中心有大量的视杆细胞
E. 黄斑距视盘较近

6. 角膜组织中具有再生功能的是（ ）
A. 上皮细胞层
B. 上皮细胞层和内皮细胞层
C. 前弹力层
D. 基质层
E. 上皮细胞层和后弹力层

7. 房水从睫状突分泌后进入后房，经过某一部位后再进入前房，该部位是（ ）
A. 虹膜
B. 晶状体
C. 瞳孔
D. 结膜
E. 巩膜

8. 晶状体本身无血管，其营养主要来自（ ）
A. 房水
B. 虹膜
C. 玻璃体
D. 视网膜
E. 脉络膜

9. 眼球壁由外到内分为（ ）
A. 纤维膜、虹膜、葡萄膜
B. 纤维膜、葡萄膜、视网膜
C. 纤维膜、巩膜、视网膜
D. 纤维膜、角膜、视网膜

E. 纤维膜、虹膜、视网膜

10. 葡萄膜的组成由前到后为(　　)

A. 虹膜、瞳孔、睫状体

B. 虹膜、脉络膜、睫状体

C. 虹膜、巩膜突、脉络膜

D. 虹膜、后房、脉络膜

E. 虹膜、睫状体、脉络膜

11. 角膜最主要的功能是(　　)

A. 维持眼球一定的形态

B. 保护眼内组织

C. 构成眼的屈光系统

D. 维持一定的眼压

E. 调节进入眼内的光线量

12. 玻璃体最主要的成分是(　　)

A. 水

B. 玻璃体细胞

C. 胶原纤维

D. 透明质酸

E. 维生素 C

13. 房水是透明的液体,总量为(　　)

A. 0.1~0.2mL

B. 0.15~0.3mL

C. 0.2~0.35mL

D. 0.35~0.4mL

E. 0.45~0.5mL

14. 视盘是神经节细胞轴突的汇集处,在视野上形成生理盲点,原因是(　　)

A. 无脉络膜结构

B. 无色素上皮

C. 视细胞被视网膜中央动静脉遮盖

D. 仅有神经纤维而无光感细胞

E. 无视网膜

15. 黄斑中心凹的细胞组成是(　　)

A. 只有视锥细胞

B. 大部分是视锥细胞,含有少量视杆细胞

C. 只有视杆细胞

D. 大部分是视杆细胞,含有少量视锥细胞

E. 视锥细胞与视杆细胞数量相等

16. 如患者不能识别眼前手动,则改为检查(　　)

A. 指数

B. 光定位

C. 光感　　D. 针孔视力

E. 色觉

17. 使用对比法检查视野时，检查者与受检者面对面而坐，间隔距离是（　　）

A. 1 尺　　B. 0.5m

C. 1m　　D. 5m

E. 任意

18. 对视力低于 0.3 的屈光介质混浊患者术后检测视功能较可靠的方法是（　　）

A. 眼电图　　B. 视觉诱发电位

C. 闪光视网膜电图　　D. 图形视网膜电图

E. 多焦视网膜电图

19. 目前测量结果较准确且不受巩膜硬度影响的眼压计是（　　）

A. Goldmann 压平眼压计　　B. Schiötz 眼压计

C. 费卡眼压计　　D. 非接触式眼压计

E. 眼压描计

20. 黄斑部裂孔检查宜选择（　　）

A. 超声生物显微镜　　B. 相干光断层扫描

C. A 超　　D. B 超

E. 彩色多普勒超声检查

21. 当患者不能识别 0.1 最大视标，需改为检查指数时，患者距离视力表的最小距离是（　　）

A. 0.5m　　B. 1m

C. 5m　　D. 10m

E. 30m

22. 当患者视力低于 0.02，改为检查指数时，逐渐移近进行检查的最小距离是（　　）

A. 0.5m　　B. 1m

C. 5m　　D. 30m

E. 任意

23. 前房角镜检查见小梁被虹膜根部贴附粘连为（　　）

A. 窄Ⅲ房角　　B. 窄Ⅳ房角

C. 房角堵闭　　D. 房角狭窄

E. 浅前房

24. 如果在 3m 处才能看见 0.1 行的视标，则该眼视力为（　　）

A. 0.02　　B. 0.04

C. 0.06　　D. 0.1

E. 0.2

25. 国际标准视力表远视力检查的距离是（　　）

A. 2m　　B. 2.5m

C. 3m　　D. 5m

E. 6m

26. 慢性闭角型青光眼形态学诊断应选择（　　）

A. 超声生物显微镜　　B. 相干光断层扫描

C. A 超　　D. B 超

E. 彩色多普勒超声检查

27. 检查近视力时，以下错误的是（　　）

A. 屈光不正者应进行此项检查　　B. 老视患者应进行此项检查

C. 检查时先查左眼，后查右眼　　D. 检查距离 30cm

E. 每个视标需 3 秒内读出

28. 影响视野检查结果的因素包括（　　）

A. 背景光亮度　　B. 瞳孔直径

C. 屈光不正　　D. 人为因素

E. 精神因素

29. 如不能识别眼前指数，则改为检查（　　）

A. 手动　　B. 光定位

C. 光感　　D. 近视力

E. 针孔视力

30. 可比较精确地了解患儿视力情况的检查是（　　）

A. 注视反射　　B. 跟随反射

C. 优选注视法　　D. 视觉诱发电位

E. 光感测定

31. 可能引起颞侧偏盲的情况是（　　）

A. 视野损伤引起　　B. 视交叉以后病变引起

C. 视交叉病变引起　　D. 脑卒中引起

E. 甲醇中毒引起

32. 下列关于扇形视野缺损的说法错误的是（　　）

A. 扇形尖端位于中心注视点，为视路疾病

B. 扇形尖端位于生理盲点，为中央动脉分支栓塞或缺血性视盘疾病

C. 象限盲，为视放射的前部损伤

D. 鼻侧阶梯，为青光眼的早期视野缺损

E. 扇形尖端位于周边注视点，为视路疾病

33. Schirmer 试验是将 Whatman 41 号滤纸切成（　　）

A. 5mm × 30mm　　B. 4mm × 35mm

C. 5mm × 40mm　　D. 5mm × 35mm

E. 以上都正确

34. 泪膜破裂时间（BUT）测量是受检者将头部置于裂隙灯颏架上，其额部紧贴额架后（　　）

A. 透过钴蓝滤光片观察　　B. 透过泪膜观察

C. 透过结膜观察　　D. 透过角膜观察

E. 无法观察到泪膜破裂时间

35. 在泪膜破裂时间测量中，表明泪膜稳定性不良的泪膜维持时间短于（　　）

A. 5 秒　　B. 10 秒

C. 15 秒　　D. 20 秒

E. 25 秒

36. 眼球向前方平视时，一般突出于外侧眶缘（　　）

A. 10~12mm　　B. 11~13mm

C. 12~14mm　　D. 13~15mm

E. 14~16mm

37. 对于内睑腺炎的治疗，下列做法错误的是（　　）

A. 热敷和理疗　　B. 抗生素治疗（局部 / 全身）

C. 早期切开引流　　D. 垂直睑缘切开引流

E. 中药治疗

38. 眼睑最常见的恶性肿瘤为（　　）

A. 基底细胞癌　　B. 鳞状上皮细胞癌

C. 黄色瘤　　D. 皮脂腺癌

E. 睑板腺癌

39. 眼睑淤血和肿胀较明显时,冷敷可在伤后(　　)

A. 24 小时内
B. 72 小时内
C. 12 小时内
D. 48 小时内
E. 36 小时内

40. 关于慢性泪腺炎的表现,下列说法错误的是(　　)

A. 轻度上睑下垂
B. 上睑外侧肿胀
C. 睑部泪腺肿胀
D. 触及质硬、活动的包块
E. 疼痛剧烈

41. 下列关于眼球外伤的描述错误的是(　　)

A. 眼钝挫伤、眼穿通伤、异物伤均属于眼外伤
B. 热烧伤、化学伤毒气伤属于眼外伤
C. 穿通伤属于开放性眼球伤
D. 眼挫伤属于闭合性眼球伤
E. 眼挫伤不属于重度外伤

42. 交感性眼炎是指一眼发生穿通伤后,双眼相继出现的(　　)

A. 慢性肉芽肿性葡萄膜炎
B. 慢性非肉芽肿性葡萄膜炎
C. 急性渗出性葡萄膜炎
D. 急性前房积脓性葡萄膜炎
E. 慢性前房积脓性葡萄膜炎

43. 化脓性眼内炎的治疗应当首选(　　)

A. 大剂量抗生素
B. 大剂量皮质类固醇
C. 玻璃体切割
D. 玻璃体注射
E. 充分散瞳

44. 化学性眼部烧伤的急救原则是(　　)

A. 到医院急救治疗
B. 就地清水冲洗
C. 到医院用无菌生理盐水冲洗
D. 中和注射
E. 前房穿刺

45. 对于酸性或碱性烧伤后的急救,最重要的是(　　)

A. 滴入抗炎滴眼液
B. 散大瞳孔
C. 滴入碱性或酸性药物
D. 结膜下注射维生素 C
E. 彻底冲洗眼部

46. 处理眼外伤时,首先应注意患者有无(　　)

A. 休克和重要器官损伤
B. 眼球穿孔伤
C. 眼球破裂伤
D. 眼内出血
E. 感染

47. 角膜损伤最常见的临床表现是(　　)

A. 角膜上皮擦伤,基质层水肿
B. 角膜后羊脂状 KP
C. 角膜血染
D. 角膜后色素沉着
E. 角膜为浅层点状混浊

48. 碱性烧伤的特点是(　　)

A. 使组织蛋白凝固坏死
B. 使组织坏死
C. 能溶解脂肪和蛋白质,使细胞分解坏死
D. 使角膜上皮点状脱落
E. 破坏内皮细胞的脂肪外膜

49. 酸性物质致伤的原因是(　　)

A. 酸能使组织蛋白凝固坏死
B. 使角膜上皮坏死脱落
C. 与组织的类脂质起皂化作用
D. 使组织溶解
E. 使组织细胞分解坏死

50. 交感性眼炎的潜伏期一般为(　　)

A. 1~2 周
B. 2 周 ~2 个月
C. 2~3 个月
D. 3~4 个月
E. 4~6 个月

51. 与近视有关的眼球状态是(　　)

A. 眼轴过长
B. 眼轴过短
C. 眼球突出
D. 眼球凹陷
E. 眼球萎缩

52. 高度近视的屈光度为(　　)

A. >-3.00D
B. >-4.00D
C. >-5.00D
D. >-6.00D
E. >-7.00D

53. 眼球光学系统的主要成分不包括(　　)

A. 角膜　　B. 房水
C. 瞳孔　　D. 晶状体
E. 玻璃体

54. 使用 1% 阿托品滴眼液或眼膏散瞳者，瞳孔恢复到正常状态大约需要（　　）
A. 6~8 小时　　B. 1 天
C. 1 周　　D. 2 周
E. 3 周

55. 使用 0.5%~1% 托吡卡胺滴眼液散瞳者，瞳孔恢复到正常状态大约需要（　　）
A. 6~8 小时　　B. 1 天
C. 1 周　　D. 2 周
E. 3 周

56. 更容易形成形觉剥夺性弱视的年龄是（　　）
A. 3 岁以前　　B. 4 岁以前
C. 5 岁以前　　D. 6 岁以前
E. 7 岁以前

57. 斜视对双眼视觉的破坏首先是（　　）
A. 破坏双眼单视　　B. 出现复视
C. 出现抑制　　D. 建立异常视网膜对应
E. 改中心注视为偏心注视

58. 导致弱视的原因不包括（　　）
A. 先天性白内障　　B. 先天性黄斑缺损
C. 斜视　　D. 屈光不正
E. 不恰当的遮盖治疗

59. 弱视的治疗方法不包括（　　）
A. 散瞳验光　　B. 配戴眼镜
C. 遮盖治疗　　D. 红光闪烁
E. 手术治疗

60. 下列不属于共同性内斜视的是（　　）
A. 非调节性内斜视　　B. 部分调节性内斜视
C. 先天性内斜视　　D. 周期性内斜视
E. 眼球后退综合征

61. 葡萄膜炎最常见的类型是(　　)

A. 前葡萄膜炎

B. 中间葡萄膜炎

C. 后葡萄膜炎

D. 交感性眼炎

E. 视网膜脉络膜炎

62. 前葡萄膜炎急性发作时的临床表现是(　　)

A. 睫状充血、尘状角膜后沉着物、虹膜纹理不清、瞳孔缩小

B. 睫状充血、色素性角膜后沉着物、虹膜节段性萎缩、瞳孔开大

C. 结膜充血、角膜无角膜后沉着物、虹膜纹理清、瞳孔无变化

D. 睫状充血、羊脂状角膜后沉着物、虹膜纹理可见、瞳孔正常

E. 混合充血、角膜无角膜后沉着物、虹膜纹理不清、瞳孔异位

63. 治疗急性前葡萄膜炎的首选药物是(　　)

A. 1% 阿托品眼膏

B. 2% 后马托品眼膏

C. 2% 毛果芸香碱

D. 0.1% 肾上腺素

E. 1% 阿托品滴眼液

64. 关于正常玻璃体的功能,下列表述不正确的是(　　)

A. 支持作用

B. 保持透明

C. 促进眼球发育

D. 促进细胞增殖

E. 代谢作用

65. 玻璃体疾病的常见症状是(　　)

A. 闪光

B. 眼前飘浮物

C. 眼前遮幕感

D. 疼痛

E. 视力下降

66. 飞蚊症是指(　　)

A. 眼前飘动的黑影

B. 眼前固定的黑影

C. 眼前确有蚊虫飞动

D. 玻璃体液化

E. 玻璃体后脱离

67. 关于星状玻璃体变性,下列表述正确的是(　　)

A. 见于 40 岁以上人群

B. 75% 为双眼发病

C. 发生在玻璃体液化的基础上

D. 多需玻璃体切割术治疗

E. 眼球转动时仅有轻微移动

68. 关于视网膜水肿,下列描述错误的是(　　)

A. 细胞性水肿是由视网膜动脉阻塞所致

B. 细胞外水肿是由毛细血管的内皮细胞受损,血液成分渗漏所致

C. 黄斑水肿时,黄斑中心凹反光常消失

D. 细胞性水肿是由视网膜静脉阻塞所致

E. 黄斑囊样水肿多呈花瓣状外观

69. 关于眼缺血综合征,下列描述错误的是( )

A. 视网膜动脉变窄,静脉扩张

B. 可出现视网膜出血及视网膜微动脉瘤

C. 虹膜新生血管伴眼压升高者,可行全视网膜光凝术

D. 常因动脉粥样硬化或炎症性疾病所致

E. 视力预后好

70. 关于 Coats 病的临床表现,下列描述错误的是( )

A. 大片黄白色脂质沉着

B. 常伴有视网膜新生血管

C. 常伴有广泛的渗出性视网膜脱离

D. 眼底检查和眼底血管造影显示视网膜血管异常

E. 最终可因视网膜脱离、继发性青光眼等造成失明

71. 黄斑部出现樱桃红斑的常见疾病是( )

A. 视网膜中央静脉阻塞　　B. 年龄相关性黄斑变性

C. Coats 病　　D. 视网膜中央动脉阻塞

E. 中心性浆液性脉络膜视网膜病变

72. 裂孔性视网膜脱离裂孔最多见于( )

A. 颞上象限　　B. 颞下象限

C. 鼻上象限　　D. 鼻下象限

E. 黄斑部

73. 原发性视网膜脱离手术治疗的关键是( )

A. 封闭裂孔解除牵拉　　B. 排出视网膜下积液

C. 缩小眼球容积　　D. 升高眼压

E. 增加玻璃体容积

74. 眼眶蜂窝织炎发病的主要诱因是( )

A. 鼻窦、牙齿感染　　B. 面部疖肿

C. 眼眶外伤　　D. 眼眶骨膜炎

E. 眼眶手术

75. 眼眶蜂窝织炎最重要的处理方法是(　　)

A. 治疗原发病灶　　B. 积极手术

C. 适当皮质激素治疗　　D. 全身足量广谱抗生素

E. 局部使用滴眼液或眼膏抗炎

76. 关于甲状腺相关眼病,下列描述正确的是(　　)

A. 是一种自身免疫性或器官免疫性疾病

B. 与内分泌系统的功能无关

C. 眶压升高是由于眶内组织增多所致

D. 临床表现不伴有结膜充血水肿

E. 上睑迟落表现为眼球下转时上睑不能随之下转,暴露上方巩膜

77. 对甲状腺相关眼病的眼部护理不正确的是(　　)

A. 出现眼球突出、眼睑闭合不全、角膜暴露、角膜干燥时可点人工泪液

B. 睡前遮盖眼垫

C. 外出戴太阳镜

D. 睡前涂大量眼膏,戴湿房镜

E. 出现眼痛、畏光、流泪等刺激性症状时,应避免强光刺激或戴墨镜

78. 下列皮样囊肿的临床表现错误的是(　　)

A. 皮样囊肿生长缓慢,多为先天性疾病

B. 为渐进性眼球突出

C. 囊肿多发于眼眶的上方及外下方

D. 在眶缘可触及囊肿质软、表面光滑、不活动、无压痛

E. 当囊肿破裂内容物溢出时可致炎症反应

79. 眼部游离皮片移植的供皮区常选择(　　)

A. 面颊部　　B. 上臂内侧

C. 邻近眼睑部位　　D. 腹部

E. 大腿内侧

80. 支配上睑提肌的神经是(　　)

A. 交感神经　　B. 副交感神经

C. 面神经　　D. 动眼神经上支

E. 视神经

81. 肉毒毒素局部治疗无效的疾病是（　　）

A. 眼睑痉挛
B. 面肌痉挛
C. 12 岁以上手术效果不佳的斜视
D. 面神经麻痹
E. 成人术后内斜视

82. 睑裂闭合不全可引起的并发症是（　　）

A. 泪囊炎
B. 暴露性结膜炎
C. 眼睑皮肤疼痛
D. 暴露性角膜炎
E. 结膜脱垂

83. 关于植皮术后不同部位的拆线时间，下列描述错误的是（　　）

A. 结膜的缝合多采用可吸收线，因此不必拆线
B. 眼睑皮肤缝线 5~7 天可拆除
C. 睑缘缝线 8 天拆除
D. 供区有张力的切口需在术后 5 天拆除缝线
E. 游离植皮包堆应在术后 12 天左右拆除并拆除植皮缝线

84. 眼前节疾病应首先考虑的给药方式是（　　）

A. 滴眼药
B. 涂眼膏
C. 结膜下注射
D. 球结膜下注射
E. 球后注射

85. 局部麻醉药普鲁卡因的类型是（　　）

A. 短效酯类
B. 中效酯类
C. 长效酯类
D. 表面麻醉剂
E. 吸入性麻醉剂

86. 眼部注射可引起视网膜毒性反应的药物是（　　）

A. 红霉素
B. 庆大霉素
C. 青霉素
D. 林可霉素
E. 万古霉素

87. 长期大剂量使用可引起视神经炎的药物是（　　）

A. 阿奇霉素
B. 克林霉素
C. 两性霉素 B
D. 氯霉素
E. 妥布霉素

88. 与头孢菌素合用会增加肾毒性的药物是(　　)

A. 卡那霉素　　B. 四环素

C. 妥布霉素　　D. 青霉素

E. 制霉菌素

89. 过敏性结膜炎首选的药物是(　　)

A. 醋酸泼尼松龙　　B. 双氯芬酸

C. 色甘酸钠　　D. 阿昔洛韦

E. 红霉素

90. 眼科临床应用的选择性 β 受体拮抗剂是(　　)

A. 噻吗洛尔　　B. 地匹福林

C. 卡替洛尔　　D. 倍他洛尔

E. 酒石酸溴莫尼定

91. 布林佐胺滴眼液的药理作用是(　　)

A. 使堵塞的小梁网结构通畅而降低眼压

B. 缩小瞳孔,降低眼压

C. 抑制房水的产生而降低眼压

D. 直接抑制睫状体上皮部位的碳酸酐酶活性,减少房水生成

E. 增加房水流出从而降低眼压

92. 可用糖皮质激素治疗的角膜病是(　　)

A. 真菌性角膜炎　　B. 细菌性角膜炎急性期

C. 细菌性角膜炎慢性期　　D. 角膜基质炎

E. 棘阿米巴角膜炎

93. 常用于儿童验光,使其睫状肌麻痹的药物是(　　)

A. 1% 毛果芸香碱　　B. 1% 阿托品

C. 丁卡因　　D. 托吡卡胺

E. 肾上腺素

94. 世界卫生组织规定,低视力是较好眼的最佳矫正视力低于(　　)

A. 0.05　　B. 0.1

C. 0.3　　D. 0.8

E. 1.0

95. 世界卫生组织规定,盲是较好眼的最佳矫正视力低于(　　)

A. 眼前手动　　B. 0.05
C. 0.1　　D. 0.3
E. 0.5

96. 使用国际标准视力表检查远视力的距离为（　　）
A. 1m　　B. 2.5m
C. 3m　　D. 5m
E. 10m

97. 如果在 2m 处才能看清 0.1 行视标，则该眼的视力为（　　）
A. 0.02　　B. 0.04
C. 0.06　　D. 0.1
E. 0.2

98. 对视力为光感的受检者，能辨认光感的最远距离应记录为（　　）
A. 光感 /5cm　　B. 光感 /10cm
C. 光感 /20cm　　D. 光感 /30cm
E. 光感 /40cm

99. 使用 Jaeger 视力表检查视力时，能看清最大视标记为（　　）
A. J0　　B. J1
C. J5　　D. J6
E. J7

100. 下列关于颞浅动脉旁皮下注射的说法错误的是（　　）
A. 用酒精消毒患眼颞侧皮肤
B. 以棉签定位进针点（眉弓与下眶缘连线的交点）
C. 以 30°~45° 进针，抽取回血后，右手缓慢推药，左手持棉签在注射区域进行环形按摩
D. 拔针后，用灭菌干棉球压迫进针点
E. 嘱患者按压注射部位 3~5 分钟

101. 下列关于结膜囊细菌标本采集的说法错误的是（　　）
A. 用生理盐水棉签将结膜或角膜分泌物拭去
B. 将培养管拧开，拉出 1/5 棉拭子，用酒精灯火焰消毒培养管口后，轻轻取出棉拭子
C. 左手将患眼下睑向下牵拉，充分暴露并固定下睑缘处，用棉拭子在内 1/3 下穹隆部轻轻擦拭，并旋转 360°
D. 将培养管口在酒精灯火焰上旋转消毒，再将棉拭子轻而准确地插入管中，拧好培养管盖

E. 在5小时内送至化验室

102. 眼压的正常范围是( )

A. 12~21mmHg
B. 9~23mmHg
C. 10~22mmHg
D. 13~21mmHg
E. 10~21mmHg

103. 冲洗泪道时,水从上泪点流出,其阻塞部位可能是( )

A. 上泪点
B. 上泪小管
C. 下泪小管
D. 鼻泪管
E. 泪总管

104. 1m光定位检查的是( )

A. 晶状体混浊程度
B. 视网膜黄斑部
C. 黄斑部以外周边部视网膜
D. 视盘部
E. 眼球运动

105. 指测眼压时,表示眼压最低的是( )

A. T_{-1}
B. T_{-2}
C. T_{-3}
D. T_n
E. T_{+1}

106. Schirmer试验的检查时间为( )

A. 1分钟
B. 2分钟
C. 5分钟
D. 7分钟
E. 10分钟

107. 泪道冲洗时,清水完全沿原路返回,则表明( )

A. 泪小管阻塞
B. 泪点阻塞
C. 泪总管阻塞
D. 鼻泪管阻塞
E. 鼻泪管阻塞合并慢性泪囊炎

108. 泪道冲洗时,清水从下泪点注入而从上泪点流出脓液时,则表明( )

A. 泪小管阻塞
B. 泪点阻塞
C. 泪总管阻塞
D. 鼻泪管阻塞
E. 鼻泪管阻塞合并慢性泪囊炎

109. 冲洗泪道时,清水从下泪点注入而从上泪点流出时,则表明( )

A. 泪小管阻塞
B. 泪点阻塞

C. 泪总管阻塞　　D. 鼻泪管阻塞或泪总管阻塞

E. 鼻泪管阻塞合并慢性泪囊炎

110. 泪道冲洗有阻力，部分清水自泪点反流，部分流入鼻腔，则表明（　　）

A. 泪小管狭窄　　B. 鼻泪管狭窄

C. 鼻泪管阻塞　　D. 鼻泪管阻塞合并慢性泪囊炎

E. 泪总管狭窄或鼻泪管狭窄

111. 取出角膜异物时不会出现的情况是（　　）

A. 角膜表层异物尽量一次性取净

B. 木刺类植物应使用镊子夹出

C. 新鲜铁质异物应尽量取净

D. 异物或锈环在角膜深层应一次性取净

E. 多发浅层角膜异物若嵌入基质层，可分期取出

112. 下列关于眼部球结膜下注射技术的描述不正确的是（　　）

A. 对一些角膜通透性差的药物不宜作结膜下注射

B. 结膜囊内不干净、分泌物较多者应先用眼药水冲洗结膜囊，再行注射

C. 选择充血较轻、血管较少的部位注射，进针时针尖应冲向角膜与眼球壁成 45° 注射

D. 结膜下注射常用部位为上下球结膜和穹隆部结膜

E. 对于有明显出血倾向及角膜穿通伤的患者应谨慎选择注射部位后再注射

113. 下列关于眼部球后注射技术的描述正确的是（　　）

A. 对于青光眼有剧痛的患者不宜进行球后注射

B. 进行注射时患者可随意注视各个方向

C. 注射时注射针头垂直刺入约 1cm 后再转向鼻上方

D. 进针深度不可超过 2cm 以免损伤神经组织

E. 对可疑眶内恶性肿瘤者可进行注射治疗

114. 在滴眼药水技术中，护理人员应嘱患者（　　）

A. 向颞侧注视　　B. 向内眦注视

C. 向上方注视　　D. 向下方注视

E. 向任意方向注视

115. 在涂眼药膏技术中，护理人员应将眼药膏直接挤入患者的（　　）

A. 上穹隆部　　B. 下穹隆部

C. 内眦部　　D. 角膜上

E. 巩膜上

116. 关于泪道 X 线造影技术,下列描述正确的是(　　)

A. 注入造影剂前不用冲洗泪道

B. 造影剂可以自泪点少量溢出

C. 造影剂可以自泪点大量溢出

D. 造影剂不可以在外加压力后注入

E. 造影剂注入后 0.5 小时再进行 X 线摄片

117. 眼部氨水烧伤时,冲洗患眼最好使用(　　)

A. 0.3% 硼酸溶液　　B. 0.3% 碳酸氢钠溶液

C. 生理盐水　　D. 0.37% 依地酸钠

E. 林格氏液

118. 与其下组织联系最紧密的结膜是(　　)

A. 球结膜　　B. 睑结膜

C. 上穹窿部结膜　　D. 下穹隆部结膜

E. 球结膜与穹隆部结膜交界处

119. 在泪道 X 线造影技术中,操作前须先挤压排出其中积液、脓液的部位是(　　)

A. 泪点部　　B. 泪小管部

C. 鼻泪管部　　D. 泪囊部

E. 泪总管

120. 使用滴眼液的顺序为(　　)

A. 水溶性、悬浊性、油性　　B. 油性、水溶性、悬浊性

C. 水溶性、油性、悬浊性　　D. 悬浊性、水溶性、油性

E. 悬浊性、油性、水溶性

第四节　判断题

请判断题干内容是否正确,正确的请在(　　)内打√,错误的请在(　　)打 ×。

1. 角膜本身无血管,其营养主要来自角膜缘血管网和房水。　　(　　)

2. 角膜表皮含有大量的感觉神经末梢且角膜基质损伤后可再生。　　(　　)

3. 角膜最主要的功能是保护眼内组织和维持眼球形态。 ( )

4. 睫状肌收缩时，晶状体凸度增强，以适应看清近物。 ( )

5. 眼球壁由内到外分为纤维膜、巩膜、视网膜。 ( )

6. 正常人的眼球前后径为 20~24mm。 ( )

7. 视网膜视锥细胞主要集中在视盘处，并能感受强光刺激。 ( )

8. 视盘是视神经节细胞轴突汇集处，无视细胞。 ( )

9. 黄斑正对视轴，视觉最敏锐。 ( )

10. 黄斑中心凹大部分是视锥细胞，含有少量视杆细胞。 ( )

11. 晶状体本身没有血管，其营养主要来自房水。 ( )

12. 虹膜主要由前面的色素上皮层和后面的基质层构成。 ( )

13. 视神经管中有视神经、眼动脉和眼静脉通过。 ( )

14. 眼的屈光介质包括房水、晶状体、玻璃体和角膜。 ( )

15. 眼压的主要影响因素是房水的生成和排出。 ( )

16. 房水主要的排出通道是瞳孔。 ( )

17. 当较好眼的矫正视力仍低于 0.05 时为盲。 ( )

18. Schirmer 试验主要评价副泪腺的作用。 ( )

19. 视觉电生理检查是通过视觉系统的生物电活动检测视觉功能，它是一种无创性、主观性视功能的检查方法。 ( )

20. 色觉障碍可发生于某些视神经、视网膜变性。 ( )

21. 在泪膜破裂时间测量中，如泪膜的维持时间少于 25 秒，表明泪膜的稳定性不良。 ( )

22. 眼外肌主要有 6 条，包括 2 条直肌和 4 条斜肌。 ( )

23. 立体视觉可以用同视机检查。 ( )

24. 超声生物显微镜是 30~50MHz 高频、高分辨率的 B 超。 ( )

25. 检查者手持物镜，将弧度小的一面朝向受检眼，距该眼 3cm，检查者的视线与目镜、物镜及受检眼的瞳孔和被检查部位在一条直线上。 ( )

26. 暗适应检查可反映在昏暗条件下，即光线非常暗弱条件下的视功能。 ( )

27. 正常人最初 3 分钟暗适应能力提高很快，随后减慢，8~10 分钟时提高再次加快，10 分钟后又减慢，直到 50~60 分钟达到稳定的高峰。 ( )

28. 假同色图检查色觉在自然光下进行，取 0.5m 距离，在 10 秒内认出者为正常，时间延长者为色弱。 ( )

29. 距注视点 30° 以内范围的视野称为中心视野，30° 以外范围的视野称为周边视野。（　）

30. 单纯疱疹病毒性睑皮炎由单纯疱疹病毒所引起。（　）

31. 丹毒是由葡萄球菌感染所致的皮肤和皮下组织的急性炎症。（　）

32. 急性泪腺炎脓肿形成后，应及时切开排脓，睑部泪腺脓肿从皮肤切开，眶部泪腺脓肿从结膜切开。（　）

33. 慢性泪囊炎患者可出现剧烈疼痛。（　）

34. 醋酸烧伤程度重于盐酸烧伤。（　）

35. 继发性青光眼是最常见的青光眼类型。（　）

36. 挫伤性前房积血应滴缩瞳剂，防止继发性青光眼。（　）

37. 前房积血应头高位休息，包扎双眼，减少眼球活动，防止继发性出血。（　）

38. 眼内异物并发眼内炎的病例，处理原则是先处理炎症，后取出异物。（　）

39. 化学烧伤后如出现前房积脓，提示眼内已有感染，应在结膜下注射抗生素。（　）

40. 远视患者应散瞳验光，配戴适宜的凹透镜片矫正视力。（　）

41. 光线从一种透明间质进入另一种密度相同的透明间质后改变原前进方向，光线发生屈折称屈光。（　）

42. 注视反射可比较精确地了解患儿的视力情况。（　）

43. 间歇性外斜视是看远时或一眼被遮盖时有外斜视，斜视角变化不大。（　）

44. 知觉性外斜视是由于单眼视力损害逐渐发展而形成的。（　）

45. 斜视对双眼视觉的破坏首先是出现复视。（　）

46. 儿童展神经麻痹的治疗应立即手术，避免双眼视觉功能损害。（　）

47. 葡萄膜是眼球壁的中层组织，富含色素、黑色素相关抗原，血流丰富且缓慢，葡萄膜疾病以炎症最为常见。（　）

48. 滴阿托品滴眼液有时可发生中毒现象，因此在滴入滴眼液后需用手指压住内眦部。（　）

49. 脱逸现象是指在使用 β 受体拮抗剂一段时间后，其降压效果会减弱或消失。（　）

50. Fuchs 综合征是以虹膜脱色素为特征的慢性非肉芽肿性葡萄膜炎，90% 为双眼受累。（　）

51. 交感性眼炎的潜伏期一般为 1~2 周。（　）

52. 中间葡萄膜炎是一组累及睫状体扁平部、玻璃体基底部、周边视网膜和脉络膜的炎

症性和增殖性疾病，常累及双眼。（ ）

53. 急性视网膜坏死综合征为隐匿发病，视网膜坏死病灶呈黄白色、斑块状（“拇指印”状），边界清晰。（ ）

54. 角膜后色素沉着是最常见的角膜损伤临床表现。（ ）

55. 睑板腺按摩后半小时内不要揉眼，以免引起角膜上皮损伤。（ ）

56. 玻璃体细胞位于玻璃体基部。（ ）

57. 星状玻璃体变性与患者的血脂水平有关。（ ）

58. 孔源性视网膜脱离最常见的部位是鼻侧裂孔。（ ）

59. 渗出性视网膜脱离常见于 Vogt- 小柳原田病、Coats 病、中心性浆液性脉络膜视网膜病变、视网膜血管瘤及糖尿病视网膜病变。（ ）

60. 血 - 视网膜外屏障位于视网膜色素上皮与视网膜神经上皮间。（ ）

61. 骨性眼眶由额骨、蝶骨、颧骨、上颌骨、腭骨、泪骨和筛骨七块骨组成。（ ）

62. 眼眶炎症占全部眼眶疾病的 60% 以上，分为特异性炎症和非特异性炎症。（ ）

63. 化脓性眼内炎的治疗首选大剂量糖皮质激素。（ ）

64. 眼眶蜂窝织炎的主要发病诱因是眼眶手术。（ ）

65. 眼眶蜂窝织炎最重要的处理方式是治疗原发病灶。（ ）

66. 眼睑外伤后出现淤血肿胀，应该尽快热敷。（ ）

67. 鳞状上皮细胞癌是眼睑部最常见的恶性肿瘤。（ ）

68. 眼眶肿瘤包括原发性肿瘤、继发性肿瘤和先天性肿瘤。（ ）

69. 甲状腺相关眼病的临床表现有眼球突出，并以双侧眼球突出多见。（ ）

70. 海绵状血管瘤是原发于眼眶内最常见的恶性肿瘤。（ ）

71. 上睑遮盖瞳孔 1/2，上睑下垂 3mm 为重度上睑下垂。（ ）

72. 羟基磷灰石义眼台眶内植入手术后 3 周左右戴临时义眼，术后半年再定制义眼。（ ）

73. 暴露性角膜炎多发生于术后 3 天内。（ ）

74. 抗胆碱酯酶药物和磺胺药物忌与普鲁卡因合用。（ ）

75. 环丙沙星对金黄色葡萄球菌和表皮葡萄球菌有较强的抗菌作用。（ ）

76. 双氯芬酸属于糖皮质激素类抗炎药。（ ）

77. 毛果芸香碱选择性地激动 M 胆碱受体，产生 M 样作用，为 M 胆碱受体激动剂。（ ）

78. 噻吗洛尔为非选择性 β 受体拮抗剂，主要用于治疗闭角型青光眼。（ ）

79. 后马托品与阿托品药理作用相似，但效力和毒性较弱，散瞳作用较快，持续时间短。（　　）

80. 盘状角膜炎可用糖皮质激素治疗。（　　）

81. 眼部皮肤拆线为 10~14 天，成人睑内翻矫正术一般为 7 天拆线，儿童睑内翻矫正术、睑内翻矫正术正常为 14 天拆线。（　　）

82. 球结膜下注射给药主要是通过巩膜直接渗入眼前节。（　　）

83. 球结膜下注射时，注射针与眼球壁呈 90° 进针，针尖应冲向角膜方向。（　　）

84. 球后注射时，注射针穿过眼睑继续进针应无阻力，不可用力过猛，以免损伤巩膜组织。（　　）

85. 眶上神经封闭适用于眶上神经痛患者。（　　）

86. 长期大剂量使用氯霉素可能会引起视神经炎。（　　）

87. 角膜烧灼时用 5% 的碘酊，烧灼完毕告知患者会出现疼痛，可遵医嘱服用止痛药。（　　）

88. 对于眼部酸碱烧伤的患者急救，最重要的是使用相应的拮抗剂。（　　）

89. 眼部皮肤缝线拆除后的患者 48 小时内不应该沾水，避免感染。（　　）

90. 肉毒毒素为具有毒性的药物，临床使用时应做到专人保管、专柜冷冻、专人注射。（　　）

91. 受检者在 3 米处能辨认第一行视标的视力为 0.06。（　　）

92. 正常眼压的范围是 11~23mmHg。（　　）

93. 视力检查时，受检者辨认每个字母的时间为 1~2 分钟。（　　）

94. 检查视力时，如能辨认第 8 行全部视标，同时能辨认第 9 行半数以下视标者，则记录为 0.9−。（　　）

95. 冲洗结膜囊时，洗眼装置的冲洗距离应距眼球 3~4cm，由近至远增大水的冲力。（　　）

96. 结膜囊冲洗的适宜水温为 40℃，一次冲洗液量不少于 200mL。（　　）

97. 睑板腺按摩的注意事项为用力恰当、保护角膜、逆睑板腺开口方向按摩。（　　）

98. 外睑腺炎切开引流时应注意避免在结膜囊根部做切口，以免术后发生倒睫。（　　）

99. 探针进入泪道后遇到阻力时，不管怎样都要用力推进，冲破阻力点。（　　）

100. 泪道冲洗时，冲洗液完全沿原路返回，表明泪小管堵塞。（　　）

第五节 简答题

1. 简述房水的循环途径。
2. 简述眼球内容物的组成和特点。
3. 简述眼附属器的组成和特点。
4. 简述角膜的特点。
5. 简述眼外肌的组织及神经支配。
6. 简述色盲检查常用的方法。
7. 简述儿童视力检查法。
8. 简述视功能检查的方法。
9. 简述荧光素血管造影前的健康教育。
10. 简述荧光素血管造影检查的注意事项。
11. 简述睑腺炎的治疗方法及注意事项。
12. 简述下泪小管逆向泪道插管术后的泪道冲洗要点。
13. 简述电光性眼炎的处理方法。
14. 简述眼球穿通伤后的并发症。
15. 简述交感性眼炎的处理方法。
16. 简述酸碱烧伤的急救处理和治疗。
17. 简述 1% 阿托品滴眼液散瞳验光的注意事项。
18. 简述交替遮盖试验的过程及意义。
19. 简述葡萄膜的生理特点及影响因素。
20. 简述角膜后沉着物及其形成需要的条件。
21. 简述交感性眼炎的定义及预防措施。
22. 简述中心性浆液性脉络膜视网膜病变的临床表现。
23. 简述玻璃体视网膜术后采取俯卧位的原因。
24. 简述眼眶蜂窝织炎的临床表现。
25. 简述做好眶蜂窝织炎患者眼部护理的方法。
26. 简述预防与处理暴露性角膜炎的措施。

27. 简述羟基磷灰石义眼台眶内植入术后的护理措施。

28. 简述使用毛果芸香碱的注意事项。

29. 简述使用甘露醇的注意事项。

30. 简述常用降眼压药物的分类及其降压机制。

31. 简述结膜下注射和球后注射的目的。

32. 简述球后注射的注意事项。

33. 简述结膜下注射的注意事项。

34. 简述婴幼儿泪道探通的操作流程。

35. 简述结膜囊冲洗的适应证。

36. 简述角膜异物取出术的注意事项。

37. 简述耳尖放血的操作流程。

38. 简述眼部绷带包扎技术的适应证。

39. 简述结膜囊冲洗技术的注意事项。

40. 简述眼部角膜烧灼技术的注意事项。

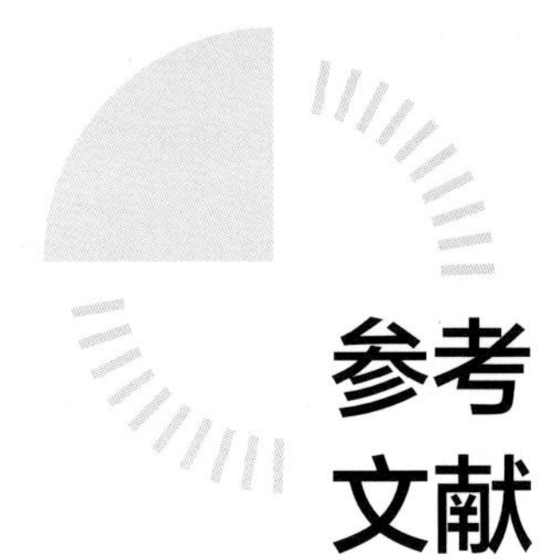

参考文献

[1] 刘淑贤 . 同仁眼科专科护理操作技术规范与评分标准 . 北京：科学出版社，2009.

[2] 张晓曼，马华荣，邓懋清 . 规范采集感染性眼病微生物标本的临床探讨 . 基层医学论坛，2019，23（24）：3524，3552.

[3] 刘淑贤，韩杰 . 眼科临床护理思维与实践 . 北京：人民卫生出版社，2012.

[4] 丁淑贞，刘莹 . 眼科临床护理 . 北京：中国协和医科大学出版社，2016.

[5] 韩杰 . 眼耳鼻咽喉头颈外科特色护理技术 . 北京：科学技术文献出版社，2011.

[6] 刘淑贤 . 同仁眼科专科护理手册 . 北京：人民卫生出版社，2023.

[7] 韩杰，李越 . 眼科护理与操作指南 . 北京：人民卫生出版社，2019.

[8] 刘懿，刘德成 . 后部眼球筋膜下曲安奈德注射治疗视盘血管炎 . 中华眼外伤职业眼病杂志，2020，42（2）：117-121.

[9] 陈绍毅，杨秀成，孙伟，等 . 眼后段注射递药系统的研究进展 . 中国医药工业杂志，2019，50（10）：1143-1152.

[10] 王志娟 . 眼部注射的安全问题与护理防范 . 国际眼科杂志，2011，11（8）：1495-1496.

[11] 董桂霞 . 眼科患者眼部注射认知情况分析及护理 . 护理学报，2010，17（12）：52-53.

[12] 宋琛 . 缺血性眼病治疗新概念 . 2 版 . 北京：人民军医出版社，2009.

[13] 肖国士，朱益华 . 眶上神经痛的诊治 . 中国中医眼科杂志，2002，12（1）：41.

[14] 王禹燕，夏美玲，刘映霞，等 . 针刺捣法与局部封闭治疗眶上神经痛的疗效观察 . 中国中医眼科杂志，2014，24（3）：190-191.

[15] 徐权，艾玉峰 . A 型肉毒毒素治疗眼睑及面肌痉挛体会 . 中国美容医学，2009，18（5）：629.

[16] 中国医师协会眼科医师分会，中华预防医学会医院感染专业委员会，中华预防医学会消毒分会，等 . 我国眼科手术管理、感染控制、消毒灭菌指南（一）. 中华眼科杂志，2016，52（3）：167-173.

[17] 国家卫生健康委员会体制改革司 .《关于推动公立医院高质量发展的意见》政策解读 .（2021-06-04）[2024-08-21]. http：//www.nhc.gov.cn/tigs/pqt/202106/e50b3a576e9047d29f67a7c8cae74c96.shtml.

[18] 陈烨，顾志俭，吴佳玙，等 . 风险预警机制在手术安全管理中的应用与思考 . 中国卫生质量管理，2021，28（1）：50-53.

[19] 程凌燕 . 护理风险管理指标体系的构建研究 . 北京：中国人民解放军军医进修学院，2008.

[20] 刘淑贤，李越 . 眼科日间手术中心的风险管理与实施效果 . 华西医学，2017，32（11）：1680-1683.

[21] 任宝珠，张文光 . 眼科日间手术中心护理安全管理评价指标体系的初步构建 . 护理研究，2019，33（16）：2849-2853.

[22] 常健，沈慧丽，盛怡，等 . 基于快速康复的日间手术护理质量探索 . 中国卫生质量管理，2018，25（4）：22-24.

[23] 魏文斌.同仁眼科日间手术手册.北京:人民卫生出版社,2018.
[24] 马洪升,李大江.日间手术管理规范.成都:四川科学技术出版社,2021.
[25] 马洪升.日间手术.北京:人民卫生出版社,2016.
[26] 祁俊菊,江领群.延续护理概论.北京:人民卫生出版社,2016.
[27] 魏文斌.同仁眼科诊疗指南.北京:人民卫生出版社,2014.
[28] 陈有信.眼科诊疗常规.北京:中国医药科技出版社,2021.
[29] 宋宗明,张红梅,杨滢瑞.眼科护理风险预警手册.郑州:郑州大学出版社,2021.

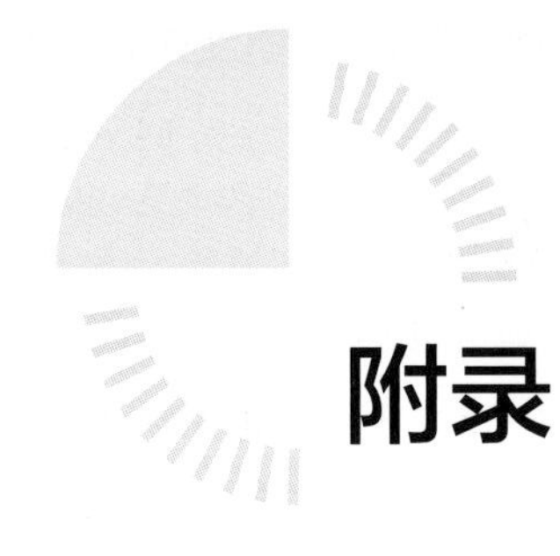

附录

答案

第一节　名词解释

1. 视路　即视觉冲动传导的神经通路，中间经视神经、视交叉、视束、外侧膝状体和视放射。

2. 视力　是分辨二维物体形状、大小的能力，包括中心视力和周边视力。中心视力反映的是视网膜黄斑中心凹的视觉敏感度。

3. 视野　眼朝向正前方固定不动时所看到的空间范围，反映视网膜周边部的功能状态。

4. 瞳孔　虹膜表面有放射状纹理和隐窝，中央有一 2.5~4mm 的圆孔。

5. 瞳孔对光反射　瞳孔随光线的强弱而缩小或扩大。

6. 瞳孔近反射　为视近物时瞳孔缩小，与调节和集合作用同时发生的现象，系大脑皮层的协调作用。

7. 泪点　上下睑缘的内侧各有一乳头状突起，其中央有小孔称泪点，为泪小管的开口处。

8. 泪膜　是覆盖于眼球前表面的一层液体，分为眼球前泪膜和角膜前泪膜。

9. 结膜　是覆盖于上、下眼睑后面和眼球巩膜前面的一层薄的半透明黏膜，柔软光滑且富有弹性。

10. 前房　是由角膜、虹膜、瞳孔区晶状体、睫状体前部共同围成的腔隙。前房内充满房水，容积 0.25mL。前房在瞳孔处最深，正常成人约 0.3mm，周边部渐浅。

11. 前房角　位于周边角膜与虹膜根部的连接处。

12. 睑板下沟　距上睑缘约 2mm 处有一与睑缘平行的浅沟，常为小异物的存留之处。

13. 葡萄膜　是眼球壁的第二层，位于巩膜与视网膜之间的富含色素的血管性结构，又称色素膜,也叫血管膜。葡萄膜自前向后分为虹膜、睫状体和脉络膜三个相连续的部分。

14. 结膜囊 睑结膜、球结膜和穹隆部结膜形成一个以睑裂为开口的囊状间隙,称为结膜囊。

15. 黄斑 视网膜后极部上下血管弓之间的区域,因中央无血管的凹陷区富含叶黄素使其外观色略黄而得名。

16. 视盘 为距黄斑鼻侧约 3mm 处,大小约 1.5mm × 1.75mm,边界清楚的橙红色的圆形结构,称为视盘,又称视乳头,是视神经穿出眼球的部位。

17. 玻璃体 为透明的胶质体,充满于玻璃体腔中,占眼球内容积的 4/5,约 4.5mL。由 98% 水、2% 胶原和透明质酸组成。

18. 生理盲点 眼球后部视网膜上,视神经进入眼球处的一个凹陷点,此点在注视眼的颞侧 15°~20° 之间,呈椭圆形。此处无视觉细胞,因此无感光能力。物体的影像落在此点上不能引起视觉,故称“盲点”。

19. 视交叉 是两侧视神经交汇处,呈长方形,为横径 12mm,前后径 8mm,厚 4mm 的神经组织。

20. 视神经 是胚胎第 6 周时,视网膜神经节细胞轴突形成的神经纤维,是中枢神经系统的一部分,从视盘至视交叉前脚。

第二节 填空题

1. 眼球、视路、眼附属器
2. 纤维膜,葡萄膜,视网膜
3. 24mm
4. 11.5、12mm, 10.5、11mm, 0.5、0.55mm, 1mm
5. 上皮细胞层、前弹力层、基质层、后弹力层、内皮细胞层,上皮细胞层
6. 透明、代谢缓慢、知觉敏感
7. 后极部,最薄
8. 虹膜、睫状体、脉络膜,遮光、营养
9. 瞳孔括约肌,瞳孔开大肌
10. 瞳孔括约肌,副交感神经,缩瞳

11. 瞳孔缩小,调节、集合
12. 睫状肌、睫状上皮细胞
13. 维持眼压,角膜、晶状体、玻璃体
14. 眼内容物,眼球壁
15. 10~21
16. 眼内容物容积、房水生成率、房水排出率
17. 锯齿缘,视盘周围,视网膜、巩膜,血管、色素细胞
18. 房水、晶状体、玻璃体,透明,角膜,屈光介质
19. 眼内组织代谢、调节眼压
20. 房水
21. 瞳孔、虹膜,玻璃体,睫状体
22. 四边锥形,40~50,25~28
23. 睫状神经节
24. 眼睑、结膜、泪器、眼外肌、眼眶
25. 皮肤层、皮下组织层、肌层、睑板层、结膜层
26. 眼轮匝肌、上睑提肌,眼轮匝肌、眼睑闭合,上睑提肌、提上睑,睑板肌、助力提上睑
27. 眼球运动,6,4,2
28. 泪道、泪腺
29. 泪点、泪小管、泪囊、鼻泪管
30. 0.9~2.2,100
31. 视网膜,视中枢
32. 视盘、视交叉,40
33. 滴眼液、眼膏、眼用注射液、眼用凝胶
34. 全身给药、局部给药
35. 5
36. 布比卡因
37. 20,15
38. 金黄色葡萄球菌
39. 革兰氏阳性菌
40. 万古霉素
41. 细胞毒性较大

42. 妥布霉素
43. 非感染性炎症，3
44. 肥大细胞
45. 酒石酸溴莫尼定
46. 非选择性 β 受体
47. 开角型青光眼
48. 碳酸酐酶
49. 脱逸现象
50. 磺胺类、四环素类
51. 水溶液
52. 角膜创伤，泪液层
53. 丝裂霉素
54. 原发性青光眼、继发性青光眼、儿童青光眼
55. 球结膜、穹隆部结膜
56. 睑结膜、球结膜、穹隆部结膜
57. 外 1/3、中 1/3
58. 眉弓、下眶缘
59. 角膜缘，3:00，6:00，9:00，12:00 位
60. 均匀、无眩光
61. 2.5m，5m
62. 裸眼视力，戴镜视力
63. 0.1 × 被检者与视力表的距离（m）/5
64. 光感、光定位
65. 歪头、眯眼、用另一只眼帮忙
66. +，-
67. 角膜映光法、交替遮盖试验、单眼遮盖试验、不遮盖试验
68. 指测
69. 砝码重量 / 指针偏转的刻度
70. 外 1/3
71. 泪囊部，泪道、鼻黏膜
72. 弱，强

73. 内 1/3 下穹隆部

74. 40% 碘化油，0.3~0.5mL

75. 35~40℃，250mL

76. 朝上，纵行

77. 眶蜂窝织炎、海绵窦血栓

78. 耳软骨

79. 角膜上皮擦伤

80. 所按睑板腺相反

81. 中央动脉阻塞

82. 患眼鼻侧眶上缘切迹

83. 角膜缘，4：30，2：00、6：00、10：00

84. 5% 碘酊

85. 泪囊区，泪囊

86. 3~4，软化

87. 升高

88. 睫毛

89. 健眼，头痛、头晕

90. 阳性，2 小时

91. 平行，炎症扩散

92. 垂直

93. 皮肤纹理

94. 患侧，健侧，后枕部

95. 24 小时

96. 结膜下出血

97. 出血

98. 眶尖

99. 荧光染色法

100. 小睑裂、上睑下垂、反向型内眦赘皮、内眦间距增宽

第三节 选择题

1~5. BCEEB	6~10. ECABE	11~15. CABDA	16~20. CCBAB
21~25. BBCCD	26~30. ACDAD	31~35. EEDEB	36~40. CCADE
41~45. EAABE	46~50. AACAB	51~55. ADCEA	56~60. AABEE
61~65. AABDB	66~70. DEDEB	71~75. DAAAD	76~80. ABCCD
81~85. EDDAA	86~90. BDCCD	91~95. DDBCB	96~100. DBDEC
101~105. EEECC	106~110. CAEDE	111~115. DCCCB	116~120. DABDA

第四节 判断题

1~5. √××√×	6~10. ××√√×	11~15. √××√×	16~20. ×√√×√
21~25. ××√√×	26~30. √××√√	31~35. ×××××	36~40. ×√×××
41~45. ×××√×	46~50. ×√√√×	51~55. ×√√×√	56~60. ×××××
61~65. √××××	66~70. ×××√×	71~75. ×√×√×	76~80. ×√×√√
81~85. ×√×√√	86~90. √√××√	91~95. √×××√	96~100. ××√×√

第五节 简答题

1. 简述房水的循环途径。

房水由睫状突上皮分泌产生，先进入后房，经瞳孔进入前房，再经前房角和小梁网入Schlemm管，然后进入集液管和房水静脉，最后经睫状前静脉，归入血液循环。

2. 简述眼球内容物的组成和特点。

眼球内容物由房水、晶状体、玻璃体3部分组成。其特点为：①房水为无色透明的液体，由睫状突上皮产生，具有营养角膜、晶状体、玻璃体和维持正常眼压的功能。②晶状体为形似双凸透镜的透明体，厚4~5mm，直径9~10mm，位于虹膜与玻璃体之间，借悬韧带与睫状体联系以固定其位置。晶状体是重要的屈光间质，与睫状肌共同完成调节作用。③玻璃体为透明的胶样物质，位于晶状体之后，视网膜之前，占整个眼球内容物的4/5。具有屈光作用、支持视网膜固定其位置和保持眼球正常形态的功能。玻璃体无神经、血管，依靠脉络膜、睫状体和房水供给营养，当其周围组织发生病变时，往往影响其正常代谢从而易发生液化和混浊。

3. 简述眼附属器的组成和特点。

眼附属器包括眼睑、结膜、泪器、眼外肌、眼眶5部分，其各部分特点如下。①眼睑：皮肤甚薄，皮下组织疏松，有少量脂肪，当发生肾病或局部炎症时容易出现眼睑水肿。眼睑具有保护眼球，避免异物和强光对眼球损害的作用。眼睑的不断启闭称为瞬目，使泪液在角膜表面形成薄膜，这对保护眼球的湿润及角膜的透明有重要的作用。②结膜：是一层菲薄的黏膜组织，表面光滑，质地透明，覆盖于眼睑内面及眼球前后的巩膜面。结膜囊表面光滑而湿润，可减少接触面的摩擦，具有保护眼球的作用。③泪器：包括泪腺和泪道2部分。泪腺分泌泪液，具有湿润眼球的作用。此外，还具有清洁和杀菌的功能。泪道从上而下包括上下泪点、上下泪小管、泪囊、鼻泪管，泪道如有阻塞可引起溢泪症。④眼外肌：每只眼附有6条眼外肌，其功能是司眼球转动。由于各条肌肉的互相配合及协调一致，可随时调整两眼的位置，使两眼同时集中到一个目标，从而实现双眼单视的功能。当眼外肌麻痹或力量不平衡时，眼球位置就会偏斜，称为斜视。⑤眼眶：由4个壁构成，壁上有神经、血管通道，眶壁似墙壁，眶内有脂肪起软垫作用，眼球筋膜形成吊床式的悬韧带以支持眼球在一定的位置，这对保护眼球少受外力震动有重要意义，只是眼眶外缘较后退，以致眼球外侧暴露而容易遭受外伤。

4. 简述角膜的特点。

①透明：角膜发生病变时，透明度必定下降，影响视力；②无血管：是角膜透明的需要，出现新生血管是重要的病理改变；③反应敏感：角膜含丰富的感觉神经末梢，对微小刺激即可产生显著反应。

5. 简述眼外肌的组织及神经支配。

眼外肌包括内直肌、外直肌、上直肌、下直肌、上斜肌、下斜肌共6条。眼外肌的神经支配，除上斜肌为滑车神经，外直肌为展神经外，其余均受动眼神经支配。

6. 简述色盲检查常用的方法。

①假同色图：又称色盲本，指在同一色彩图中既有相同亮度、不同颜色的斑点组成的图形，也有相同颜色、不同亮度的斑点组成的图形。色盲者分辨不清颜色只能以明暗来判断而做出错误的回答。在自然光下进行检查，取0.5m距离，在5秒内认出者为正常，时间延长者为色弱。②色向排列检测：在固定照明条件下，要求患者将许多形状与大小一致，但颜色不

同的有色物体依次排列，根据排列顺序是否正常，判断色觉障碍的程度与类型。③色盲镜：利用红光与绿光适当混合形成黄光，即原色混合形成间色的原理，要求受检者调配红光与绿光的比例，依次判断色觉障碍的类型与程度。

7. 简述儿童视力检查法。

虽然患儿难以合作，但可检查注视反射及跟随反射是否存在。将物体置于受检患儿的前方，观察其是否注视物体，并随之移动。如一眼失明，在遮盖患眼时患儿安静如常，在遮盖健眼时躁动不安，力图避开遮盖物。优选注视法可客观、定量地检查儿童视力，检查时，同时向儿童展示一个均匀灰色图板及一个黑白相间的条纹图板，受检儿童会主动注视条纹图板，不愿看灰色图板。通过向受检儿童提供不同宽度的条纹图板，观察其是否有优先注视条纹图板的反应，即可测试受检儿童的视力。

8. 简述视功能检查的方法。

视功能检查可分为主观检查（需受试者配合）及客观检查。前者即视觉心理物理学检查，包括视力、视野、暗适应、色觉、立体视觉、对比敏感度等。后者为视觉电生理检查，包括眼电图、视网膜电图、视觉诱发电位等。

9. 简述荧光素血管造影前的健康教育。

①检查前详细询问病史，以排除严重的全身性疾病和药物过敏反应，对严重高血压、心脑血管疾病、肝肾功能损害者应内科会诊后检查；②有过敏史者应在过敏试验后缓慢注射造影剂；③有高血压者应在检查前常规服用降压药，血压需在正常范围内；④糖尿病患者测量血糖，血糖在正常值范围内方可注射；⑤40 岁以上或疑有心脏病者应做心电图检查，尽量避免空腹，减少不良反应的发生；⑥嘱患者将眼科常规检查和特殊检查的资料准备好，造影前检查视力、眼前节，同时应在散瞳下详细检查眼底，以确定造影时重点拍摄的部位；⑦向患者详细介绍荧光素血管造影的过程及注意事项，消除其紧张心理并取得充分的合作。

10. 简述荧光素血管造影检查的注意事项。

①检查前详细询问病史，以排除严重的全身性疾病和药物过敏反应，对严重高血压、心脑血管疾病、肝肾功能损害者应内科会诊后检查；②有过敏史者应在过敏试验后缓慢注射造影剂；③有高血压者应在检查前常规服用降压药，血压需在正常范围内；④糖尿病患者测量血糖，血糖在正常范围内方可注射；⑤40 岁以上或疑有心脏病者应做心电图检查，尽量避免空腹，减少不良反应的发生；⑥嘱患者将眼科常规检查和特殊检查的资料准备好，造影前检查视力、眼前节，同时应在散瞳下详细检查眼底，以确定造影时重点拍摄的部位。

11. 简述睑腺炎的治疗方法及注意事项。

①脓肿形成前，应局部热敷，使用抗生素滴眼液及眼膏。脓肿成熟后，须切开排脓。

②注意事项：外睑腺炎的皮肤切口方向应与睑缘平行；内睑腺炎的睑结膜面切口方向须与睑缘垂直。切忌挤压排脓，以免细菌随血流入海绵窦引起脓性栓塞而危及生命。

12. 简述下泪小管逆向泪道插管术后的泪道冲洗要点。

①从下泪点冲洗，如从上泪点反流，可加压冲洗。如冲洗不通时，可将泪道针头改为直头，垂直进入下泪点 1~2mm，呈水平状进针伸入泪小管，直达泪囊，加压冲洗。如泪道仍冲洗不通者，应嘱患者尽快就医，查找泪管阻塞的位置及原因。②术后 3 天内，患者术眼的泪点可有红肿，冲洗时动作应轻柔，减轻其疼痛。③分泌物过多时，可用生理盐水加乳酸左氧氟沙星滴眼液或糜蛋白酶进行冲洗，冲洗液量要充足，将分泌物冲净。

13. 简述电光性眼炎的处理方法。

电光性眼炎轻症患者无须特殊处理，可局部滴用抗生素滴眼液及涂眼膏，双眼遮盖，休息 1~2 天即可恢复正常。对症状较重、疼痛明显的患者，除用抗生素滴眼外，剧痛时可用少量 1% 丁卡因眼膏暂时缓解疼痛和减轻眼睑痉挛的症状。因该药有抑制角膜上皮生长的作用，故只作为临时使用。

14. 简述眼球穿通伤后的并发症。

外伤性感染性眼内炎、交感性眼炎、外伤性增生性玻璃体视网膜病变。

15. 简述交感性眼炎的处理方法。

伤后尽早缝合伤口，切除或还纳脱出的葡萄膜组织，预防感染，可能对预防本病有作用。一旦发现本病，应按葡萄膜炎治疗，对治疗效果不显著的病例可选用免疫抑制剂，多数病例经治疗可恢复一定视力。摘除诱发眼多不能终止病程，有些诱发眼经治疗后也可获得一定视力。

16. 简述酸碱烧伤的急救处理和治疗。

（1）急救处理：争分夺秒地在现场就地取材，用大量清水或其他水源彻底、反复冲洗眼部至少 30 分钟，将烧伤降到最低程度。送至医疗单位后也可再次冲洗。

（2）治疗：①早期治疗，局部或全身应用抗生素、糖皮质激素控制感染，抑制炎症反应和新生血管形成。但在伤后 2~3 周停激素。每日散瞳，全身大量及局部应用维生素 C，结膜下注射 2mL/d。②切除坏死组织，防止睑球粘连。③应用胶原酶抑制剂，防止角膜穿孔：2.5%~5% 半胱氨酸点眼。可点自家血清、纤维连接蛋白。④晚期治疗，针对并发症进行。

17. 简述 1% 阿托品滴眼液散瞳验光的注意事项。

应用 1% 阿托品滴眼液散瞳者点眼后指压泪囊部 3~5 分钟，以免引起不良反应。瞳孔恢复到正常状态大约需要 3 周，患者外出时可配戴太阳镜，以减少强光刺激，散瞳期间不要进行危险性工作。

18. 简述交替遮盖试验的过程及意义。

嘱被测者注视视标，检查者交替遮盖被测者双眼，可先遮盖右眼，然后迅速遮盖左眼，观察被测者右眼是否转动。如右眼不动，为正位眼；如右眼转动，可能是隐斜视或斜视。然后以同法检查左眼。

19. 简述葡萄膜的生理特点及影响因素。

葡萄膜是眼球壁中层组织，富含色素、黑色素相关抗原，血流丰富且缓慢，使其易于受到自身免疫、感染、代谢、血源性、肿瘤等因素的影响，葡萄膜疾病以炎症最为常见。

20. 简述角膜后沉着物及其形成需要的条件。

炎症细胞或色素沉积于角膜后表面，称为角膜后沉着物。其形成需要角膜内皮损伤和炎症细胞或色素同时存在。

21. 简述交感性眼炎的定义及预防措施。

交感性眼炎是指发生于一眼穿通伤或内眼手术后的双侧肉芽肿性葡萄膜炎，受伤眼被称为诱发眼，另一眼则被称为交感眼。其主要由外伤或手术造成眼内抗原暴露并激发免疫应答所致。预防措施：眼球穿通伤后及时修复窗口，避免葡萄膜嵌顿及预防感染，对此病可能有预防作用。

22. 简述中心性浆液性脉络膜视网膜病变的临床表现。

多见于 20~45 岁男性，通常表现为自限性疾病。眼前有暗影，视物变形，如变小、变远；视力下降，但常不低于 0.5，可用凸透镜片部分矫正。眼底黄斑区有一圆形反光轮，中心凹暗红，光反射消失，可有灰白色视网膜下纤维蛋白沉着，呈圆顶状或盘状脱离区。荧光血管造影，在静脉期于黄斑部有一个或数个荧光素渗漏点，逐渐呈喷射状或墨迹样，扩大为强荧光斑。

23. 简述玻璃体视网膜术后采取俯卧位的原因。

玻璃体切割术中需要填充气体或硅油的患者通常需要采取俯卧位。教会患者正确体位，并向其讲解由于气体表面形成的张力膜和硅油的上浮作用可顶压视网膜，使之与色素上皮接触封闭裂孔，使视网膜复位。

24. 简述眼眶蜂窝织炎的临床表现。

眼眶蜂窝织炎属于急性化脓性炎症，多发于儿童，常有明显疼痛，眼球运动或压迫眼球时痛觉加重。眼睑红肿、热感。球结膜血管扩张水肿，且突出于睑裂，致使眼睑闭合不全，引起暴露性角膜炎，加重了刺激症状。由于眶内软组织水肿和炎症细胞浸润，眶压增高，眼球向前突出。眼外肌炎症或支配神经受累，眼球运动限制。炎症波及视神经，引起视力减退、视盘水肿、视神经萎缩。向颅内蔓延时形成脓毒性海绵窦栓塞和脑脓肿，出现全身症状，如发热、畏寒、食欲下降、白细胞增多甚至呕吐、昏迷、死亡。

25. 简述做好眶蜂窝织炎患者眼部护理的方法。

进行床旁隔离。如出现球结膜高度水肿突出于睑裂,应保持眼部及周围皮肤清洁,用生理盐水消毒棉签擦拭,对眼球突出、眼睑闭合不全者应注意保护角膜,可使用湿房镜。

26. 简述预防与处理暴露性角膜炎的措施。

预防:术后每晚涂抗生素眼膏保护角膜,可戴湿房镜。处理:对于已经发生暴露性角膜炎的患者,轻者除加强护理外,可行上下眼睑临时缝合。非常严重者,则需将上睑重新放回原位,待角膜炎痊愈后 3~6 个月再考虑手术。

27. 简述羟基磷灰石义眼台眶内植入术后的护理措施。

眼部加压包扎 48 小时,局部滴用抗生素滴眼液,5 天拆除睑缘缝线,结膜缝线不必拆除。视结膜水肿消退及伤口愈合情况于手术后 3 周左右戴临时义眼,术后半年再定制义眼。

28. 简述使用毛果芸香碱的注意事项。

①勿长期滴眼,以防发生虹膜后粘连;②高浓度频繁滴眼,应注意有无全身中毒的情况;③滴眼时应压迫内眦部位,避免药液经鼻泪管流入鼻腔大量吸收,吸收后的不良反应主要由其 M 胆碱作用所致,可用阿托品对抗;④支气管哮喘、急性结膜炎、角膜炎或其他不应该缩瞳的眼病应慎重使用。

29. 简述使用甘露醇的注意事项。

①注射过速可引起脑细胞脱水,导致恶心、呕吐、畏寒、头痛、视力模糊、抽搐等神经症状;②使用时温度过低易出现结晶析出,要加热至完全溶解才能使用;③不宜长期使用本品,剂量不宜过大,使用期间注意肾功能及水、电解质平衡,出现肾毒性时有必要应行体外透析;④年龄大、眼压不太高者,尽量避免使用本品。

30. 简述常用降眼压药物的分类及其降压机制。

①拟副交感神经药(缩瞳剂):直接兴奋瞳孔括约肌,缩小瞳孔和增加虹膜张力,解除周边虹膜对小梁网的堵塞,使房角重新开放,为治疗闭角型青光眼的一线用药。降压机制为刺激睫状肌收缩,牵引巩膜突和小梁网,减小房水外流阻力。②β 肾上腺素受体拮抗剂:通过抑制房水生成而降低眼压,不影响瞳孔大小和调节功能,但其降压幅度有限,长期应用后期降压效果减弱。③肾上腺素受体激动剂:其降眼压机制主要是促进房水经小梁网及葡萄膜巩膜外流通道排出。用药早期,肾上腺素可增加房水产生,但随后又可抑制房水生成。④前列腺素制剂:其降眼压机制为增加房水经葡萄膜巩膜外流通道排出,但不减少房水生成。⑤碳酸酐酶抑制剂:通过减少房水生成降低眼压。⑥高渗剂:这类药物可在短时间内提高血浆渗透压,使眼组织,特别是玻璃体中的水分进入血液,从而减少眼内容量,降低眼压,但降压作用在 2~3 小时后即消失。

31. 简述结膜下注射和球后注射的目的。

①结膜下注射可使药液直接作用于眼部，可以增加药物由虹膜渗入眼内的作用，提高眼内药物浓度而达到治疗效果，是一种有效的给药途径；②球后注射用于眼球后部疾病，使药物作用于眼球后部及视神经，故多用于治疗眼底疾病麻醉睫状神经节。

32. 简述球后注射的注意事项。

①注射针穿过眼睑再继续进针时，应无阻力，不要用力过猛，以免损伤虹膜组织；②注射后如发生眼球突出，表明有球后出血，应立即闭合眼睑，加压包扎；③进针深度不可超过3.5cm，以免损伤神经组织；④偶有发生眶内感染或视网膜中央动脉痉挛、栓塞者，应及时对症治疗。

33. 简述结膜下注射的注意事项。

①注射时嘱患者头部和眼球不要转动，以防刺伤眼球，对眼球震颤不能固视者，可用无菌镊固定眼球后再注射；②多次注射应更换注射部位；③注射时，针头不能朝向角膜或距离角膜缘过近，针尖斜面应向上，避开血管；④结膜下注射可能会伤及结膜血管，引起结膜下出血，应做好相关宣教工作。⑤注射时不要用力过猛，应尽量避开血管，避免损伤虹膜。

34. 简述婴幼儿泪道探通的操作流程。

（1）核对医嘱，患者姓名、眼别。

（2）滴表面麻醉剂于结膜囊内或将含有表面麻醉剂的小棉球放于上下泪点处，时间2~3 分钟。

（3）操作者右手持泪点扩张器，左手轻拉下睑内侧以暴露泪点，扩张泪点。

（4）用抗生素滴眼液进行泪道冲洗，将泪道的脓液分泌物冲洗干净。

（5）取合适的探针自下泪点进针，伸入后水平转向鼻侧，进入泪小管内，在到达鼻侧泪骨壁时，略后退 1~2mm，以探针头端为支点迅速竖起，旋转 90°，向下并稍向后外方顺鼻泪管缓缓插入。

（6）探针连接注射器，注入生理盐水进行冲洗，如探通成功后立即拔出。

（7）拔探针时，用手指压住泪囊部，然后敏捷地拔出探针，用抗生素滴眼液滴眼。

35. 简述结膜囊冲洗的适应证。

①结膜囊内有大量分泌物、粉尘异物及颗粒状异物等；②眼部酸、碱烧伤等；③眼部手术前的常规准备。

36. 简述角膜异物取出术的注意事项。

（1）严格无菌操作。

（2）异物或铁锈环在角膜深层不宜强取，尽量减少对角膜组织的破坏，可嘱患者数天后再取出。

（3）当日进入眼内的铁质异物应尽量取净，否则次日便会留有铁锈环，较难取出。

（4）如留有铁锈环，可在 3~4 天后待周围组织软化，能更易取出。对伤及前弹力层的异物，取出后会留有痕迹。

37. 简述耳尖放血的操作流程。

（1）核对医嘱，患者姓名、眼别及放血部位。

（2）患者取坐位，将患眼同侧的耳轮对折，顶端折处为针刺点，用酒精消毒针刺点皮肤，将三棱针针尖对准穿刺点迅速刺入 1~2mm，用双手拇指及示指挤压穿刺点附近耳廓，挤出血液 40~50 滴，用灭菌眼垫拭干后，再用灭菌棉球压迫穿刺点。

38. 简述眼部绷带包扎技术的适应证。

（1）保护患眼，杜绝外界光线进入眼内，减少患眼的刺激和细菌侵袭，使患眼充分得到休息。

（2）加压包扎止血及治疗虹膜脱出。

（3）青光眼滤过术后，预防及治疗术后无前房。

（4）角膜溃疡软化，预防穿孔。

（5）角膜知觉麻痹和暴露性角膜炎，避免眼球组织暴露和外伤。

39. 简述结膜囊冲洗技术的注意事项。

（1）洗眼时，要防止洗眼装置触及眼睑、睫毛，以免污染洗眼装置。

（2）洗眼装置冲洗时不宜过高或过低。

（3）对角膜裂伤或角膜溃疡的眼球，冲洗时勿施加压力，以防眼内容物脱出。

（4）角膜的感觉极为敏感，冲洗的水流切勿直接冲于其上。

（5）冲洗传染性眼病的用具用后应彻底消毒。

（6）冲洗液应保持适宜的温度，一般以 35~40℃为宜。一次冲洗液量不少于 250mL。

（7）大量集中冲洗者，如手术前的准备，可用输液瓶代替洗眼装置，可有效提高冲洗效率。

（8）冲洗时，注意不要将冲洗液弄湿患者衣服或床单。

（9）冲洗时，冲洗液不可进入患者健眼和医务人员眼内。

（10）洗眼装置应定期消毒，每周 2 次。

40. 简述眼部角膜烧灼技术的注意事项。

①如溃疡面有坏死组织时，应先将其刮除，再进行烧灼；②烧灼面积不可超出溃疡面范围，避免损伤正常角膜；③不可烧灼恢复期角膜溃疡和已形成瘢痕者，必要时用荧光素染色法指示溃疡面。